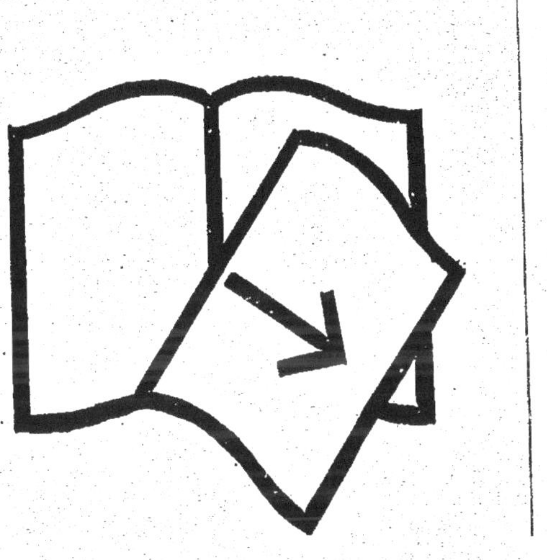

Couverture inférieure manquante

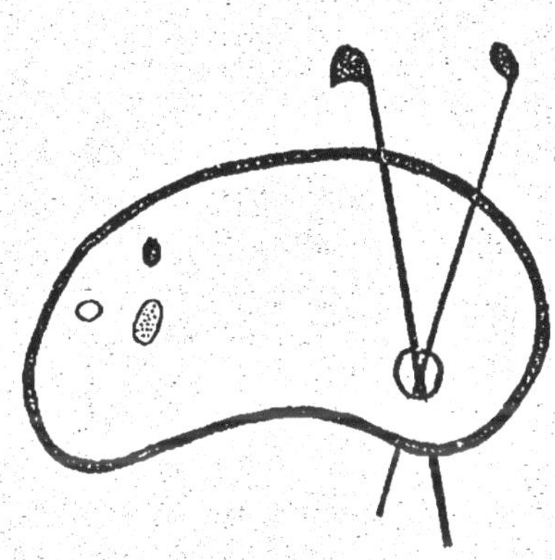

DEBUT D'UNE SERIE DE DOCUMENTS
EN COULEUR

F. Lagrange
Lauréat de l'Institut.

La Fatigue et le Repos

La fatigue
La conservation des forces
La médication par le repos

PUBLIÉ AVEC LE CONCOURS DU Dr F. DE GRANDMAISON

LIBRAIRIE FÉLIX ALCAN.

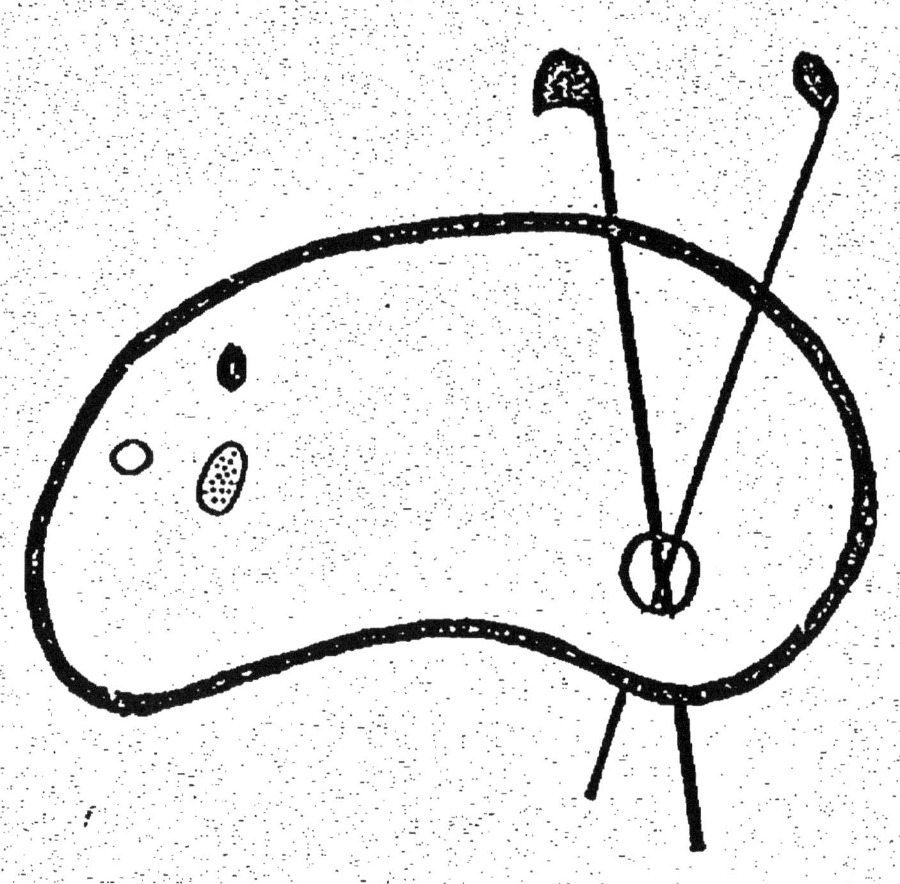

FIN D'UNE SERIE DE DOCUMENTS
EN COULEUR

LA FATIGUE

ET

LE REPOS

LIBRAIRIE FÉLIX ALCAN

AUTRES OUVRAGES DE M. LE Dr F. LAGRANGE

Physiologie des exercices du corps. 1 volume in-8° de la *Bibliothèque scientifique internationale*, 9° édition, cartonné à l'anglaise. 6 fr.

Ouvrage couronné par l'Académie des sciences (Prix Bellion, 1889) *et par l'Académie de médecine.*

L'hygiène de l'exercice chez les enfants et les jeunes gens. 8° édition, 1 volume in-12 de la *Collection médicale*, cartonné à l'anglaise .... 4 fr.

Ouvrage ayant obtenu le premier prix du Ministère de l'Instruction publique dans le concours Bischoffsheim.

De l'exercice chez les adultes. 6° édition, 1 volume in-12 de la *Collection médicale*, cartonné à l'anglaise........................... 4 fr.

La médication par l'exercice. 1 volume grand in-8°, 2° édition revue, avec 69 gravures dans le texte et une carte coloriée hors texte. 12 fr.

Les mouvements méthodiques et la « mécanothérapie ». 1 volume grand in-8°, avec 55 gravures dans le texte...................... 10 fr.

Le traitement des affections du cœur par l'exercice et le mouvement. 1 volume in-8°, avec gravures dans le texte et une carte coloriée hors texte.. 6 fr.

83-111. — Coulommiers. Imp. Paul BRODARD. — P10-11.

LA FATIGUE

ET

LE REPOS

PAR LE

Dr FERNAND LAGRANGE

Lauréat de l'Institut.

LA FATIGUE
LA CONSERVATION DES FORCES
LA MÉDICATION PAR LE REPOS

PUBLIÉ AVEC LE CONCOURS DU Dr F. DE GRANDMAISON

PARIS

LIBRAIRIE FÉLIX ALCAN

ANCIENNE LIBRAIRIE GERMER BAILLIÈRE ET Cie

108, BOULEVARD SAINT-GERMAIN, 108

1912

PRÉFACE

Le manuscrit de cet ouvrage était inachevé dans les cartons de Fernand Lagrange. Il a semblé à plusieurs de ses amis que l'œuvre était trop considérable pour ne pas voir le jour. J'ai donc accepté le périlleux honneur de compléter l'ouvrage. Au milieu des pages magistrales, on trouvera des parties écrites par moi, et j'ai eu bien soin de les indiquer au courant du volume, afin qu'on ne puisse pas attribuer à Lagrange les faiblesses de son modeste collaborateur.

Dans ces trente dernières années, Lagrange a été un initiateur de premier ordre. Clinicien émérite, judicieux observateur, esprit scientifique des plus cultivés, il avait compris combien les Français étaient en retard sur d'autres peuples, comme les Norvégiens, les Suédois, les Hollandais. Il se mit donc à étudier la physiologie des muscles et tout le parti que l'homme peut retirer de leur mise en œuvre. Véritable novateur, il publia successivement : la *Physiologie des exercices du corps*, l'*Hygiène de l'exercice chez les enfants et les jeunes gens*, l'*Exercice chez les adultes*. Dans ces différents ouvrages, qui atteignirent jusqu'à huit éditions, Lagrange étudia l'importance des muscles dans notre vie journalière, leur rôle capital dans la fatigue et l'entraînement, les résultats merveilleux qu'on peut tirer d'un exercice méthodique et bien conduit. Les documents, il les avait puisés en étudiant sur place la gymnastique suédoise, dans les réactions de ses malades, dans sa propre observation. Il ne faut pas oublier, en effet, qu'il ne comprit bien la fatigue qu'après s'être livré à une expédition nautique, dans laquelle il avait remonté la Vienne jusqu'à Nantes.

Partisan convaincu de la gymnastique rationnelle des Suédois, le premier il proclama en France l'utilité de la mécanothérapie. L'Institut Zander fut à la fois la clinique et le laboratoire où il rassembla les éléments de deux ouvrages très remarquables, parus quelques années avant sa mort : *Les mouvements méthodiques et la Mécanothérapie*, puis le *Traitement des affections du cœur par l'exercice et le mouvement*.

Comment comprendre alors qu'après avoir consacré la majeure partie de son existence à l'étude du mouvement, ce même homme a pu subitement s'adonner à l'étude du repos? C'est que la science médicale est faite d'oppositions, de contrastes. Pour connaître à fond les effets salutaires du repos et les indications des cures reposantes, il fallait d'abord être instruit des avantages et des inconvénients de l'exercice et du mouvement : nul plus que Lagrange n'était documenté, et bien documenté, sur ces questions.

Dans ce livre se retrouvent la clarté, la conscience, l'esprit scientifique, l'enhousiasme de l'auteur. Certaines parties sont merveilleuses au point de vue philosophique, tels les chapitres où sont traités la fatigue cérébrale et le surmenage des centres nerveux. On est pris par ces études, où jamais une page n'a été mise au net sans être impeccable par la forme et par le fond. Le lecteur s'en rendra compte surtout en parcourant les chapitres dus à ma collaboration !

Qu'on n'aille pas croire cependant que ma tâche a été ingrate ! En parcourant ces feuillets épars, remplis de son écriture nette, fine et distinguée, je revivais les agréables moments où son commerce si affectueux me faisait partager ses joies, ses pensées intimes, ses désirs scientifiques. N'ayant plus la présence effective de l'ami, je vivais avec son âme, avec sa belle intelligence, retrouvant dans ses écrits, jusque dans ses ratures, ces idées qu'il m'avait si souvent et si clairement exprimées. Dans le silence du cabinet, j'ai senti se prolonger les jouissances d'une amitié qui me manque toujours !

Malgré tout, cependant, malgré l'absence, malgré les difficultés, malgré les hésitations, ma joie a donc été grande de compléter la dernière œuvre de Lagrange.

Puissent ceux qui la liront ne pas le regretter !

FERNAND DE GRANDMAISON.

Paris, 1911.

PREMIÈRE PARTIE

LA FATIGUE

CHAPITRE PREMIER

LA FATIGUE NORMALE OU PHYSIOLOGIE DE LA FATIGUE

Sommaire. — Définition. — Nature. — Historique. — Conception plus ou moins juste qu'on a de la fatigue. — Les trois caractères de la fatigue.
La Cause et le point de départ de la fatigue. — Excès de fonctionnement. — Variabilité du point de départ. — Fatigue musculaire, cérébrale, organique. — Forme active et forme passive : mouvements passifs, émotions et sensations.
Les Symptômes de la fatigue. — Objectifs : diminution de la force; autres troubles fonctionnels extérieurs. — L'épuisement nerveux. — Le rôle de l'auto-suggestion.
Les origines de la fatigue. — Les localisations de la fatigue. — La fatigue diminue le rendement de la machine humaine.

Nous définirons la *Fatigue*, chez l'homme normal et sain : *une diminution du pouvoir fonctionnel des organes, provoquée par un excès de travail et accompagnée d'une sensation caractéristique de malaise.*

Les auteurs qui ont étudié la Fatigue ne se sont guère occupés jusqu'à présent que de la fatigue *musculaire* et de la fatigue *cérébrale*; sans doute parce que le muscle et le cerveau sont les organes dont la volonté peut le mieux forcer le travail, ceux dont elle peut obtenir à son gré cet excès de fonctionnement qui aboutit à la fatigue. Mais tous les organes peuvent se fatiguer. Il n'en est aucun que des circonstances, dépendantes ou non de notre volonté, ne puissent forcer à exagérer son fonctionnement. De plus, il n'en est aucun qui ne soit exposé à subir le contre-coup de la suractivité des autres. Ils peuvent tous être associés à la fatigue d'un seul : soit qu'ils participent indirectement au travail effectué; soit qu'ils subissent simplement leur part des modifications générales imprimées à l'organisme tout entier par le surmenage.

C'est à l'ensemble des organes que s'adresse notre étude. Par conséquent notre définition s'applique à toutes les formes de la fatigue et non pas seulement à la fatigue musculaire ou à la fatigue cérébrale. Nous allons voir, du reste, que c'est seulement par une vue de l'esprit qu'on peut dissocier la fatigue du muscle de celle du cerveau ou de celle des organes. Toutes les fonctions du corps et toutes les facultés de l'esprit ressentent simultanément la fatigue, dès qu'elle atteint un certain degré de violence. Et, quand elle arrive à son maximum d'intensité, ses symptômes généraux sont toujours les mêmes, aussi différent qu'en soit le point de départ.

Les études les plus précises qu'on ait publiées sur la fatigue, ont été faites par les physiologistes, dans leurs laboratoires. Mais ces études ne s'appliquent guère qu'à l'appareil locomoteur; c'est-à-dire aux muscles, aux nerfs et aux centres nerveux qui les animent. Ce sont, sans contredit, les organes qui se prêtent le mieux à l'étude locale de la fatigue; parce que ce sont ceux dont l'effort est le plus facile à mesurer, ceux dont on enregistre le plus aisément les différents degrés d'aptitude fonctionnelle. Mais on peut reprocher aux études de laboratoire d'être faites à l'aide de procédés artificiels, qui ne permettent pas d'observer tous les éléments de la fatigue. Aussi les recherches des physiologistes doivent-elles se compléter par l'étude des faits cliniques et, surtout, par l'auto-observation.

Quand on veut étudier la fatigue musculaire, dans les laboratoires, un animal vivant est anesthésié, puis fixé et immobilisé dans une gouttière. On met à nu les muscles à étudier, et on fixe, à l'extrémité du membre que meuvent ces muscles, une corde enroulée à une poulie et s'attachant à un poids. Pour imiter le travail musculaire que pourrait effectuer volontairement l'animal, on excite à l'aide d'un courant électrique, soit les muscles mêmes, soit le nerf moteur qui les anime, on voit alors les muscles se contracter et soulever le poids. Si on continue les manœuvres d'excitation pendant un certain temps, le travail du muscle se ralentit peu à peu, la hauteur à laquelle le poids était soulevé diminue graduellement et, si l'intensité du courant excitateur reste la même, il arrive un moment où le poids demeure immobile; le muscle n'obéit plus à l'excitation électrique et ne se contracte plus : il est *fatigué*.

De cette expérience découle la définition très brève et très précise qui se trouve dans la Physiologie de Mathias Duval : « *La fatigue est la perte passagère de l'excitabilité du muscle* ». Dans ce cas particulier, la définition est exacte et suffisante, car elle se limite au phénomène que l'observateur a perçu. Elle ne le serait pas, si l'expérience était faite sur l'homme vivant.

En électrisant un groupe de muscles du bras, ou le nerf correspondant, on peut provoquer la flexion de l'avant-bras et faire soulever un poids par le sujet, en dehors de sa volonté. Et on peut déterminer, comme chez l'animal, la fatigue et la perte momentanée de la contractilité musculaire, en prolongeant la durée des excitations électriques.

Pour l'observateur qui assiste à cette expérience, la définition que nous avons citée peut encore sembler suffisante; mais pour l'homme qui la subit et qui se rend compte de ses impressions, elle sera incomplète. En effet, si elle fait mention du phénomène extérieur, du fait *objectif* que les assistants constatent, — l'impuissance d'agir, — elle omet toute une série de phénomènes *subjectifs* et internes, que le sujet perçoit. Ce sont des sensations multiples, qui se résument dans la conscience qu'a le sujet de la diminution de ses forces c'est, en un mot, la *sensation de fatigue*, dont nous verrons tout à l'heure l'importance.

La plupart des autres définitions présentées par les auteurs sont, en général, si incomplètes et si peu adaptées à la conception de la fatigue, envisagée comme fait de physiologie générale, qu'il nous a semblé nécessaire de bien préciser les caractères essentiels de cet état. Il ne sera pas superflu, pour bien délimiter notre sujet, de faire ce qu'on pourrait appeler le *diagnostic différentiel* de la fatigue normale ; c'est-à-dire de montrer en quoi elle se distingue de certains autres états similaires, avec lesquels on la confond souvent.

Le diagnostic de l'état de fatigue vraie ou normale repose sur l'association constante des trois caractères indiqués au début de cette étude : 1° l'état d'impuissance des organes ; 2° le malaise très spécial qui accompagne cet état ; 3° l'excès de travail qui l'a provoqué. L'absence d'un seul de ces trois éléments de diagnostic suffit pour éliminer du cadre de la fatigue proprement dite, tous les autres états physiologiques ou morbides qui pourraient présenter avec elle quelques analogies.

L'état d'*impuissance fonctionnelle*, même quand il succède à des mouvements plus ou moins énergiques, plus ou moins prolongés, n'est pas suffisant pour caractériser l'état de fatigue, quand il n'est pas accompagné de la sensation interne très particulière, qui doit en compléter la symptomatologie.

Un exercice de marche peut provoquer, soit par un effort excessif du membre, soit par un mouvement mal coordonné, la rupture d'une fibre musculaire, l'éraillure d'une aponévrose ou d'un tendon, la contusion d'une articulation, etc. Il en résultera une diminution ou une abolition complète de la faculté de marcher. Mais, si on retrouve, dans cet état d'impotence passagère, deux des caractères essentiels de la fatigue, l'excès de fonctionnement des muscles et la perte de l'aptitude au travail, il y manque le troisième, la sensation interne de fatigue, qui n'a aucun rapport avec la douleur locale due aux lésions accidentelles que nous supposons. Le sujet sera *blessé*, mais non fatigué.

Le mot de « fatigue » ne pourra pas davantage s'appliquer à des symptômes douloureux, survenant par le fait du fonctionnement des membres, chez des sujets prédisposés à certaines maladies que le travail musculaire réveille ou exaspère : telles sont les arthrites rhumatismales ou goutteuses, les névrites, les phlébites, etc. Ce sont là, à proprement parler, des *accidents de l'exercice* que pourrait provoquer, tout aussi bien que le travail musculaire, un traumatisme extérieur quelconque, un choc, un tiraillement, une pression brusque, etc.

De même, on ne donnera pas le nom de fatigue à un état caractérisé par l'impuissance des organes à fonctionner, quand cet état n'est pas dû à un excès de fonctionnement : par exemple aux paralysies complètes ou incomplètes, provenant d'une lésion des centres nerveux ou des nerfs, ou bien d'une intoxication spéciale, alcoolique, syphilitique, etc.

La confusion avec la fatigue devra encore être évitée pour

les troubles de la motilité purement fonctionnels, tels qu'on les observe chez certains sujets très impressionnables, comme les hystériques, à la suite d'un choc physique ou moral, ou bien de la suggestion.

Dans tous ces cas, le sujet dont les aptitudes musculaires ont diminué n'est pas fatigué : il est seulement plus disposé à la fatigue, plus aisément *fatigable* qu'un sujet normal. Cette diminution des facultés motrices se distinguera de la fatigue, d'abord par sa cause, qui est un état morbide et non un excès de travail, et ensuite par un autre caractère important, l'absence de la sensation de fatigue. Ces malades ont bien la notion de leur affaiblissement musculaire; mais la sensation de fatigue est autre chose, c'est une souffrance vraie, un malaise très spécial que le sentiment de la perte des forces ne constitue pas à lui seul. L'ensemble des impressions sensitives qui constituent la fatigue subjective n'est jamais éveillé par une perte accidentelle des aptitudes motrices.

Mais la *sensation de fatigue*, même associée à l'impuissance d'agir, ne suffit pas pour caractériser la fatigue *normale*, quand elle n'est pas due à l'excès de travail. En effet, certaines maladies organiques, certains états infectieux, certains troubles nerveux, certaines maladies de la nutrition, peuvent provoquer et entretenir, chez l'homme à l'état de repos, la sensation d'extrême fatigue et l'inaptitude au travail. Il arrive même que des sujets sains, mais de tempérament anormal, ressentent, le matin au réveil, et sans avoir effectué le moindre travail, une impression de lassitude, d'inaptitude à l'effort, qui simulent tous les symptômes provoqués par l'excès d'exercice. — Si on s'en rapportait uniquement aux signes objectifs et subjectifs, il serait facile de confondre avec la fatigue vraie tous ces états qui lui ressemblent au point d'en présenter le tableau complet, mais qui en diffèrent essentiellement par leur cause et leur nature et constituent la *fatigue morbide.*

L'*excès de fonctionnement* d'un ou plusieurs organes est l'élément le plus caractéristique de la fatigue que nous appelons « normale »; car c'est par sa *cause* qu'elle se distingue essentiellement de tous les autres états similaires. La fatigue normale est *toujours* le résultat d'un travail exagéré.

Mais il peut arriver que l'excès de fonctionnement ne soit pas très apparent.

La fatigue est quelquefois le résultat d'un travail tellement modéré qu'il ne semble pas représenter une dépense de force suffisante pour expliquer l'intensité des symptômes d'asthénie et de malaise dépressif qui lui succèdent. C'est que rien n'est variable comme la quantité de travail nécessaire pour produire la fatigue, suivant les sujets observés et les circonstances dans lesquelles on les observe. La démarcation qui sépare le fonctionnement excessif, dans un organe, ne peut s'évaluer, bien souvent, que par tâtonnements; car c'est justement l'apparition du premier signe de la fatigue qui nous en indique la limite.

Il est, d'ordinaire, possible à un homme expérimenté, connaissant bien le tempérament, l'état de santé et le degré d'entraînement d'un sujet, de prévoir d'avance le degré d'énergie ou de durée de l'exercice qu'il peut supporter sans se fatiguer. Mais les plus habiles s'y trompent : tellement sont grandes, dans la résistance à la fatigue, les différences individuelles, même chez les hommes bien portants, même chez ceux qui paraissent de conformation identique et d'égale accoutumance au travail. A plus forte raison aura-t-on des surprises, si on observe des sujets malades ou de tempérament anormal. Chez certains sujets, prédisposés à la fatigue par leur tempérament ou par la maladie, une promenade de quelques pas, ou bien un effort d'attention de quelques minutes, peuvent provoquer un tel état de surmenage, que le médecin ne se décide pas à considérer l'aggravation consécutive de l'état maladif comme le résultat direct d'une si petite dépense de force.

On peut encore méconnaître les symptômes de la fatigue, et leur attribuer une cause autre que l'excès de travail, quand ils se localisent sur un organe qui ne semble pas être le facteur réel du travail effectué. Et ce cas est fréquent dans la fatigue qui suit un exercice physique, aussi bien qu'un surmenage intellectuel ou émotionnel.

C'est qu'on est trop habitué à considérer la fatigue comme un état local dont les symptômes se limiteraient à l'organe ou à l'appareil organique qui a supporté l'effort; mais cela n'est vrai que pour la fatigue à son début, ou pour celle qui reste à un faible degré d'intensité. Dès qu'elle atteint son maximum, quel que soit son point de départ, elle se traduit par des phénomènes généraux, qui n'épargnent aucun organe ni aucune fonction.

Certaines formes de la fatigue se font sentir avec plus d'intensité dans les organes indirectement associés au travail que dans ceux qui en sont les agents principaux et les facteurs directs. Quand nous courons à toute vitesse, c'est le travail des membres inférieurs qui déplace et transporte le corps. Cependant, si la course est extrêmement rapide, ce n'est pas aux jambes que se font sentir tout d'abord la fatigue et l'impuissance d'agir : c'est au cœur et au poumon. L'essoufflement qui nous arrête au milieu de la course, au moment où les membres seraient encore très capables de fonctionner, est le symptôme révélateur de la fatigue de ces deux organes, qui ne sont que les associés des muscles, leurs pourvoyeurs d'oxygène et de sang.

Il peut même arriver que l'excès de travail provoque des symptômes de lassitude et une diminution de force dans des organes plus ou moins éloignés, sans que ces organes, ainsi associés à la fatigue, aient été, même indirectement, associés à l'effort. A la suite d'une marche forcée, les bras, qui n'ont participé en rien au travail des jambes, présentent des symptômes évidents de fatigue. D'après des observations prises sur divers sujets et sur soi-même, la pression des muscles fléchisseurs des doigts, étudiée au dynamomètre, est notablement plus faible à l'arrivée qu'au départ, à la suite d'un long voyage à pied.

Enfin, après un excès de travail musculaire, la fatigue peut se manifester, non seulement dans le fonctionnement des muscles et des organes qui leur sont physiologiquement associés, mais encore dans celui de tous les organes internes, tels que l'estomac, l'intestin, le cerveau. On sait que la perte de l'appétit, la paresse des fonctions digestives, les troubles intestinaux s'observent fréquemment à la suite des abus d'exercice corporel.

La fatigue du cerveau s'observe aussi fréquemment que celle des autres organes, à la suite du surmenage physique; et la réciproque est vraie. J'ai montré, il y a longtemps, que la fatigue corporelle diminue l'aptitude au travail cérébral, et que le surmenage de l'esprit produit l'inaptitude à l'effort physique, attestée par l'abaissement de la pression des mains, au dynamomètre[1].

Divers observateurs, et en particulier Mosso[2], ont repris, après moi, mes expériences et sont arrivés aux mêmes conclusions.

C'est donc une loi que tous les organes soient solidaires

1. Lagrange, *Physiologie des exercices du corps*, Alcan, éditeur, 1908, 10ᵉ éd.
2. Mosso, *La fatigue intellectuelle et physique*, Alcan, édit., 1894.

entre eux dans la fatigue. Tous peuvent subir, à des degrés divers, les effets du fonctionnement excessif d'un seul ; et ce n'est pas toujours celui qui a fourni la plus grande dépense de force qui présente les symptômes les plus accentués de fatigue. De là des causes d'erreur dans l'interprétation des malaises observés, quand les symptômes sont plus accentués dans un organe qui semble être resté étranger au travail, que dans celui qui en a été l'agent principal.

Si l'estomac présente des troubles fonctionnels à la suite d'une marche forcée, alors que les jambes ne sont nullement fatiguées, on aura peine à considérer certains malaises digestifs comme des conséquences de l'excès d'exercice. Pourtant, les symptômes de la fatigue musculaire peuvent être plus accusés dans l'appareil digestif que dans l'appareil locomoteur. Le fait est fréquent dans l'état de *surentraînement*. Chez les sujets qui ont poussé à l'excès l'accoutumance à l'exercice corporel, il se produit une sorte d'immunité pour la fatigue musculaire, et celle-ci peut n'être pas ressentie dans ses manifestations locales, bien que les troubles généraux, dont elle est le point de départ, atteignent l'ensemble des organes internes et les fonctions de nutrition.

Tous ces exemples de fatigue, *indirecte*, montrent que le diagnostic ne s'impose pas toujours du premier coup avec une parfaite évidence. On connaît mal, du reste, la fatigue des organes internes et des appareils affectés à des fonctions très spéciales, tels que les organes des sens.

En général, la fatigue est méconnue quand elle n'a pas pour origine le travail musculaire ou le travail intellectuel ; car on est habitué à considérer le muscle et le cerveau comme les agents à peu près exclusifs du surmenage. Cependant tous les organes peuvent se fatiguer individuellement et chacun d'eux peut communiquer à l'ensemble de l'organisme des troubles d'intensité variable, qui sont des réactions de fatigue; mais ces troubles sont accompagnés d'autres symptômes en rapport avec les fonctions spéciales de l'organe fatigué, et au milieu desquels l'état de fatigue passe, le plus souvent, inaperçu.

L'appareil digestif, l'appareil respiratoire, l'appareil circulatoire peuvent, chacun isolément, subir un excès de fonctionnement et présenter des symptômes de fatigue, en dehors de tout excès de travail des muscles ou du cerveau.

Le *cœur* subit un excès de travail et se surmène, quand un obstacle à la circulation se produit, soit à ses orifices, soit sur le trajet des vaisseaux, soit dans un organe que ces vaisseaux traversent; et, quand ce surcroît d'effort se prolonge, il présente divers symptômes de fatigue, dont le plus apparent est la diminution de sa force motrice. Divers malaises généraux surviennent alors et, parmi eux, des symptômes qui appartiennent à la fatigue générale; mais les signes de la fatigue générale sont relégués au dernier plan, vu la gravité de ceux qui relèvent du trouble spécial de la circulation. L'état d'*asystolie* qui est l'origine de tous les troubles circulatoires et la cause habituelle de la mort, chez les cardiaques, n'est pourtant pas autre chose que la fatigue du cœur.

De même, l'*appareil digestif* est très fréquemment soumis à un excès de travail, par la suralimentation. La fatigue qui en résulte est pour beaucoup dans les malaises généraux de la dyspepsie consécutive. Mais, là encore, les symptômes spéciaux, dus à l'indigestion et à l'auto-intoxication par les produits alimentaires mal élaborés, ont une telle importance qu'ils s'imposent à l'attention, plutôt que ceux qui appartiennent en propre à la fatigue de l'estomac. Ce qui n'empêche pas cette fatigue locale de retentir sur l'état général, de troubler le cœur et le cerveau, et de diminuer l'aptitude des muscles au travail.

Dans tous les cas de surmenage local, on peut toujours trouver les symptômes de la fatigue combinés avec ceux des troubles spéciaux de l'organe surmené; et cela, aussi petit que soit l'organe, et aussi spéciales que soient ses fonctions. — Je n'en veux pour preuve que les troubles généraux dus à la fatigue de l'œil.

L'*œil* agit très fréquemment comme instrument de travail intellectuel; et la fatigue qu'il ressent, dans la lecture ou l'écriture, se confond le plus souvent avec celle du cerveau. Mais il est des cas où on peut étudier à part la fatigue de l'œil; c'est quand une défectuosité de la vision vient diminuer le rendement de l'organe et exige un plus grand effort, à travail égal. Le cas le plus connu est celui où un supplément de travail d'accommodation est nécessité par la myopie ou la presbytie. On sait combien l'œil se fatigue et s'use, quand le myope ou le presbyte se servent de leurs yeux sans verres correctifs. Mais on ne remarque pas toujours les symptômes de fatigue générale qui accompagnent la « fatigue d'accommodation ».

La fatigue de l'œil, chez ceux qui ont trop longtemps négligé les verres correctifs, s'accompagne de malaises généraux, tels que vertiges, troubles digestifs, lassitude générale du corps, inaptitude au travail cérébral. Et l'on voit disparaître tous ces symptômes, dès que l'organe a été mis, par l'emploi de verres appropriés, dans des conditions de vision qui suppriment l'effort d'accommodation et mettent l'appareil visuel au repos.

Telle est la multiplicité des points de l'organisme d'où peuvent provenir l'excès de travail et les troubles qui en résultent. Dans la pratique, il faut quelquefois beaucoup d'attention et de sens clinique, pour rattacher à leur véritable cause les symptômes observés et porter le diagnostic de la fatigue.

La fatigue peut, quelquefois, être méconnue, par suite d'une condition particulière qui rend moins apparent l'excès de travail des organes : c'est l'absence de l'effort volontaire. Le travail d'où procède la fatigue peut avoir été *subi* par les organes, au lieu d'avoir été voulu. Mais le *surmenage passif* peut causer la même dépense de force que le travail actif, aboutir au même épuisement de l'organe, aux mêmes réactions générales de l'organisme.

Cette forme de fatigue, très insidieuse, parce qu'elle paraît, de prime abord, moins redoutable, a pour facteurs essentiels : au point de vue corporel, les mouvements passifs ou « communiqués » et les sensations physiques; au point de vue psychique, les émotions et les sentiments violents.

On peut fatiguer le corps avec des mouvements communiqués, tels que ceux que provoquent l'équitation, la voiture ou le chemin de fer. A la suite de ces exercices passifs, la fatigue pourra être locale ou générale : elle revêtira toutes les formes qu'on peut observer dans le surmenage actif. De même les douleurs physiques très vives, les émotions fortes, le chagrin et les soucis, peuvent provoquer la fatigue cérébrale, déterminer l'épuisement des muscles et retentir sur tous les organes internes.

On sait combien les grandes douleurs physiques dépriment les forces du corps et de l'esprit. De même, à la suite des grandes émotions, on peut observer tous les degrés de la fatigue : non dans le cerveau et les centres nerveux que la sensibilité morale ébranle directement, mais dans tout l'organisme et, notamment, dans les muscles et dans tous les organes du mouvement. Certaines expressions courantes font foi de ce retentissement des impressions morales, sur des organes qui sembleraient devoir être si loin de leurs atteintes. On dit que le chagrin « déprime les forces »; qu'une émotion nous « coupe les jambes »; que « les bras nous tombent » de surprise. Ces locutions expriment, avec toute l'énergie du langage populaire, l'étroite association des organes les plus disparates, dans les symptômes généraux de la fatigue.

Telle est donc la variété de formes que peut revêtir le travail d'où procède la fatigue, et la multiplicité des organes qui peuvent en être le point de départ. Mais si la fatigue est diverse dans ses causes originelles, elle est une dans ses manifestations symptomatiques. La fatigue musculaire, la fatigue cérébrale, le surmenage organique et le surmenage émotionnel se traduisent, sur l'ensemble de l'organisme, par des troubles identiques, par la même inaptitude fonctionnelle de tous les organes, — sans en excepter ceux qui sont restés au repos.

Chez l'homme qui a surmené son cerveau, ses muscles ou ses organes internes, non seulement il y a fatigue de l'esprit et du corps, mais il y a fatigue du cœur et du poumon, diminution de l'aptitude fonctionnelle de tout l'appareil digestif, dépression des organes des sens : l'oreille perd momentanément sa finesse; la vue, son acuité.

Cette loi de l'association de tous les organes à la fatigue d'un seul ne souffre aucune exception; elle se vérifie dans tous les cas où la dépense de force a été exagérée, et quel que soit le mécanisme du travail qui a provoqué cette dépense.

Voilà pourquoi il est, le plus souvent, impossible d'obtenir le repos d'un organe déterminé, sans diminuer le fonctionnement de tous les autres; pourquoi, en particulier, l'immobilisation du corps s'impose, dans les maladies qui ont pour cause le surmenage de l'esprit.

Comment expliquer cette généralisation des symptômes de la fatigue à tout l'organisme, quand le travail est resté localisé à un seul organe?

Deux explications se présentent, dont l'une a pour elle l'appui d'une démonstration expérimentale, tandis que l'autre, quoique très vraisemblable, ne repose que sur des arguments rationnels. Elles doivent être acceptées toutes les deux, car elles se complètent.

La première est basée sur l'*auto-intoxication.*

On sait que le travail exagéré d'un muscle provoque, dans l'organe, une suractivité des phénomènes de dénutrition, une usure, d'où résultent des déchets organiques doués de propriétés toxiques. Le muscle ressent d'abord seul l'effet toxique de ces déchets, qui se traduit par la sensation locale de fatigue et par l'inaptitude au travail. Mais le sang, qui traverse le muscle, entraîne dans la circulation et porte à tous les organes, y compris le système nerveux, toutes ces toxines douées de propriétés *fatigantes* : d'où généralisation de l'inaptitude fonctionnelle et de la sensation de fatigue, par imprégnation de tous les organes.

Cette interprétation est basée sur des expériences directes : en injectant à un muscle frais les résidus, extraits par le lavage, d'un muscle fatigué, on y détermine la même fatigue, la même inaptitude à répondre aux excitations électriques, que s'il avait travaillé avec excès. C'est ainsi qu'on peut concevoir que la fatigue d'un muscle se communique à d'autres muscles ou à des organes éloignés.

On a étendu, par analogie, à la fatigue cérébrale, la théorie de la fatigue musculaire; et on admet que le cerveau, comme le muscle, produit, en travaillant, des résidus toxiques capables de faire naître d'abord dans les centres nerveux, puis de communiquer à tout l'organisme, la sensation de fatigue et l'inaptitude à agir.

A côté de ce processus toxique, il en est un autre de nature purement *dynamique*, dont l'intervention est évidente, dans l'ensemble des causes de la fatigue : c'est la déperdition de force causée par le travail. L'énergie vitale, dont les centres nerveux semblent être les dépositaires et les régulateurs, se dépense dans chaque acte fonctionnel des organes, comme l'énergie d'un accumulateur dans chaque mouvement d'un moteur électrique. Il arrive donc, en cas de fonctionnement excessif d'un muscle, que la part d'énergie nerveuse attribuée à cet organe est dépensée au delà de la dose prévue, et qu'un déficit se produit : le travail du muscle se ralentit, comme ferait celui du moteur, si la source d'électricité devenait moins abondante. La sensation de fatigue résulterait donc de la conscience que nous avons de la diminution de la force disponible du muscle. C'est la théorie de l'*épuisement* à côté de celle de l'auto-intoxication.

Il faut remarquer que ces deux théories ne se contredisent pas, mais doivent s'unir pour expliquer les phénomènes de la fatigue. Elles correspondent à deux sensations très distinctes qu'éprouve l'homme fatigué et dont l'une est un malaise purement physique et l'autre une impression plus complexe, où l'esprit intervient autant que le corps et qui peut se résumer dans la diminution des forces. Or il n'est rien de plus capable de déprimer le physique et le moral que l'idée de cet amoindrissement de nous-mêmes.

On ne pourrait pas comprendre les phénomènes les plus importants de la fatigue, et surtout les symptômes de la fatigue morbide, si on méconnaissait dans leur interprétation, le rôle si important de cette part d'auto-suggestion, qui accompagne la notion de fatigue chez l'homme. C'est l'absence de ce facteur qui fait la différence capitale entre la fatigue expérimentale, provoquée par les moyens artificiels, chez l'animal dont les muscles fonctionnent en dehors de toute action volontaire, et chez l'être vivant dont la volonté n'est pas seulement gouvernée par des sensations, mais aussi par des idées. La suggestion produite par la sensation d'impuissance arrête l'action de la volonté, bien avant le moment où le muscle est incapable d'y répondre : la preuve, c'est qu'une suggestion extérieure peut lutter contre l'auto-suggestion due à la sensation interne. Sous l'influence d'une excitation morale très vive, telle que la peur, la colère, l'émulation, ou bien un encouragement donné à propos, nous voyons tous les jours un homme fatigué, et qui se sentait incapable d'agir, retrouver tout à coup des forces dans les muscles qu'il croyait épuisés, et redevenir apte à faire effort. C'est que la sensation de fatigue se produit dans le muscle bien avant le moment de l'épuisement complet. Et il en est de même pour tous nos organes.

L'avertissement donné par la sensation de fatigue a pour effet de mettre obstacle à toute dépense excessive de force; mais il nous arrive d'une manière très variable : il est tardif ou prématuré, suivant le tempérament du sujet, son état de santé, sa condition d'accoutumance au travail, et surtout suivant les conditions psychiques qui peuvent influer sur la volonté.

C'est dans les cas de fatigue « morbide » que s'observent les plus grands écarts entre ce qu'on pourrait appeler la fatigue apparente et la fatigue réelle. Dans certaines maladies il est bien difficile de dire si la sensation de faiblesse est exagérée par l'auto-suggestion, ou si elle correspond à un état corporel en rapport avec elle. Nous verrons, en effet, que les deux facteurs de la fatigue, l'intoxication et l'épuisement, peuvent se rencontrer chez des sujets dont les organes n'ont subi les effets d'aucun travail.

Que la sensation d'impuissance vienne de la fatigue réelle, chez l'homme bien portant, ou qu'elle procède d'une maladie, elle s'accompagne toujours d'une difficulté réelle à obtenir le fonctionnement de l'organe fatigué. Il faut un effort de volonté très grand et une dépense d'énergie nerveuse excessive pour actionner un muscle ou un cerveau où elle s'est localisée. On observera toujours une aggravation très considérable de l'état de fatigue, pour un supplément d'effort même insignifiant, s'il arrive à la suite d'une dose de travail qui représente le maximum de la capacité fonctionnelle. Pour un marcheur qui s'arrête exténué après une étape de 40 kilomètres, la fatigue sera doublée par l'obligation de faire 1 ou 2 kilomètres en plus. Et nous savons tous dans quel épuisement nous jette un supplément de travail intellectuel, ne durât-il qu'un quart d'heure, quand il nous est imposé au moment où la mesure de la fatigue est comble et où le cerveau se refuse à tout effort d'attention. Aussi bien pour le travail cérébral que pour l'exercice musculaire, la volonté peut forcer l'organe à fonctionner; mais, pareil à une machine dont le rendement serait subitement diminué, l'organe exige, pour travailler malgré la fatigue, une dépense d'énergie ruineuse pour l'organisme.

L'expérience de laboratoire, où l'on provoque la fatigue d'un muscle par une série d'électrisations successives, peut nous donner une idée parfaite de ce qui se passe chez l'homme fatigué, quand il réussit, par un grand effort de volonté, à continuer son travail. Chez l'animal en expérience, quand le muscle, après un certain nombre d'excitations qui ont provoqué une série de contractions, cesse d'obéir et ne se contracte plus, on peut obtenir qu'il se remette au travail;

mais pour cela il faut augmenter l'intensité des excitations. Ce qui revient à dire que, pour obtenir le même travail, il faut augmenter la dépense d'énergie électrique employée comme excitant. Et cette augmentation représentera le double ou le triple de l'électricité dépensée pour le même résultat, quand le muscle était frais.

Il en est de même quand c'est la volonté qui fait effort pou r actionner le muscle. La dépense de force nerveuse pourra devenir deux et trois fois plus grande, pour obtenir un même travail, à mesure que la fatigue augmente. Et, si on compare l'homme qui travaille à une machine actionnée par l'électricité, nous dirons que les accumulateurs de l'énergie vitale pourront se vider d'un seul coup, dans l'effort suprême d'une volonté trop énergique, qui fouette un muscle fatigué pour lui faire produire encore du travail. — Tant la fatigue diminue le « rendement » de la machine humaine; c'est-à-dire tant la dépense réelle de force, chez l'homme fatigué, dépasse la valeur du travail effectué!

J'ai vu un minime supplément de travail, un effort de vitesse d'une minute, en arrivant au but, réduire à un état neurasthénique des plus graves un jeune athlète très vigoureux. Il a payé de plusieurs années de maladie ce terrible effort de volonté, qui lui fit gagner une course à pied. Et des accidents analogues ont été observés fréquemment à la suite d'efforts suprêmes d'un autre ordre : chez des candidats qui n'avaient réussi dans leurs concours qu'en forçant la dose du travail intellectuel, au moment où le cerveau était épuisé.

Tout le monde sait que les animaux n'échappent pas à cette loi de l'usure par effort excessif, quand ils arrivent aux limites de la fatigue. On sait aussi que certains animaux, parmi les moins bons, s'usent moins que les autres, n'étant pas assez « généreux » pour fournir la provision d'énergie qui leur permettrait de travailler malgré la fatigue. Et c'est un dicton populaire que, « lorsqu'un bon cheval tombe, il ne se relève plus »; l'animal ne consentant à s'avouer vaincu qu'après avoir fait cet effort « suprême », qu'il paye au prix de la ruine de sa provision d'énergie.

CHAPITRE II

LA PHYSIOLOGIE DE LA FATIGUE

Sommaire. — L'état de fatigue. — Les points de départ et la généralisation de la fatigue.
Mécanisme physiologique de la fatigue. — La fatigue musculaire dans l'immobilité. — Le triple processus physiologique de la fatigue : l'épuisement, l'usure, l'intoxication.
L'effort de volonté et l'épuisement nerveux. — L'usure des organes. — Les auto-intoxications.

La fatigue généralisée réalise l'ÉTAT DE FATIGUE. L'homme en état de fatigue est un réactif autre qu'à l'état normal; il a une impressionnabilité physique et morale exagérée en même temps qu'une dépression physique et morale de tous ses organes : il est alors une machine qui « rend moins et dépense plus à travail égal ».

L'état de fatigue peut s'observer dans tous les appareils organiques : dans ceux qui sont affectés aux fonctions de nutrition comme l'appareil digestif et ses annexes, l'appareil circulatoire, l'appareil respiratoire; aussi bien que dans ceux qui président aux impressions sensorielles, comme les appareils de la vision, de l'audition, de la sensibilité tactile.

La fatigue des organes soustraits à la volonté peut être *primitive*, c'est-à-dire causée par un fonctionnement excessif dont le point de départ est dans l'appareil lui-même : par exemple, l'estomac peut être fatigué par un excès d'alimentation. Elle peut être *secondaire* et résulter de l'association directe ou indirecte de l'organe au surmenage d'un organe éloigné; c'est ainsi que l'estomac, sans faire aucun excès de travail digestif, peut présenter des symptômes très accusés de fatigue et devenir inapte à la digestion, quand les muscles ont été soumis à un grand excès de travail. Il en est de tous les organes comme de l'estomac : tous peuvent être atteints par la fatigue, tantôt directement et tantôt indirectement.

Il faut savoir aussi que la fatigue des organes internes, aussi bien que celle des organes des sens, ne reste jamais localisée dès qu'elle atteint un certain degré d'intensité. Quel que soit l'organe soumis au surmenage, les centres nerveux en ressentent immédiatement les effets à moins que la fatigue ne soit extrêmement faible et le sujet très résistant. Et des centres nerveux les symptômes s'irradient à tous les organes, la fatigue se généralise à l'organisme tout entier.

Tous les organes sont donc soumis aux lois de la fatigue. Tous peuvent subir, en cas de travail excessif, des troubles fonctionnels, voire des troubles de nutrition et des lésions matérielles.

Les effets de la fatigue sur les organes soumis à la volonté ont attiré depuis longtemps l'attention des auteurs; mais on a moins étudié les résultats de l'excès de travail des appareils organiques, dont le fonctionnement est automatique et inconscient.

Nous sommes maîtres de limiter à volonté l'énergie et la durée du travail musculaire et du travail intellectuel; et, si le cerveau peut subir, malgré nous, l'ébranlement des sensations physiques et des impressions morales, les impressions qui viennent fatiguer contre notre volonté nos cellules nerveuses ne peuvent exercer leur action à notre insu. De là l'impossibilité de méconnaître la réalité et la cause du surmenage sensitif ou émotionnel ; tandis que la fatigue des organes internes, affranchis de l'empire de la volonté et soustraits au contrôle de la conscience, peut passer et passe le plus souvent inaperçue dans ses débuts. Elle ne se révèle le plus souvent que tardivement, quand elle a pris la forme et la gravité d'une maladie déclarée.

Il n'est donc pas sans intérêt de rechercher comment les organes se fatiguent, quelles sont les causes habituelles de leur excès de fonctionnement et quelles conséquences pathologiques peuvent en résulter.

Parmi les appareils de la vie organique, il en est deux dont le fonctionnement est tellement solidarisé avec celui des muscles que leur fatigue se produit pour ainsi dire parallèlement à celle des muscles : ce sont l'appareil circulatoire et l'appareil respiratoire. Pour ceux-là le surmenage des muscles est la condition la plus fréquente de la fatigue et nous avons étudié longuement dans d'autres ouvrages [1], sous le titre d'essoufflement, les formes et les conséquences pathologiques des troubles cardio-pulmonaires dans les exercices de force et de vitesse. Nous n'y reviendrons pas ici, nous nous bornerons à étudier les conditions qui peuvent, en dehors des efforts musculaires, provoquer la suractivité de ces deux organes et la fatigue.

L'appareil circulatoire et l'appareil respiratoire sont si étroitement unis par leur solidarité fonctionnelle qu'il est difficile d'imaginer un trouble du poumon qui ne retentisse pas sur le cœur, et réciproquement. Si l'un des deux ressent de la fatigue, l'autre en ressent toujours le contre-coup.

1. Voir : *Physiologie des exercices du corps* et *Traitement des affections du cœur*, F. Alcan, éditeur.

Toutefois le mode de fonctionnement de ces deux organes présente une différence capitale au point de vue de la fatigue. Le cœur est un organe essentiellement actif et travaille à la manière des muscles, puisqu'il n'est autre chose qu'un muscle creux.

Le poumon, au contraire, est un organe absolument passif et incapable d'exécuter par lui-même des mouvements. Le « travail » d'inspiration qu'il semble faire est, en réalité, exécuté par les muscles thoraciques, par le diaphragme, par certains muscles abdominaux, dont l'entrée en jeu provoque l'agrandissement, puis le rétrécissement de la cage thoracique. Le poumon est forcé de subir, sous l'influence de la pression atmosphérique, des variations de volume que ses forces propres ne peuvent lui permettre d'éviter.

Une force inhérente au poumon lui-même est pourtant mise en activité pendant l'acte respiratoire, c'est l'élasticité de son tissu. Le poumon se laisse dilater pendant l'inspiration comme le fait une vessie qu'on insuffle; mais ses parois ne sont pas inertes : elles opposent à l'air qui entre une résistance comparable à celle d'un tissu de caoutchouc. Cette résistance croît de plus en plus, à mesure que la distension du poumon augmente et elle est à son maximun quand le mouvement d'inspiration s'arrête. A ce moment, le poumon réagit par sa force élastique, il revient sur lui-même en chassant l'air qui le remplissait, et la paroi thoracique s'abaisse. En sorte que le mouvement du poumon, qui était commandé par celui des côtes pendant l'inspiration, commande à son tour le mouvement des côtes pendant l'expiration. Il est vrai qu'il y a les muscles expirateurs, qui interviennent dans l'expiration pour abaisser activement les côtes; mais ces muscles interviennent surtout dans les expirations très énergiques ou très brusques, et leur action est presque nulle dans l'expiration tranquille. En tout cas, cette action n'est pas indispensable à l'expiration : les individus en état de mort apparente, auxquels on insuffle de l'air dans la poitrine, exécutent le mouvement d'expiration sans le secours de leurs muscles, dont l'action est suspendue par l'état syncopal. Sur le cadavre même un mouvement d'expiration se produit toujours à la suite d'une insufflation d'air et la poitrine s'affaisse après s'être soulevée.

Si les muscles expirateurs n'agissent que dans les expirations forcées, ils peuvent, par leur immobilisation, causer des troubles respiratoires, qu'il faut attribuer à la fatigue. Dans les exercices musculaires nécessités par la marche, les mouvements divers, il se produit la soif d'air qui active les échanges respiratoires; il n'en est plus de même si les muscles sont immobilisés.

La fatigue, dans l'immobilité de la position assise, quand le corps n'est pas adossé, devient, en peu de minutes, beaucoup plus prononcée que dans la marche ou dans tout autre exercice qui nécessiterait des mouvements modérés. C'est que, pour exécuter des mouvements des bras ou des jambes, il est nécessaire de faire varier constamment l'attitude de la colonne vertébrale. Les vertèbres accompagnent chaque déplacement des membres, en s'inclinant plus ou moins en avant, en arrière, vers la droite ou vers la gauche, en tournant sur leur axe vertical. Aussi imperceptibles que soient ces mouvements, ils nécessitent le relâchement alternatif des muscles extenseurs des vertèbres et par conséquent l'intervention momentanée de leur effort. L'immobilité sans appui, dans l'attitude assise, est l'occasion d'un effort musculaire continu, sans travail apparent; tandis que les mouvements du buste coupent l'effort des muscles d'une série de temps de repos très courts, mais suffisamment efficaces pour éloigner la fatigue.

Dans une foule d'autres attitudes du corps, l'immobilité, qui semblerait, à première vue, assurer les conditions du repos, devient une cause aggravante de la fatigue, en rendant permanent et continu l'effort des muscles. La position debout très prolongée est cause de malaises multiples : on le sait et on a signalé une foule d'états morbides, qui en résultent, chez les sujets faibles et prédisposés à certaines lésions, à certains troubles fonctionnels. C'est pourquoi certaines professions sédentaires ou certaines habitudes sédentaires agissent en tant que facteurs hygiéniques nuisibles, plutôt par l'excès de fatigue qu'elles causent que par la privation d'exercice et la sédentarité. C'est ainsi qu'un commis de magasin, immobile à son comptoir et qui n'a ni l'occasion de marcher ni la permission de s'asseoir, peut ressentir, à la fin de la journée, plus de fatigue qu'un facteur rural après sa tournée.

La contraction musculaire, quand elle n'aboutit pas à un travail mécanique, c'est-à-dire à un déplacement du corps, porte en physiologie le nom de *contraction statique*, par opposition à la *contraction dynamique*, qui aboutit à un mouvement. Tous les efforts musculaires qui impliquent l'immobilisation du corps sont incomparablement plus fatigants que ceux qui aboutissent à des mouvements : et cela pour la seule raison que la contraction statique, pendant tout le temps qu'elle dure, exige un effort continu qu'aucun temps de repos ne vient couper.

Tout le monde sait quelle prompte fatigue provoque l'attitude du bras tendu dans la position horizontale ; il est difficile de la garder plus de quelques minutes, tandis qu'on pourrait presque indéfiniment imprimer au bras des mouvements alternatifs d'élévation et d'abaissement, même en suivant un rythme assez rapide, la main fût-elle chargée d'un poids. Salluste raconte comme prouesse du vieux roi Massinissa qu'il pouvait rester debout, les pieds dans la même empreinte, jusqu'à forcer les jeunes gens, qui voulaient lutter d'endurance avec lui, à changer d'attitude et à se déplacer, avant qu'il n'eût bougé. Ce record était une preuve de résistance à la fatigue, aussi démonstrative qu'eût pu l'être un concours de marche.

Parmi les formes de la fatigue les plus propres à causer des maladies, il n'en est pas de plus insidieuse que celle qui provient de la continuité de l'effort. Elle passe souvent inaperçue, quand l'acte musculaire ne demande en principe qu'une petite dépense de force; mais c'est une loi de la mécanique vitale qu'aucun organe ne peut faire une dépense continue d'énergie. Tous nos actes fonctionnels sont intermittents. Aussi brève que soit l'interruption, elle existe; et, plus elle est courte, plus elle est fréquente. Le cœur qui fonctionne régulièrement toute la vie et qui bat soixante-dix fois par minute, subit, malgré la continuité apparente de son travail, des périodes de repos aussi fréquentes et aussi longues que ses périodes de contraction; on compte dans son fonctionnement autant d'arrêts que de *systoles*.

La force des organes ne réside pas en eux-mêmes. Ils sont reliés à des appareils centraux, d'où l'énergie leur est transmise comme l'électricité d'une dynamo aux rouages d'une machine. La preuve, c'est la paralysie qui suit la section d'un nerf. Ils ont pourtant des centres locaux, sortes de relais de l'énergie, qui suffisent à un fonctionnement individuel. C'est ce qu'on peut appeler la *force locale disponible*. Ainsi, le muscle « énervé » par le curare continue à battre; la viande de chameau tressaille, le cœur isolé bat encore 24 heures.

Cette provision d'énergie est mise à la disposition des organes et, quand elle est épuisée, il faut que les centres en fournissent un supplément. Il semble que cette distribution supplémentaire provoque une impression de malaise dépressif, d'appauvrissement. La preuve, c'est le supplément de force excito-motrice dans la fatigue expérimentale.

La sensation de fatigue semble être en partie provoquée par l'effort de volonté qui dégage cette force. L'effort est d'autant plus laborieux et l'épuisement qui le suit d'autant plus grand, que la fatigue était plus accentuée au moment où il se produit. Toutes les conditions qui atténuent la sensation de fatigue, rendent plus facile l'effort de volonté et moins dépressive la suite de cet effort.

En somme, les choses se passent comme si, à un certain moment, la dépense de forces, nécessitée par le travail, était supportée par deux facteurs distincts : l'un qui serait l'organe fonctionnant et l'autre, un organe qui commande la fonction et qui, pour se faire obéir, est obligé de faire un effort d'autant plus grand que la sensation de fatigue est plus forte. Il semble que la force excitatrice de l'organe s'adresse à un appareil endommagé, dont le rendement est diminué : ainsi un conducteur de chevaux se fatigue beaucoup plus à mener des animaux fatigués que des animaux dispos.

Toutes les conditions, qui diminuent la sensation de fatigue, diminuent en même temps la difficulté à faire obéir l'organe et l'épuisement consécutif. Les choses se passent encore ainsi quand ce bénéfice de *suractivité* fonctionnelle n'est permis qu'*exceptionnellement*; alors les réserves ne peuvent parer qu'à un supplément accidentel de dépenses. Le déficit se reproduit si on récidive.

La force des organes, d'après leur structure, ne vient pas d'eux-mêmes d'ailleurs. Ils sont reliés à d'autres organes spéciaux, qu'on appelle les *centres nerveux*. Par les nerfs, cordons et filaments de grosseur diverse, qui rappellent les fils conducteurs de l'énergie dans les moteurs électriques, ils apportent à chaque organe la force fournie par le réservoir central.

La preuve que les organes vivants ne tirent pas d'eux-mêmes le pouvoir de fonctionner nous est donnée par l'effet de la section d'un nerf moteur. Aussitôt le nerf coupé, il est impossible à notre volonté d'obtenir le moindre travail des muscles auxquels il correspond; les muscles sont paralysés, c'est-à-dire privés de force motrice, comme le seraient les roues d'une machine, si les fils conducteurs étaient coupés.

La comparaison ne serait pourtant pas légitime si on la poussait jusqu'au bout; car certaines expériences prouvent que l'organe vivant est muni d'une certaine dose de force autonome, qui lui permet de fonctionner en dehors de toute communication avec le système nerveux central. Cette force, qui existe « en puissance » dans l'organe isolé ne peut devenir disponible que par l'intervention d'une force étrangère, qui la mette en liberté. Si on électrise le bout périphérique d'un nerf moteur, après l'avoir sectionné, on voit le mouvement se produire dans la région que la section avait paralysée. Il n'est même pas besoin de l'électricité : un simple pincement du nerf moteur peut provoquer un travail dans les muscles, dans lesquels il se rend, et un mouvement dans le membre correspondant. Toute action physique, mécanique ou chimique d'une certaine intensité peut *exciter* les muscles, par intermédiaire du nerf, et provoquer des mouvements pendant un temps plus ou moins long.

Cette expérience prouve que le muscle est doué d'une énergie propre qui lui permet de répondre spontanément à une excitation transmise; mais elle montre aussi qu'une excitation est indispensable pour mettre en action la force dont le muscle est doué. Or d'autres expériences vont nous montrer que l'excitation, sous l'influence de laquelle le muscle entre en jeu, suppose une dépense de force, qui est loin de représenter une quantité négligeable dans le travail des muscles. Cette dépense peut devenir considérable dans un cas, qui importe beaucoup à notre sujet, dans le cas de fatigue du muscle.

Nous savons qu'on peut produire expérimentalement la fatigue dans un muscle, en excitant ses contractions par un agent autre que la volonté. On connaît l'expérience qui consiste à électriser les muscles d'un animal endormi par un narcotique et à lui faire produire du travail mécanique, en attachant un poids à l'extrémité du membre qu'actionnent ces muscles. Le poids est soulevé à chaque excitation communiquée aux muscles par le passage du courant électrique. Mais il arrive un moment où les muscles ne répondent plus à l'excitation qui leur est donnée et ne peuvent plus soulever le poids. On dit alors que les muscles sont fatigués et on a l'image de ce qui se passe dans les mouvements normaux, quand l'excitation motrice est fournie par la volonté.

Pour les mouvements volontaires, comme dans les mouvements provoqués par l'excitation électrique, il arrive un moment où la répétition de l'effort amène la fatigue du muscle. Et c'est à ce moment que devient instructive la comparaison des phénomènes observés chez l'homme fatigué par les efforts volontaires avec ceux qu'on provoque chez l'animal en état de fatigue expérimentale.

Chez l'animal dont les muscles ne répondent plus à l'excitation électrique, on peut obtenir de nouvelles contractions musculaires et une reprise du travail, malgré la fatigue, mais c'est à condition d'augmenter l'intensité du courant excitateur. Chez l'homme, quand les muscles semblent paralysés par la fatigue et n'obéissent plus à la volonté, il est des causes qui jouent le rôle d'un supplément d'excitation motrice et qui rendent aux muscles la faculté d'obéir à la volonté. Tout le monde en a vu des exemples : une émotion, la peur, la colère, l'émulation, peuvent donner aux centres nerveux une excitation, un coup de fouet qui feront marcher, par exemple, un individu tombé de fatigue et se refusant à avancer.

Ce fait si banal du retour de l'aptitude fonctionnelle des organes fatigués, par l'effet d'une excitation de la volonté, prouve qu'une force supplémentaire peut intervenir dans l'état de fatigue pour actionner l'organe, quand celle dont il est muni est devenue insuffisante.

Mais l'étude expérimentale de la fatigue sur l'animal nous montre la réalité et l'importance de ce complément de dépense. On peut évaluer avec précision la dose supplémentaire d'énergie électrique qu'exige le muscle fatigué pour être remis en travail, quand il refuse de répondre à l'excitation qui l'actionnait primitivement. Si nous représentons par le chiffre 1 la dose d'énergie électrique qui suffisait à faire soulever un poids donné par le muscle, avant qu'il fût fatigué, il arrivera un moment, après un certain nombre de contractions, où le muscle exigera, pour faire le même travail, une dépense d'électricité représentée par le chiffre 2. On peut donc dire qu'il arrive un moment où la dépense de force excito-motrice est double, à travail égal, pour l'organe fatigué.

Il en sera de même pour le muscle actionné par la volonté. La dépense d'énergie nécessaire, provoquée par l'effort de volonté qui actionne un muscle fatigué, pourra être le double de celle qui suffisait, avant la fatigue, pour obtenir du muscle le même travail.

Ce que nous venons de dire de l'appareil musculaire peut s'appliquer à n'importe quel autre appareil ou organe.

L'observation des faits courants est, en effet, d'accord avec les expériences des physiologistes pour nous montrer la division de l'énergie vitale en deux lots : l'un qui sert aux besoins immédiats, aux dépenses usuelles, c'est l'*énergie disponible*; l'autre, qui assure un supplément de force à chaque organe, en cas d'une dépense imprévue et nécessitée par un fonctionnement plus actif ou plus prolongé, c'est l'*énergie de réserve.*

La *fatigue* coïncide précisément avec le moment où, la provision d'énergie disponible étant épuisée, l'organe a besoin, pour maintenir son fonctionnement au même degré d'activité, d'emprunter un supplément de force à la réserve disponible et de faire appel aux centres nerveux. Ce moment est marqué, pour l'homme qui travaille, par la conscience qu'il a de faire ce que nous avons appelé un *effort de volonté.*

L'*effort de volonté* est un acte qui modifie profondément les conditions de fonctionnement des organes. Si nous prenons un exercice musculaire aussi vulgaire que possible, la marche par exemple, nous constaterons les faits suivants. Le mouvement des jambes est, en principe, à peu près automatique et inconscient. Quand on marche sans fatigue, la volonté n'intervient que pour modifier la forme du mouvement, s'il y a lieu, pour les arrêts, les départs, les changements de direction et de vitesse. Une fois l'impulsion donnée, si nous conservons une allure uniforme, les mouvements passent pour ainsi dire inaperçus et notre esprit peut s'occuper ailleurs, sans que l'attention intervienne dans la marche. Mais aussitôt que la fatigue commence à se faire sentir, la volonté est forcée d'entrer en jeu et nous avons conscience de « faire effort » pour maintenir le mouvement. Si la fatigue augmente, nous disons que l'exercice nous coûte « un effort de plus en plus grand », et cette expression est d'une admirable justesse, car cet effort se solde par une dépense supplémentaire de force.

L'effort de volonté est donc, physiologiquement, un acte en vertu duquel un *supplément* d'énergie est dégagé des centres nerveux, pour actionner plus fortement un organe, pour lui faire exécuter un acte plus énergique, plus rapide ou plus prolongé qu'à l'état normal. Il est donc par lui-même une dépense de force supplémentaire. Il entraîne une dépense beaucoup plus grande, quand il s'exerce sur un organe fatigué, parce que celui-ci n'obéit qu'à la condition d'être excité beaucoup plus énergiquement; il est devenu *rétif*. Chez l'homme fatigué l'effort de volonté a pour condition une véritable prodigalité de force excitatrice; et cet excès de force excitatrice est nécessaire aussitôt que la *sensation* de fatigue se produit, indépendamment de tout état *réel* de fatigue. La suggestion de fatigue agit comme la fatigue vraie pour rendre le muscle *inexcitable* et, d'autre part, la disparition de la sensation de fatigue rend superflu l'effort de volonté et par conséquent diminue la dépense nerveuse à *travail égal*.

Il y a lieu de se demander maintenant : 1° sur *quels organes* porte cette excitation; 2° quels sont *ses agents*; 3° quelle est sa *nature*?

1° Elle porte sur les *centres nerveux*. La preuve, c'est qu'elle peut être produite par des agents psychiques aussi bien que par des agents physiques, et les centres nerveux sont les seuls organes capables de subir l'action psychique autant que l'action physiologique.

2° Ses agents sont de deux ordres : l'*impression sensitive*, perçue ou non, qui aboutit à un réflexe ou à un acte automatique, et la *volition*, qui aboutit à un acte conscient et voulu.

Dans les organes soustraits à la volonté, on observe un

supplément de travail toutes les fois qu'une condition anormale le rend utile à la conservation de la vie; il en est ainsi pour le cœur, le poumon, l'estomac, l'intestin, les glandes, etc. Dans les organes soumis à la volonté, le supplément de fonctionnement se produit à notre commandement, quand nous faisons effort pour dépasser le niveau du fonctionnement normal.

3° Quant à la *nature* de cette excitation, autrement dit à son mécanisme, deux cas peuvent se présenter. C'est un effet *réflexe*, quand la volonté n'intervient pas; réflexe conscient ou inconscient, automatique, qui transforme en mouvement une impression ou tout autre acte organique; c'est un *effort de volonté*, quand le mouvement est conscient et voulu. Le supplément de force mis alors en œuvre se prend sur la réserve commune : la preuve, c'est l'*épuisement général* qui en résulte.

L'*épuisement des forces*, cause principale de la fatigue, se fait donc sentir au système nerveux central, au siège de la réserve commune de l'énergie; parce que la fatigue d'un seul organe entraîne la diminution, non seulement de son énergie propre, mais de la réserve de force accumulée dans les centres nerveux.

[1] Dans la fatigue, il n'y a pas seulement épuisement des forces, mais encore *usure* des organes. Quand un muscle, quand un groupe musculaire sont soumis à un travail exagéré, au bout d'un certain temps, il se produit une courbature de fatigue et les muscles actionnés deviennent douloureux. C'est le cas, par exemple, d'un cavalier remontant à cheval après avoir délaissé l'équitation pendant plusieurs mois; il ressent des douleurs souvent très vives sur le trajet

1. A partir d'ici, ce chapitre a été rédigé par le Dr de Grandmaison d'après quelques notes et les ouvrages antérieurs de F. Lagrange.

des muscles qu'il met en œuvre. La douleur musculaire n'est alors que le premier degré d'une série de petites lésions matérielles semblables à celles qu'on observe à la suite d'un traumatisme quelconque. Ces altérations du muscle peuvent persister quelques jours et représentent bien une sorte d'usure fonctionnelle, qui demande quelque temps pour se réparer.

Les congestions actives ou passives, qui se développent dans le poumon à la suite de l'essoufflement, qui est la fatigue de l'appareil respiratoire, produisent des altérations plus ou moins profondes qui ne sont pas autre chose que de l'usure.

On pourrait multiplier les exemples pour le cœur, qui s'hypertrophie chez les coureurs victimes du surmenage; pour le cerveau, on a décrit une folie de surmenage liée à des lésions transitoires des cellules cérébrales des régions psychomotrices.

Ces altérations organiques, cette usure, sont particulièrement dépendantes des *auto-intoxications*, que la fatigue crée et entretient dans l'organisme.

L'*essoufflement* accumule l'acide carbonique dans les alvéoles pulmonaires et dans le sang. Outre que l'acide carbonique est un poison, dont l'élimination s'accomplit grâce à la dyspnée, c'est-à-dire par les mouvements respiratoires que sa présence précipite et rend plus fréquents, ce gaz peut s'accumuler au point de compromettre gravement l'hématose du sang veineux et de produire la mort par asphyxie. L'acide carbonique, dont la présence joue un rôle si important dans la genèse de l'essoufflement, est un poison produit par la *désassimilation*. Il est un *déchet* de la nutrition.

On trouve facilement d'autres exemples d'intoxication dans l'organisme envahi par la *fatigue*. Dans les muscles surmené ou actionnés prématurément chez des sédentaires, il se produit de l'*acide lactique* en excès, qui est une substance éminemment fatigante pour le tissu contractile. Chez les individus très maigres et qui n'ont pas de tissus de réserve pour alimenter leurs contractions, en s'usant, les muscles produisent des ptomaïnes et des leucoaïnes, dont Gautier a bien précisé la valeur nocive et qui sont, elles aussi, de véritables poisons.

Le tube digestif, surmené et mal protégé par le foie, est le siège de fermentations anormales et exagérées, susceptibles de produire l'auto-intoxication.

Il n'est pas jusqu'au cerveau dont le travail exagéré ne soit la cause occasionnelle de la production exagérée de poisons encore mal déterminés, mais particulièrement nuisibles.

Locale ou générale, la fatigue est donc une véritable auto-intoxication, dont les agents se retrouvent dans le liquide urinaire, dans les *sédiments uratiques*. Dans ses leçons sur les auto-intoxications au cours des maladies, Bouchard a bien étudié le rôle toxique des urines. La théorie s'adapte d'autant mieux à la fatigue que ces déchets urinaires n'apparaissent que trois heures après les premiers symptômes du surmenage.

Ces phénomènes d'intoxication ne se traduisent pas seulement par des effets *locaux*, ils peuvent encore provoquer des *réactions générales fébriles* très violentes, rappelant certaines fièvres typhoïdes graves et qui méritent bien le nom de *fièvres de surmenage par auto-intoxication*. Il est inutile de développer plus longuement toutes ces questions merveilleusement détaillées dans « la Physiologie des exercices du corps[1] ».

Les considérations que nous avons développées dans ce

1. F. Lagrange, F. Alcan, édit.

chapitre peuvent en dernier terme se résumer dans la conclusion suivante :

Le processus physiologique de la fatigue reconnaît trois agents principaux :

1° L'épuisement des forces organiques;

2° L'usure des organes soumis à la fatigue;

3° Les auto-intoxications produites dans l'organisme par les déchets de la désassimilation exagérée des organes fatigués.

CHAPITRE III[1]

LA PSYCHOLOGIE DE LA FATIGUE

Sommaire. — Les symptômes psychologiques de la fatigue. — Le siège de la fatigue. — La motilité, la sensibilité, la coordination. — L'attention. — Les mouvements automatiques. — La fatigue nerveuse. — La tension vasculaire.
Les facteurs psychologiques de la fatigue dans : le travail musculaire, le travail cérébral, le travail organique.

Nous avons montré dans le chapitre précédent que la fatigue, en se généralisant, finit par se localiser dans les centres nerveux. Non seulement elle est ressentie par eux, mais encore l'*état de fatigue* ne se trouve réalisé qu'au moment où les organes, ayant épuisé leur force propre disponible, leur énergie de réserve, ne peuvent plus fonctionner que par l'apport d'une excitation nouvelle ayant son point de départ dans l'axe cérébro-spinal. C'est donc dans les centres nerveux qu'on peut, en dernière analyse, localiser le *siège de la fatigue*.

Parmi les organes cérébro-spinaux, la place prépondérante revient incontestablement au *cerveau*. Nous savons déjà que c'est par un effort de notre volonté, par *un acte cérébral* donc,

1. Ce chapitre a été rédigé par le Dr de Grandmaison.

que nous faisons naître la réaction excito-motrice, destinée à renouveler l'énergie de réserve des organes épuisés par la fatigue; mais le cerveau n'est pas seulement un centre moteur, il est encore un centre sensitif. En effet, toute fatigue périphérique, toute sensation douloureuse est immédiatement ressentie par le cerveau, qui les recueille comme l'appareil enregistreur le plus perfectionné; on peut même dire que cette impression sensitive est comme un acte d'appel qui met en marche le rôle excito-moteur des cellules corticales.

Il y a donc lieu de tenir compte de ces deux actes cérébraux, *motilité* et *sensibilité*, pour bien comprendre la psychologie de la fatigue. Ce sont là deux *actes conscients*, personnels au début du moins. Mais il existe aussi des appareils, comme ceux de la vie organique, qui réagissent vis-à-vis des centres nerveux, sans que notre conscience entre en jeu. Ceux-là sont plus spécialement réglés par la *moelle épinière*, qui emmagasine dans ses centres les excitations cérébrales pour les transmettre aux appareils de la vie organique tels qu'un véritable écho.

La moelle ne joue pas seulement un rôle dans les fonctions vitales végétatives, elle peut transformer en mouvement réflexe habituel un mouvement primitivement volontaire. C'est ainsi que l'enfant, qui s'apprend à marcher, marche d'abord avec son cerveau; plus tard seulement, quand il sait marcher, il marche sans conscience, automatiquement, avec sa moelle. Alors s'est développé un nouvel acte nerveux, la *coordination*.

Motilité, *sensibilité*, *coordination*, voilà donc les trois grandes fonctions nerveuses qui peuvent être modifiées dans la fatigue. Nous allons les étudier dans leurs diverses modalités.

Le travail intellectuel met en jeu des cellules spéciales, les cellules de la substance grise, dans lesquelles il produit un effort d'énergie comparable à celui que ces mêmes cellules accomplissent quand elles transmettent aux muscles une excitation motrice. Dans les travaux de l'esprit comme dans ceux des muscles, il y a donc production d'énergie, de mouvement. La chose est tellement vraie qu'il se fait dans les centres cérébraux activés par le travail intellectuel un afflux de sang, comparable à celui qui se fait dans les muscles, au moment de leur contraction. Il se produit de même une élévation de température, parce que les combustions vitales sont activées. C'est une observation banale que les intellectuels, ayant travaillé pendant plusieurs heures consécutives, ont une sensation de chaleur et de tension céphaliques toutes particulières. Dans le travail cérébral, l'activité cellulaire s'épuise sur place, obéissant à l'impulsion de l'esprit; c'est un *effort de la volonté* qui agit alors, aussi nomme-t-on les cellules mises en action cellules de la *volition*.

Beaucoup de médecins pensent que le surmenage cérébral peut être combattu par l'exercice physique et, dans les maisons d'éducation, on a pendant longtemps pensé que la gymnastique était un des meilleurs remèdes contre la fatigue cérébrale des jeunes écoliers. La question, envisagée sous ce point de vue, n'est pas absolument exacte. Les exercices qui se font machinalement, telle la marche, soulagent la fatigue cérébrale; mais ceux dans lesquels le cerveau prend une part plus ou moins grande, ne font qu'accroître la fatigue nerveuse, au lieu de la soulager. L'escrime, par exemple, demande aux muscles un travail assez considérable; mais, dans l'attaque et la riposte, le duelliste porte tous ses efforts à bien diriger ses membres, à bien saisir les fautes de son adversaire; il se bat donc plus avec son cerveau qu'avec ses muscles : aussi atteint-il très facilement et très vite la fatigue nerveuse.

Dans le travail intellectuel, comme dans les exercices de précision, l'effort de volonté prend un nom spécial : il s'appelle l'*attention*. L'attention se trouve donc au début de ces divers travaux et quand un travail s'accomplit sans elle, c'est que les centres nerveux cérébraux réagissent directement sur la moelle pour produire la *coordination* des mouvements. Ceux-ci deviennent alors *automatiques*. Les soldats, qui font des marches militaires, marchent automatiquement, au point que si ces marches ont lieu la nuit, ils s'endorment souvent tout en suivant leur colonne; alors leur attention sommeille, au point qu'il faut un choc, un faux pas, un réveil brusque pour les ramener à la réalité.

Tous ces exercices, dans lesquels les mouvements s'accomplissent d'une manière automatique, ont commencé par être des mouvements réalisés avec attention, dans lesquels le cerveau avait une part importante. Ils sont maintenant coordonnés et le travail de *coordination* est précisément l'opération qui a pour but de régler ainsi l'effort de chaque groupe musculaire, en distribuant à chaque muscle la quantité d'influx nerveux nécessaire pour obtenir une contraction qui ne soit ni trop faible, ni trop forte.

Un tel travail est plus une opération d'ordre intellectuel qu'un acte matériel; il exige l'entrée en jeu de la plupart des facultés psychiques et des parties les plus délicates des centres nerveux. Dans un acte coordonné trois facultés maîtresses fonctionnent : la Sensibilité, qui nous indique l'intensité du travail du muscle; le Jugement, qui nous en fait apprécier l'effet probable; et la Volonté, qui décide le mouvement et en détermine l'exécution.

C'est donc une erreur que de vouloir reposer de la fatigue

cérébrale due au travail intellectuel par des exercices coordonnés; on ne fait qu'exagérer la *fatigue nerveuse*, parce qu'on augmente le travail cérébral.

Cette fatigue nerveuse ressemble à l'accablement qui suit, dans l'ordre moral, tout effort soutenu de la volonté, quand, par exemple, on a lutté longtemps pour repousser la pression d'une volonté étrangère, ou bien quand on a tenu l'esprit énergiquement tendu sur la solution d'un problème difficile. Si elle se caractérise le plus habituellement par une sorte de prostration et d'anéantissement momentanés, elle peut encore se traduire par une surexcitation passagère, semblable à celle qu'on observe chez certains sujets très affaiblis, et que les médecins appellent *état de faiblesse irritable*.

Plus encore que le travail de coordination simple, étudié plus haut, le *travail de coordination préalable* produit la fatigue nerveuse. Entre la production d'un mouvement musculaire et l'incitation cérébrale qui le produit, il s'écoule toujours un certain temps d'arrêt qui constitue le *temps perdu*. Les hommes actifs s'ingénient à raccourcir la durée de ce temps perdu et maintiennent alors leurs muscles dans un état de tension, d'*excitation latente*, les rendant aptes à agir au moindre commandement de la volonté. C'est là un travail de *coordination préalable*, qui exige une grande dépense de force nerveuse et conduit facilement à la fatigue.

Tous les actes intellectuels ou physiologiques qui réclament la mise en jeu de l'effort de volonté, de l'attention, produisent la fatigue parce qu'ils retentissent sur les phénomènes de la Nutrition. Ils exagèrent la désassimilation et mettent en circulation dans l'organisme des déchets de combustion, fatigants pour les tissus et les centres nerveux.

Les mouvements musculaires *automatiques* ne fatiguent pas le cerveau, parce qu'ils se produisent en vertu d'actions réflexes exclusivement médullaires. L'ébranlement, transmis par le nerf sensitif, ne suit pas son chemin jusqu'aux cellules du cortex cérébral, il s'arrête dans une cellule motrice de la moelle. L'impression se *réfléchit* sur le centre moteur de la moelle et revient sur elle-même, comme pourraient se réfléchir sur la paroi d'une muraille les ondes sonores de la voix qui donnent naissance à l'*écho*.

Ces mouvements automatiques, s'accomplissant en dehors de l'activité cérébrale, ne produisent donc pas la fatigue nerveuse, parce qu'ils n'exigent pas d'attention. Bien plus, en activant les fonctions nutritives, ils reposent du travail intellectuel.

Enfin les centres cérébro-spinaux sont mis en rapport avec les différents organes du corps par des filets nerveux spéciaux, se distribuant aux vaisseaux, même les plus ténus, les *nerfs vaso-moteurs*, chargés d'assurer la nutrition des éléments anatomiques. Suivant les besoins physiologiques ils resserrent les vaisseaux auxquels ils se distribuent, ce sont les *vaso-constricteurs*; ou bien ils dilatent le calibre de ces mêmes vaisseaux, ce sont les *vaso-dilatateurs*. La part de ces filets nerveux est considérable dans tous les actes physiologiques et par suite dans la dépense d'énergie et dans la fatigue. Nous aurons l'occasion de parler souvent d'eux au cours de cet ouvrage.

Ces développements sur le rôle des centres nerveux vont nous permettre maintenant d'étudier les *facteurs psychologiques* de la fatigue au cours des divers travaux de l'organisme.

Pour comprendre quels sont les facteurs psychologiques de la fatigue dans le *travail musculaire*, il est indispensable de rappeler que, si le muscle est doué d'une force motrice, cette force a besoin d'être mise en action et son moteur c'est la volonté. De même, un arc renferme en lui une énergie propre, capable de lancer la flèche; mais un archer est nécessaire pour mettre en jeu la force élastique du bois. La volonté est aussi nécessaire, pour actionner le muscle, que le bras de l'archer pour bander l'arc et décocher le trait.

Toutes choses égales d'ailleurs, la vigueur musculaire est proportionnelle à l'énergie de la volonté. On comprend déjà que plus un homme sera énergique, plus il sera endurant et robuste vis-à-vis de la fatigue.

Le *sens musculaire* nous avertit des besoins de nos appareils contractiles; c'est par son intermédiaire que nous demandons aux centres nerveux d'exciter nos muscles et de coordonner nos mouvements. Il y a une maladie caractérisée par l'abolition du sens musculaire et le défaut de coordination des mouvements; c'est l'*ataxie locomotrice*. L'ataxique ne sait plus donner à ses muscles une impulsion conforme au mouvement qu'il leur demande. S'il veut prendre doucement un objet, sa main le dépasse, ou le heurte et le renverse. S'il veut faire quelques pas, ses jambes sont projetées en avant, de côté, en haut. Il a l'air de vouloir frapper quelqu'un du pied, plutôt que de chercher à marcher.

Le sens musculaire s'altère par la fatigue; il ne transmet plus aux centres une incitation proportionnée à ses besoins; un défaut d'équilibre s'établit entre le muscle et l'excitation motrice qu'il va recevoir. Inversement, quand la fatigue s'est établie, les centres corticaux ne sont plus susceptibles de communiquer au tissu musculaire une excitation motrice suffisante, l'effort de volonté n'est plus proportionné aux besoins des muscles.

Le cerveau s'excite donc sous l'influence de la congestion active déterminée par l'action musculaire et cette excitation peut aller très loin. On peut se griser de mouvement, et, chez certains cerveaux prédisposés soit par leur organisation native, soit par des idées exaltées ou par des passions, l'exercice musculaire est souvent le prélude d'actes analogues à ceux de l'ivresse et même de la folie. Les danses des sauvages, les contorsions des derviches tourneurs, amènent, sans le secours d'aucune boisson alcoolique, un état de surexcitation cérébrale capable de produire les phénomènes nerveux les plus violents. A la suite de ces incidents, le sujet tombe exténué, courbaturé : il est fatigué.

La fatigue musculaire peut être provoquée dans certains cas par une émotion vive. Si la colère, la peur, doublent dans certains cas la force musculaire d'un sujet, elles laissent toujours un état d'anéantissement et de fatigue quand l'effort qu'elles ont provoqué cesse d'agir.

C'est peut-être dans le *travail cérébral* que la fatigue se produit avec le plus de facilité. Il y a lieu, là encore, de distinguer deux variétés : le *travail volontaire* ou intellectuel, le *travail involontaire ou émotionnel.*

Le *travail volontaire* est conscient, c'est celui de l'intelligence. Il s'adresse surtout à la cellule cérébrale et particulièrement aux cellules de la *volition.* Le facteur psychologique principal de la fatigue est alors l'*attention* soutenue que nécessitent tous les travaux de l'esprit. Elle détermine un afflux sanguin cérébral énorme; il y a alors vaso-dilatation des vaisseaux cérébraux, par conséquent activité plus grande des mutations nutritives des centres nerveux, déchets nutritifs plus nombreux. Par contre il y a, d'autre part, vaso-constriction des vaisseaux périphériques et hypertension artérielle : on s'explique ainsi la sensation de refroidissement qu'éprouvent au niveau des membres les travailleurs acharnés, après des heures d'application soutenue et prolongée. Cette tension répétée des centres corticaux peut conduire à la fatigue nerveuse; mais celle-ci se produit beaucoup plus facilement dans le *travail cérébral involontaire ou émotionnel*.

Jusqu'à un certain point, en effet, nous pouvons nous dominer quand il s'agit d'un travail volontaire et conscient : mais nous ne sommes pas maîtres des sensations qui nous arrivent de l'extérieur. La surprise que nous cause alors une émotion peut conduire très rapidement à la fatigue nerveuse. La résistance des centres nerveux joue un rôle important dans sa production. Si les réactions de la sensibilité sont plus violentes, plus vives, plus rapides et plus durables chez la femme, c'est qu'elle possède un système nerveux plus facile à ébranler.

Les sensations physiques peuvent produire la fatigue; c'est pourquoi les douleurs traumatiques, les secousses opératoires, les blessures plus ou moins étendues produisent souvent de la dépression qui n'est pas autre chose qu'une forme de la fatigue. Mais les impressions morales jouent un rôle pathogénique plus considérable encore. Les fortes émotions produisent rapidement l'épuisement nerveux, c'est-à-dire la fatigue. Qui n'a ressenti, pendant plusieurs jours consécutifs au moins, un état d'abattement et d'anéantissement indescriptible à l'occasion de la perte d'un être aimé.

Les pertes d'argent, de situation, de position sociale ont le même résultat. Beaucoup de financiers ruinés par une spéculation malheureuse, sont, en quelques jours, réduits à un état de fatigue qui peut se prolonger plusieurs mois et plusieurs années, quand ils n'ont pas la force de réagir.

Les impressions morales moins vives peuvent également conduire à la fatigue. Le bruit, la peur, la contrainte, l'ennui, déterminent une sensation permanente de gêne, insignifiante il est vrai, mais dont la répétition et la continuité finissent par devenir une cause productive de fatigue. Les « ennuyés », ceux qui « bâillent leur vie », comme a dit Chateaubriand, sont des fatigués. Le *désœuvrement* et le *manque d'intérêt* dans la vie sont, chez eux, des *dépresseurs* du système nerveux et provoquent une *apparence* d'épuisement : ils empêchent l'énergie de passer de l'état potentiel à l'état dynamique, en *supprimant des excitations nécessaires.*

La neurasthénie n'est pas autre chose qu'une fatigue ; c'est pourquoi la psychologie du neurasthénique se confond avec la psychologie de la fatigue.

Le neurasthénique manque de confiance en lui-même, il vit dans une perpétuelle contrainte, dans une inquiétude incessante, qui l'épuisent, c'est-à-dire le fatiguent.

Dans le *travail des organes* la fatigue se peut aussi produire, bien que ceux-ci soient habituellement soustraits à l'action de la volonté. Ce sont les nerfs vaso-moteurs, qui, selon les cas, produisent dans le jeu des organes des modifications, qui retentissent sur les centres nerveux et peuvent en les épuisant produire la fatigue. En réalité, il se fait alors primitivement un épuisement des réserves nerveuses d'énergie de chaque organe, qui peut être considéré comme un *centre* nerveux périphérique.

Dans tous les appareils organiques la fatigue paraît être liée à une sorte d'hypertension artérielle, autrement dit de *vaso-constriction*, entretenue par une tension exagérée, un surchauffage des centres nerveux.

Le rôle du système nerveux dans la production de certaines affections, cardiaques, dyspeptiques, intestinales, etc., nous permet de comprendre l'apparition de la fatigue au cours du travail des organes. C'est ainsi que les impressions ressenties dans les organes, bien qu'étant des phénomènes sensitifs, contribuent par réflexe à modifier la circulation des organes, et, en la modifiant, à développer la sensation de fatigue. Comme les impressions sensitives générales, les impressions purement cérébrales produisent le même résultat. On connaît la pâleur subite que présentent certains individus à l'annonce d'une nouvelle pénible; il se fait alors, sous l'influence de la vaso-constriction, un arrêt momentané de la circulation périphérique. On pourrait renouveler les exemples à propos de chaque appareil organique et on arriverait toujours à cette même conclusion: c'est que la fatigue n'est pas autre chose, en dernier terme, qu'un *épuisement de la résistance du système nerveux central.*

CHAPITRE IV

LES CAUSES HABITUELLES DE LA FATIGUE

Sommaire. — Le travail et la dépense de force. — La fatigue dans l'immobilité et le repos. — Le repos dans les muscles et dans les appareils organiques. — Les causes de la fatigue cérébrale. — La continuité de la douleur comme cause de la fatigue.
Les causes méconnues de la fatigue. — La vulnérabilité à la fatigue. — Les « fuites » de l'énergie nerveuse. — La fatigue d'origine thérapeutique. — Le mal de montagne. — La fatigue au grand air.

Il est probable que la grande majorité des lecteurs accepteraient sans objection cette formule : « Toutes les causes de la fatigue peuvent se résumer en une seule, l'*excès de travail* ».

Pourtant la formule serait fausse, si on donnait au mot « travail » son véritable sens, celui dans lequel on l'emploie en mécanique. Mais il y a, dans notre langue usuelle, des confusions de mots et, malheureusement, il en résulte des confusions d'idées. La conséquence de ce malentendu est une cause fréquente d'erreur ou, tout au moins, une difficulté qui met obstacle à l'interprétation exacte de bien des faits d'observation vulgaire. Nous allons voir que cette cause d'erreur intervient fréquemment dans l'étude de la fatigue.

On est disposé à confondre « travail » et « dépense de force » ; or les deux ne sont pas synonymes. En mécanique, il n'y a pas travail sans mouvement, et tout le monde sait qu'il peut se faire d'énormes dépenses de force dans le corps humain à l'état d'immobilité.

Le travail, en mécanique, s'évalue en multipliant le poids d'un corps déplacé par la mesure du déplacement. S'il n'y a pas déplacement d'un corps, il n'y a pas « travail mécanique », quelle que soit la force dépensée dans le but de le déplacer. Un cheval, attelé à un camion trop chargé, pourra s'épuiser en efforts désespérés sous le fouet du charretier : s'il ne parvient pas à démarrer le véhicule, il n'aura fait aucun travail. De même, quand un lutteur tend avec la dernière énergie les muscles de son corps pour renverser un adversaire, si celui-ci oppose à sa poussée une résistance égale, les deux hommes, quelle que soit la durée et la violence de leur effort, n'auront fait aucun travail, s'ils sont restés immobiles dans l'énorme tension de leurs muscles, sans qu'aucun soit tombé. — Et pourtant la sueur ruisselle de leur corps, car la dépense de force est énorme. Quelques minutes d'un pareil effort suffisent pour réduire au dernier degré de l'épuisement tout homme qui n'y serait pas longuement préparé.

Telle est la dépense de force que peut faire le corps humain sans produire de travail, mais non sans arriver à la fatigue; car la cause de la fatigue n'est pas dans la quantité de travail effectué, mais bien dans la quantité de force dépensée.

Le travail n'est qu'un signe *extérieur* de la dépense des forces, et c'est pourquoi une analyse attentive est parfois nécessaire pour apercevoir l'origine d'un état de fatigue, dont la vraie cause n'est pas apparente à première vue. Bien des conditions, dans la pratique, peuvent faire méconnaître la vraie nature d'un malaise dû à la fatigue et conduire à des conclusions thérapeutiques des plus fâcheuses.

Ces erreurs d'appréciation ne seraient évidemment pas

commises dans les exemples cités tout à l'heure; mais il est facile d'en trouver d'autres où la cause de la fatigue est plus difficile à apprécier, l'effort étant beaucoup moins apparent. Quand l'effort, dans lequel la force se dépense, n'a pas pour signe extérieur un travail mécanique, un déplacement du corps sur lequel il s'applique, il peut devenir évident par le fait même d'une résistance qui l'entrave et le domine. Personne ne méconnaîtra la dépense de forces d'un cheval qui s'épuise vainement à démarrer un camion trop chargé, d'un homme qui résiste immobile à la poussée d'un autre homme, ou bien de celui qui soutient un lourd fardeau sur les épaules sans changer de place. Là, la dépense de forces est évidente, bien qu'elle n'ait pas pour signe extérieur un travail mécanique, un déplacement du corps sur lequel elle s'exerce; l'effort est rendu apparent par la notion d'une résistance à laquelle il fait équilibre. Mais cette notion n'est pas toujours aussi nette et ne s'impose pas, dans tous les cas, aussi clairement à l'esprit que dans les exemples cités.

Quand le corps humain reste immobile, sans avoir à résister à aucune poussée extérieure, à supporter aucun fardeau, l'idée d'une dépense de forces ne s'impose pas à nous du premier coup. Pourtant, si le corps est debout, le seul fait de garder la position verticale implique l'entrée en action d'un très grand nombre de muscles. Ces muscles ne font aucun travail mécanique puisque le corps est immobile; mais ils se contractent pour résister à la pesanteur qui tend à provoquer la chute. Il ne faut pas beaucoup de réflexion pour admettre que l'immobilité debout doit être une cause très efficace de fatigue, car, dans cette attitude, ce sont toujours les mêmes muscles qui agissent. Chacun sait que la marche, où une succession de mouvements différents provoque des alternatives de contraction et de relâchement dans les muscles utilisés, amène beaucoup moins promptement la fatigue que l'immobilité absolue dans l'attitude verticale.

Mais nous allons voir, en continuant dans la même voie d'analyse, les causes de la fatigue se dissimuler de plus en plus sous l'apparence du repos et passer inaperçues par la suppression des signes extérieurs de l'effort. Si tout le monde admet que la position debout amène promptement la fatigue, on remarque moins que la position assise peut, elle aussi, devenir fatigante et pour la même raison, à cause de la continuité de l'effort, localisé dans certains groupes musculaires, qui ne sont pas suppléés par d'autres. Chez l'homme assis, les membres inférieurs sont au repos, mais si le tronc est tenu droit et sans appui, comme il arrive sur un siège sans dossier, les muscles du dos et du bassin resteront en état de contraction permanente, tant que durera l'immobilité du corps. Pour maintenir le bassin fléchi à angle droit sur la cuisse et la colonne vertébrale raidie dans l'axe du bassin, un nombre considérable de muscles est obligé de faire effort. Chacune des vertèbres doit être fortement pressée entre la vertèbre qui est au-dessus et celle qui est au-dessous. Cette pression nécessite, pour chacun des trente-deux os vertébraux, l'entrée en jeu de plusieurs muscles et elle doit être assez énergique pour que l'ensemble de toutes les pièces très mobiles qui la composent ne fasse qu'un tout rigide, aussi ferme et aussi droit qu'une longue tige de métal. Le maintien de la rectitude entretient donc chez le sujet un état de fatigue plus ou moins prononcé, qui s'améliore seulement par le changement de position, le changement de place; alors l'exercice devient un repos.

En effet, chaque fois qu'un effort musculaire est effectué, un besoin impérieux de réparation se fait sentir, et c'est par secondes et même par portions de seconde qu'on compte la durée des périodes pendant lesquelles le muscle peut rester en activité continue sans fatigue. Malgré les apparences, dans tout exercice physique, dans tout travail musculaire aussi soutenu qu'on le suppose, les muscles, qui semblent fonctionner sans interruption, sont continuellement soumis à des temps de repos, à des alternatives de contraction et de relâchement : soit que, le mouvement étant effectué, un temps plus ou moins court, mais appréciable, s'écoule entre deux mouvements successifs ; soit que divers groupes se remplacent et se relayent tour à tour dans les diverses phases d'un même mouvement.

On peut marcher sans interruption, c'est-à-dire sans cesser de faire succéder un pas à un autre, en suivant un rythme déterminé ; mais entre un pas et celui qui lui succède il existe une période de repos, marquée par ce que Marey appelait la période du « double appui ». C'est le moment où les deux pieds touchent le sol, comme dans la station debout, en attendant que l'un d'eux se relève et soit projeté en avant ; le retour régulier de cette période scande en quelque sorte l'allure de la marche et en détermine le *rythme*. En outre, chaque pas se décompose en plusieurs temps, dont les uns sont actifs, comme le relèvement de la jambe dans la direction voulue, et d'autres passifs, comme l'oscillation de cette jambe, sous l'action de la pesanteur et de la vitesse acquise. Enfin, les phases actives du mouvement ne sont pas toutes effectuées par les mêmes muscles : les unes sont provoquées par les extenseurs, les autres par les fléchisseurs, d'autres encore par les abducteurs ou les adducteurs. En un mot, le travail de la marche se trouve non seulement distribué entre divers agents qui se relayent alternativement, mais encore interrompu, à intervalles réguliers et extrêmement répétés, par des temps de repos très courts, où tout travail musculaire cesse.

L'idée très fausse que nous nous faisons généralement du repos nous empêche d'apercevoir du premier coup la période de réparation qui intervient pour chaque muscle plusieurs fois dans chaque pas fait par un marcheur.

Le repos, pour être réparateur, n'a pas besoin d'être long, quand la fatigue ne s'est pas produite, c'est-à-dire quand la force dépensée par le travail n'excède pas la somme d'énergie disponible que possède l'organe.

Nous avons la preuve de l'efficacité de temps très courts de repos dans le fonctionnement de certains organes, dont l'activité est incessante, comme le cœur et le poumon. De la naissance à la mort, ces deux organes fonctionnent sans interruption : mais leur fonctionnement comporte un *rythme* c'est-à-dire l'intervention de temps d'arrêts très courts, mais réguliers.

Douze fois par minute, les muscles inspirateurs soulèvent la paroi thoracique et le diaphragme s'abaisse pour faire le vide dans la poitrine et provoquer l'expansion du poumon. Ce travail, qui se chiffre en 24 heures par un nombre énorme de kilogrammètres, ne nous cause aucune fatigue; mais c'est grâce au temps de repos de quelques dixièmes de seconde qui sépare l'une de l'autre chaque inspiration.

Pour le cœur c'est un travail plus formidable encore que pour le poumon; chaque poussée cardiaque se renouvelle 70 fois par minute et communique à la masse du sang l'impulsion qui le fait cheminer du centre à la périphérie de l'appareil circulatoire, puis revenir de la périphérie au centre; mais le travail du cœur, comme celui du poumon, est soumis à un rythme, c'est-à-dire coupé de temps d'arrêt très courts, mais très réguliers, pendant lesquels l'organe se repose.

Si on passe en revue tous les organes munis de fibres musculaires et dont le fonctionnement semble continu, on voit qu'à tous la nature a imposé des temps d'arrêt dont la période revient, à brefs intervalles, interrompre le travail et assurer un court repos.

Les autres organes du corps ne sont pas, plus que les muscles, faits pour fonctionner d'une manière strictement continue. Tous ressentent promptement la fatigue, si on leur impose un mode d'activité qui supprime ou abrège les temps d'arrêt nécessaires à la réparation de leurs forces. Dans les grandes fonctions organiques, on observe toujours une certaine périodicité, surtout une alternance, une mise en jeu successive et non simultanée des divers organes qui concourent à une même fonction.

C'est donc une grande loi du fonctionnement des organes que l'interruption fréquente de leur activité, et le procédé habituellement employé par la nature pour réaliser cette condition est l'alternance, la substitution d'un organe à un autre dans l'accomplissement d'une même fonction.

Le cerveau n'échappe pas à cette loi générale. Le travail intellectuel a besoin d'être soumis, comme celui des organes musculaires, à de courts temps d'arrêt et ce besoin se manifeste à chaque instant dans la forme que revêt l'expression de la pensée parlée ou écrite. La ponctuation dans l'écriture, la chute de la voix à la fin des phrases, viennent couper l'expression de la pensée du temps de repos nécessaire à l'esprit, comme les temps de la marche sont nécessaires au repos du corps. Sans interrompre la lecture, on a l'impression d'un certain repos, quand on arrive au bout d'une phrase; il faut que l'auteur déploie un véritable talent d'écrivain ou émette des idées bien captivantes, pour que le lecteur ne sente pas son attention se relâcher quelque peu, quand la phrase est d'une longueur excessive. De même, la division du texte en alinéas et du livre en chapitres n'est qu'un artifice pour

« rythmer » le travail du lecteur, pour suspendre l'effort d'attention, ne fût-ce qu'un centième de seconde, en reposant l'œil sur le blanc du papier, après qu'il a parcouru les lignes noires de l'imprimerie.

Dans le domaine de la vie intellectuelle aussi bien que dans celui de la vie organique, la nécessité d'une interruption courte mais fréquente de l'activité est aussi urgente que dans le domaine de la vie de relation. La fatigue survient prompte et impérieuse, quand les conditions de la fonction s'écartent de cette loi.

La fatigue, due aux sensations physiques douloureuses, est aggravée, comme la fatigue musculaire et intellectuelle, toutes les fois que la douleur est continue : elle est amoindrie, à souffrance égale, quand les douleurs sont plus ou moins espacées et coupées de temps d'accalmie. La femme qui accouche serait rapidement épuisée si les douleurs de l'enfantement se succédaient sans interruption, au lieu d'être coupées d'intervalles de répit où la patiente « reprend des forces ». De même les douleurs, si atroces, de la crise hépatique sont rendues supportables par le fait qu'elles procèdent par crises espacées. Quand la souffrance est à la fois très vive et continue, il est rare qu'elle ne laisse pas le patient dans un état d'épuisement extrême. On ne peut nier le rôle aggravant de la souffrance atroce et continue qui résulte, par exemple, d'une perforation intestinale, dans les accidents mortels de la péritonite suraiguë. C'est encore la douleur excessive dont aucun répit n'arrête le cours qui joue le rôle principal dans la production des graves symptômes de la brûlure au premier degré, quand de grandes surfaces du corps sont atteintes. Ces brûlures superficielles amènent quelquefois la mort rapide au milieu des souffrances les plus aiguës, bien qu'aucun organe important ne soit lésé, l'action du feu n'ayant détruit que l'épiderme. Mais la surface du derme est à nu, et le mal atteint la partie la plus sensible du corps, l'extrémité des nerfs sensitifs cutanés. La continuité de cette douleur, quand elle se développe sur des surfaces extrêmement étendues, est la cause d'un véritable surmenage par épuisement. L'influx nerveux se dépense à doses énormes, sans pouvoir se réparer à mesure qu'il est perdu, et le malade succombe, suivant la pittoresque image de Dupuytren, à une véritable « hémorragie de la sensibilité ».

En réalité donc, toute dépense de force vitale peut devenir une cause de fatigue, quand elle dépasse les limites de la résistance de l'organisme. Or, d'une part, le fonctionnement excessif d'un organe, quel qu'il soit, est une occasion de dépense de la force vitale; et, d'autre part, la dépense de force que l'organisme peut supporter sans fatigue est extrêmement variable suivant chaque individu et, pour le même individu, suivant l'état de santé ou les conditions d'accoutumance dans lesquelles il se trouve.

Il en résulte que, dans bien des cas, l'origine de la fatigue peut être ailleurs que dans le travail musculaire, ou dans le travail intellectuel, ou dans les impressions morales. Il peut arriver encore que la dépense de force, capable d'épuiser l'organisme, soit tellement minime qu'elle semble insuffisante pour causer la fatigue. Enfin, il peut arriver que la fatigue, quelle qu'en soit la cause, se traduise par des symptômes qui ne soient pas ceux qu'on est habitué à rencontrer; en un mot, il peut arriver que la fatigue se présente sous une forme anormale, pouvant en faire méconnaître la véritable nature.

On évitera aisément cette cause d'erreur, si on se rappelle que la fatigue est fonction de deux facteurs très distincts : 1° la quantité de force dépensée; 2° l'impressionnabilité de l'organisme. De ces deux causes, c'est la première qui semblerait au premier abord la plus importante; mais il suffit d'observer les faits les plus vulgaires pour voir bien vite que la seconde a le rôle principal. On peut dire qu'il n'est aucun mode de la sensibilité qui varie plus d'un sujet à l'autre que la sensibilité à la fatigue.

La vulnérabilité à la fatigue varie déjà dans des proportions surprenantes chez l'homme sain. Non seulement il y a des différences considérables entre les forces musculaires, les aptitudes intellectuelles, les facultés sensitives et le degré d'émotivité des sujets pris au hasard; mais, chez le même sujet, il y a des écarts inouïs entre ce qui peut être supporté à certains moments, en comparaison de ce qui suffit pour provoquer le surmenage corporel ou cérébral à certains autres moments. Des conditions physiologiques telles que l'accoutumance au travail ou l'habitude de la souffrance physique, des facteurs psychiques tels que les impressions morales réconfortantes, l'idée du devoir, la résignation, etc., peuvent rendre l'homme pour ainsi dire invulnérable à la fatigue. Des conditions inverses, telles que le manque absolu d'entraînement, l'habitude de l'oisiveté et du bien-être, ou bien, dans l'ordre moral, le découragement, les émotions dépressives, peuvent créer une vulnérabilité toute particulière à la fatigue. Ainsi, pour le même sujet, tel effort physique ou intellectuel, telle émotion ou tel souci, qui n'auraient, à un certain moment de la vie, troublé en rien la régularité des fonctions physiologiques ou psychiques, peuvent, à un autre moment, provoquer des états de fatigue allant jusqu'à la maladie. C'est que l'organisme, suivant l'hygiène physique et morale adoptée par le sujet, peut augmenter, dans des proportions incroyables, son aptitude à résister à la fatigue, ou bien perdre absolument tous ses moyens de défense et se trouver complètement désarmé contre elle.

Mais l'état de maladie est une cause bien autrement importante que le manque d'entraînement pour augmenter, chez l'être vivant, la vulnérabilité à la fatigue. Certaines maladies présentent, parmi leurs symptômes les plus caractéristiques, la sensation de fatigue et l'impuissance d'agir, même à l'état de repos. Dans ces états de fatigue morbide, tels qu'on les observe dans la maladie bronzée d'Addison, certaines formes de diabète, certaines affections des voies biliaires, dans la grippe, la neurasthénie, etc., le moindre effort physique ou intellectuel, la moindre secousse morale, provoquent des manifestations de fatigue de la plus haute gravité.

La disproportion très grande qui s'observe fréquemment entre l'effet et la cause, entre l'excessive intensité de la fatigue et l'insignifiante dépense de forces qui en est, dans certaines conditions, l'origine, peut donner le change au médecin, lui faire méconnaître la signification des malaises observés et provoquer des erreurs de diagnostic, d'où résultera un traitement inopportun. Mais ces erreurs pourront être évitées par une attention suffisante, car il ne s'agit là que de l'exagération d'un phénomène normal et les symptômes, aussi bien que la cause qui les produit, sont conformes, à l'intensité près, à ce qu'on a l'habitude d'observer.

Il est plus facile de se tromper quand la cause de la fatigue n'est pas celle qu'on a l'habitude d'étudier, c'est-à-dire un excès d'effort physique ou de travail intellectuel, ou bien encore quand ses symptômes revêtent une forme anormale.

[1] Toutes ces causes mal connues de la fatigue aboutissent au même résultat que ses causes les mieux connues; elles

1. La fin du chapitre a été rédigée par le Dr de Grandmaison.

frappent l'énergie vitale, produisent du surmenage, et provoquent en somme des « fuites » de l'énergie nerveuse. C'est alors que des pratiques thérapeutiques peuvent agir pour provoquer la fatigue ; elles agissent le plus ordinairement en surmenant le système nerveux.

Les cures thermales, quand elles ne sont pas surveillées et surtout quand les sujets se laissent guider par leurs propres inspirations, peuvent devenir l'origine de la fatigue. Certains individus, surtout quand ils ont suivi des traitements intensifs, sont absolument éreintés, malades même en quittant la station : ils sont fatigués. N'est-ce pas de la fatigue que les crises thermales qui s'observent, même chez les malades prudents et soumis à leur médecin, dès la mise en œuvre du traitement thermal. La courbature, la rareté des urines et leurs dépôts sédimenteux, le défaut de sommeil et le manque d'appétit, le réveil d'anciennes manifestations douloureuses ne sont pas autre chose que des symptômes de fatigue.

La morphinomanie, en créant une sorte de déséquilibre des fonctions nerveuses ; les bains d'étuves, en surmenant les fibrilles nerveuses cutanées ; la douche froide, en provoquant la vaso-constriction des réseaux vasculaires dermiques ; l'électricité, le massage, les frictions, etc., produisent en somme des fuites de l'énergie nerveuse et aboutissent à la production de la fatigue.

Il n'est pas jusqu'au changement d'air qui puisse être cause de fatigue. Beaucoup de gens, surmenés par le travail de la semaine, se rendent le dimanche à la campagne dans le but de se reposer et sont surpris d'être très mal à leur aise après cette partie de grand air. Ils se sont fatigués ; l'air plus vif respiré par eux loin de la ville a exagéré leurs mutations nutritives; leurs organes non entraînés ont réagi et se sont fatigués.

Le mal de montagne, les malaises ressentis par d'autres malades séjournant au bord de la mer, ne sont pas autre chose que des formes anormales et méconnues de la fatigue. Si l'air marin convient mal aux nerveux, c'est qu'il surexcite leurs centres cérébro-spinaux et produit rapidement des fuites d'énergie dans ces appareils.

Toutes ces considérations sur les origines de la fatigue et sur la multiplicité de ses causes prouvent qu'il faut tenir compte non seulement des agents provocateurs, mais encore et surtout de la plus ou moins grande résistance individuelle, si variable suivant les conditions de milieu, de travail, d'impressions que rencontre le sujet fatigué.

CHAPITRE V

LES FORMES GRAVES DE LA FATIGUE

Sommaire. — La fatigue avertit l'homme du fléchissement de ses forces. — La fatigue tardive. — La fatigue suivant les conditions du travail. — La fatigue suivant les conditions du sujet. — La fatigue ne se fait pas toujours sentir dans les organes surmenés. Elle peut retentir sur des appareils naturellement moins résistants. — La fatigue indirecte.

La sensation de fatigue. — Le rôle des intoxications. — La généralisation de la fatigue par la circulation des produits toxiques.

Les conditions du travail dans la production de la fatigue : excès de vitesse, d'intensité et de durée. — Le *cœur forcé*. — L'*auto-intoxication*. — La *fièvre de surmenage*. — L'*épuisement nerveux*. — L'*épuisement organique*.

La diminution ou même l'abolition momentanée de l'aptitude des organes à fonctionner est le caractère le plus apparent de l'état de fatigue.

Rien n'est plus variable que les degrés d'impuissance fonctionnelle des organes fatigués, parce que rien n'est plus différent que l'aptitude de chaque sujet à « surmonter » la fatigue. Et ici, les expériences du laboratoire sont d'un grand secours pour interpréter les faits observés dans la pratique courante de la vie. Revenons-y brièvement.

Pour étudier la fatigue musculaire, les physiologistes provoquent dans un muscle, à l'aide d'une excitation électrique, un travail absolument semblable à celui qu'y provoquerait la volonté. Quand le muscle, sous l'influence de ces excitations artificielles, arrive à la fatigue, les contractions sont moins énergiques, et, si le muscle actionne un poids, le poids est soulevé moins haut, puis finit par ne plus être soulevé du tout. Mais si, à ce moment, on augmente l'intensité du courant électrique et par conséquent l'énergie de l'excitation qu'on fait subir au muscle, le muscle recommence à travailler et ses contractions peuvent, de nouveau, soulever le poids : la fatigue semble disparaître.

Elle disparaît de même chez l'homme vivant sous des influences absolument comparables au surcroît d'excitation que provoque un courant électrique renforcé. Notre volonté, quand elle actionne nos muscles, dispose d'une certaine forme d'énergie, qui a plus d'un rapport avec l'énergie électrique et qu'on appelle fluide ou influx nerveux. L'énergie et la durée de la contraction musculaire sont réglées chez l'homme vivant par la dose plus ou moins grande d'influx nerveux envoyé au muscle, comme elles le sont, chez l'animal en expérience, par le degré d'intensité du courant excitateur. Et quand l'homme commence à se fatiguer, les symptômes qui semblent indiquer l'épuisement et l'impuissance du muscle peuvent disparaître subitement, s'il « galvanise » ses muscles par un plus grand effort de volonté, comme ils disparaissent chez l'animal qu'on électrise plus fortement.

Aussi l'impuissance apparente d'agir n'est pas toujours le critérium de la fatigue réelle; mais la possibilité de prolonger l'effort ne prouve nullement que le sujet n'est pas fatigué. On ne peut pas toujours s'en rapporter à la diminution apparente de force pour juger de l'intensité de la fatigue et de l'opportunité du repos : en pratique, certains sujets donnent le change à l'observateur par leur excès de courage et d'énergie, d'autres par leur paresse et leur manque de force morale.

Nous n'avons pas, sur l'homme vivant, les moyens rigoureux de contrôle que permet l'expérimentation du laboratoire. Le physiologiste, qui étudie la capacité fonctionnelle d'un muscle, sait au juste quelle somme de travail l'organe peut exécuter avant d'arriver à la fatigue vraie. Quand le muscle ne se contracte plus, quelle que soit l'intensité du courant électrique, c'est l'état de fatigue absolue. Avant d'y arriver, le muscle passe par des degrés de fatigue relative, dont la mesure est donnée par la dose d'électricité qui est nécessaire pour le forcer à travailler.

Chez l'homme qui travaille, cette mesure ne peut être donnée que par une sensation spéciale, la sensation de fatigue. Pour continuer le travail, quand la sensation de fatigue se manifeste, l'homme doit lutter contre un malaise et sa volonté doit fournir un supplément de dépense. Or, rien n'est si variable que la faculté de sentir, si ce n'est la faculté de vouloir. Chez certains, la sensibilité semble émoussée, la volonté étant normale; chez d'autres, la sensibilité est extrêmement vive et la volonté très faible; chez d'autres enfin, la sensibilité étant très vive, la volonté peut être assez forte pour la dominer. De là la difficulté, dans la pratique, de savoir reconnaître les sujets qu'on doit exciter au travail malgré la sensation de fatigue, ceux qu'on doit retenir malgré l'énergie de leur volonté : là est tout le problème des indications de l'exercice ou du repos.

Les expériences de laboratoire, telles qu'on les pratique sur les animaux, sont tout à fait insuffisantes pour nous faire connaître les faits de la fatigue qui intéressent le plus l'hygiéniste et le médecin. Dans le laboratoire, le muscle qu'on excite au delà de sa puissance fonctionnelle tombe en état d'inertie et refuse d'agir : il est épuisé. Chez l'homme, l'effort volontaire ne va jamais jusqu'à la perte complète des forces : la nature a prévu le danger de l'épuisement complet et, pour nous mettre en garde contre une dépense excessive d'énergie, elle nous a donné la sensation de fatigue. Cette sensation est un avertissement, un signal d'alarme; quand le fonctionnement de l'organe est sur le point de devenir dangereux par son excès, il provoque un malaise spécial. Mais il peut arriver que l'avertissement n'ait pas d'effet, soit que la sensibilité se trouve amortie par l'accoutumance, soit que la volonté surmonte la sensation. L'homme très entraîné peut ne pas ressentir la sensation de fatigue et dépasser la limite de ses forces sans en être très nettement averti. C'est le danger du surentraînement.

L'homme que stimule un sentiment violent, la colère, la peur ou le désir de vaincre, peut mépriser la fatigue, la surmonter et continuer à agir. En ce cas, ce n'est pas pendant l'action, mais après, que se manifeste l'impuissance de l'organe dont on a fait abus.

Quelle que soit la perfection de l'état d'entraînement de celui qui a abusé de son aptitude à faire effort, quelle que soit l'énergie morale de celui qui a « surmonté » la fatigue, ils en subiront tous les deux les effets au bout d'un temps plus ou moins long. C'est, le plus souvent, le lendemain d'un exercice très violent, qu'on paye le tribut de la fatigue consécutive; et l'on pourra voir le cycliste qui, après vingt-quatre heures de course sans arrêt, a pu faire au dernier tour de piste un « enlevage à toute vitesse », s'affaler le lendemain dans une profonde prostration et rester au lit raidi, fourbu, avec une température de 39°. Ce sont surtout les sujets non entraînés qui sentent, dans toute son intensité, cette forme tardive de la fatigue, qu'on appelle la *courbature*, et qui se caractérise, outre l'état de prostration et d'asthénie de tout l'organisme, par la raideur douloureuse de tout le système musculaire et plus particulièrement des muscles qui ont effectué le travail.

L'invasion de la fatigue, à la suite d'un excès de travail, est, parfois, tellement tardive que son apparition n'éveille pas l'idée de la cause qui l'a provoquée. L'état de faiblesse et l'impossibilité d'agir, se produisant longtemps après la cessation du travail, peuvent alors faire songer à toute autre chose qu'à la fatigue. C'est surtout dans les états de fatigue morbide qu'on observe ces formes lentes, en même temps que d'autres formes anormales, sur lesquelles nous reviendrons tout à l'heure. Même chez les sujets normaux et sains, l'apparition tardive de la fatigue est un phénomène encore assez fréquent à la suite du travail intellectuel aussi bien que du travail musculaire.

Le retard de la fatigue s'observe fréquemment par le fait des circonstances qui provoquent l'excitation du système nerveux et donnent au sujet ce qu'on a appelé si justement une « force factice ». Une vive préoccupation, le besoin urgent ou le vif désir d'accomplir une tâche déterminée nous empêchent de sentir la fatigue : non seulement nous en négligeons la sensation, mais nous n'en sentons pas l'épuisement. Un marcheur poursuivra sans arrêt ses étapes, s'il y a urgence pour lui d'arriver au but, bien que chaque journée de marche excède ce qu'il pourrait faire à l'état normal. Ce n'est qu'un retard de l'échéance; il paiera son tribut à l'arrivée, après un ou deux jours de repos.

Les êtres de la plus chétive constitution peuvent, en certains cas, sembler infatigables, et résister à un travail excessif plus longtemps que ne feraient des athlètes; mais la fatigue ne perd pas ses droits. Une femme passe trente nuits sur pied, tout en travaillant sans répit du matin au soir, s'il s'agit de veiller son enfant malade. La fatigue ne se produira qu'après la guérison ou la mort de l'être aimé, au moment où les centres nerveux cessent d'être fouettés par l'ardente sollicitude qui en faisait sortir jusqu'aux dernières réserves de l'énergie vitale.

Ici l'expérience du muscle qu'on fatigue, dans le laboratoire de physiologie, peut nous donner la clé du phénomène. La fatigue, chez l'être vivant qui fait un travail volontaire, n'est jamais que relative, parce qu'il reste toujours dans l'organe, en apparence épuisé par le travail, des réserves de force, ce que le physicien appelle du « potentiel », qu'un effort de volonté peut rendre « disponible ». Chez l'animal dont on galvanise les muscles, le même phénomène se produit : une excitation modérée, qui correspondrait à l'action d'un effort normal de volonté, provoque des contractions pendant un certain temps, puis demeure sans effet; mais sur ce muscle qui semble arrivé à la fatigue, une excitation plus forte fait reparaître l'aptitude au travail. Ainsi fera chez l'homme fatigué une puissante excitation volontaire, quand la volonté est exaspérée par un sentiment ou une idée; mais chez l'homme comme chez l'animal, si l'excitation est trop forte ou trop prolongée, on peut arriver à la fatigue absolue, à l'épuisement complet de l'organe. En pareil cas, l'excès de travail aboutit le plus souvent à un état de fatigue anormale par la durée et l'intensité, chez le sujet prédisposé, et à de véritables états morbides.

Il est d'autres cas où l'état d'impuissance fonctionnelle, après une grande dépense de forces, prend certaines formes qui peuvent dérouter l'observateur et lui faire méconnaître le rôle de la fatigue dans la production des symptômes. Ce sont les cas où les organes qui semblent le plus épuisés n'ont pas été les facteurs directs du travail. La fatigue peut retentir très violemment sur un organe qui n'a été qu'un auxiliaire du travail, qui même n'y a pris aucune part directe ou indirecte.

Et d'abord, toute fatigue physique ou intellectuelle tend à faire sentir plus spécialement ses efforts aux organes les moins résistants, à ceux qui présentent déjà des troubles organiques ou fonctionnels. Aussi la fatigue peut-elle déceler des lésions latentes, des insuffisances fonctionnelles passées inaperçues. Il peut arriver, chez un homme accoutumé aux exercices du corps, qu'une grande dépense de force musculaire ne provoque aucun malaise du côté des muscles, ni pendant le travail, ni après; mais que le sujet présente, comme manifestation de la fatigue, une diminution subite de l'énergie fonctionnelle du myocarde, des fibres musculaires de l'estomac, des cellules cérébrales. A la suite d'une marche forcée, par exemple, et sans que nul symptôme de fatigue musculaire ne se manifeste dans les membres inférieurs, certains sujets présenteront, pendant la nuit qui suit l'exercice, des palpitations, de l'arythmie, de l'angoisse respiratoire. D'autres fois, ce seront des symptômes d'atonie gastrique, l'inappétence, le tympanisme, la dilatation passagère de l'estomac; d'autres fois encore, une excitation extrême de la sensibilité, l'hyperesthésie physique, l'irritabilité anormale du caractère ou bien la prostration cérébrale, des lacunes de la mémoire, l'inaptitude à tout effort intellectuel.

Tous ces symptômes de fatigue *indirecte* sont intéressants à rappeler, non seulement comme renseignements pour éviter des erreurs de diagnostic, mais comme démonstration de la tendance que présente la fatigue à se généraliser, à diminuer l'aptitude fonctionnelle de tout l'organisme, même quand le travail a été localisé à un seul appareil vital. Ils permettent de concevoir la fatigue comme un état général établissant une solidarité très étroite entre les organes qui effectuent le travail et ceux qui n'y prennent pas part. Ce n'est pas seulement l'organe fonctionnant avec excès qui s'*épuise* : il semble que tous s'associent à la dépense de forces faite par un seul, comme si un budget commun leur était affecté, de façon que tous se trouvent appauvris par la dépense d'un seul. Et cette image n'est pas une pure fantaisie : l'observation clinique nous en donne une contre-épreuve, en nous montrant qu'il est impossible d'obtenir la réparation des forces d'un organe fatigué sans mettre au repos l'organisme tout entier.

La sensation de fatigue est un symptôme difficile à définir; on ne peut en donner une idée juste qu'en faisant appel aux souvenirs de ceux qui l'ont éprouvée. Nous allons chercher pourtant à l'analyser.

Cette sensation est de l'ordre des sensations « internes » telles que la faim ou la soif et ne se localise pas strictement à l'organe dont le fonctionnement excessif l'a provoquée; pas plus que ne se localise à l'estomac la sensation de la faim ou de la soif. Sans doute, quand le travail, d'où naît la fatigue, est limité à une région déterminée, aux muscles de la jambe, de l'avant-bras, etc., c'est dans le groupe musculaire agissant que se manifeste le premier malaise; mais, si on observe, on verra qu'une sensation plus générale envahit bientôt tout l'organisme, à mesure que le travail des muscles dépasse le fonctionnement normal.

De même, dans le travail intellectuel, si le cerveau semble bien être le siège des premières manifestations de la fatigue, un malaise de tout l'organisme vient bientôt s'ajouter au sentiment de pesanteur, d'endolorissement, plus ou moins localisé, qu'on ressent à la tête, quand l'attention commence à devenir plus laborieuse.

La sensation locale, provoquée par la fatigue, peut s'interpréter d'une manière assez satisfaisante. Elle a beaucoup d'analogie avec les divers malaises que provoquent, dans l'organisme où ils siègent, une cause traumatique ou un état congestif. Les muscles, qui ont travaillé trop longtemps ou fait des efforts trop énergiques, donnent, quand on continue à les faire agir, des sensations comparables à celles qu'on y ressentirait à la suite d'une contusion, d'une compression, d'un tiraillement, en un mot sous l'influence d'un traumatisme qui aurait légèrement endommagé l'organe. Et, de fait, les sensations locales de la fatigue sont dues, dans les organes du mouvement, à des effets mécaniques, tels que le raccourcissement brusque des fibres musculaires, les tractions que le muscle contracté fait subir aux tendons et aux aponévroses, les compressions que son gonflement exerce sur les nerfs voisins, les déplacements rapides et étendus, les frottements et les chocs que les mouvements violents provoquent dans les surfaces articulaires. Du reste, cette action traumatique du mouvement s'affirme, dans certains cas, par les accidents de rupture, de contrition, d'irritation inflammatoire, que le travail trop intense laisse quelquefois après lui.

Ces effets de traumatisme, dus à de légères lésions, ne peuvent être invoqués que pour les organes moteurs et dans la fatigue musculaire. Il est d'autres modifications locales dues à l'excès de travail, qui peuvent intervenir aussi bien dans la fatigue cérébrale que dans la fatigue corporelle, pour expliquer les symptômes locaux ressentis. Tout organe qui travaille est le siège d'un surcroît de circulation sanguine, aussi bien le cerveau que le muscle. Dans le muscle, cet afflux supplémentaire de sang provoque, au bout d'un certain temps, un engorgement des petits vaisseaux, le sang veineux ne quittant pas le muscle aussi rapidement que le sang artériel y arrive. De là des stases, des congestions passives, dont la réalité est attestée par le gonflement de toute la région qui a travaillé. Dans le cerveau, les choses se passent de même, toute proportion gardée, et on a la certitude que l'effort cérébral provoque un afflux plus considérable de sang et un certain degré de congestion, d'où peuvent résulter des malaises cérébraux observés à la suite d'un excès de travail.

Mais la sensation locale de fatigue a une cause plus spéciale que l'action mécanique du travail et l'accroissement de circulation qui l'accompagne; le malaise qui la caractérise ne peut pas être confondu avec la souffrance banale d'un état traumatique ou congestif. C'est une sensation physique, qui se complète par un état psychique très particulier, par la notion d'une dépression fonctionnelle de l'organe fatigué; c'est une impression complexe, une sensation à laquelle s'ajoute un jugement.

Il serait impossible, ainsi que nous le verrons, de comprendre certains faits de la fatigue, si on n'apercevait pas ce caractère *psycho-physiologique* de la sensation fatigue. Elle se distingue de toutes les autres sensations douloureuses, en ce qu'elle est inséparable de l'idée d'insuffisance de force, de même que la sensation de faim est inséparable de l'idée d'alimentation insuffisante.

La sensation locale de fatigue est due à deux facteurs très distincts, la déperdition de force et la formation dans le muscle de produits chimiques toxiques. Ces deux ordres de causes se retrouvent dans la production de la fatigue générale, et le mécanisme suivant lequel se fait la généralisation des symptômes nous est expliqué d'une manière satisfaisante par les expériences faites sur les animaux.

Les physiologistes nous ont appris que le fonctionnement

exagéré d'un muscle produit dans l'organe une suractivité des phénomènes de dénutrition, une usure, d'où résultent des déchets organiques, doués de propriétés toxiques. Ces déchets s'accumulent dans les fibres du muscle et celui-ci seul ressent tout d'abord l'effet de cette sorte d'intoxication, qui se traduit par la sensation banale de fatigue, ainsi que par l'inaptitude au travail. Puis le sang, qui passe à travers le muscle, entraîne dans la circulation et transporte à tous les organes, y compris le système nerveux, ces toxines douées de propriétés fatigantes. D'où la généralisation de la sensation de fatigue et d'inaptitude au travail par imprégnation de tous les organes du corps. Cette interprétation semble basée sur des expériences probantes : en injectant à un muscle frais les résidus extraits par lavage d'un muscle fatigué, on y détermine la même fatigue, la même impuissance d'agir, que s'il avait travaillé avec excès. La sensation de fatigue musculaire locale et sa généralisation aux organes restés au repos s'expliquent ainsi par un processus d'auto-intoxication.

Les exemples que nous venons de citer montrent que, chez l'homme en parfait état de santé, il peut se produire certaines formes de fatigue, dans lesquelles les symptômes objectifs et subjectifs prennent une violence exceptionnelle. Ces *formes graves* de la fatigue se distinguent de la *fatigue morbide*, dont nous parlerons ailleurs, par leur origine qui est toujours un excès de travail, tandis que la fatigue morbide survient spontanément; elles s'en rapprochent par la gravité ou la durée anormale de leurs manifestations et sont quelquefois confondues avec elle, parce qu'elles peuvent venir aggraver les états morbides dont la fatigue spontanée est le symptôme habituel, et qui rend particulièrement dangereux tout excès de travail.

Les *formes graves* de la fatigue s'observent dans deux

conditions différentes qui, souvent, se trouvent combinées, mais dont une seule suffit pour la provoquer : ce sont l'exagération excessive du travail et la vulnérabilité particulière de l'organisme à la fatigue.

Les conditions de travail qui peuvent aggraver d'une façon anormale les manifestations de la fatigue sont : l'excès de vitesse, l'excès d'intensité et l'excès de durée. Le maximum de gravité de la fatigue pourra s'observer quand ces trois conditions se trouveront réunies. Elles peuvent être provoquées aussi bien par le travail intellectuel que par l'exercice corporel.

L'excès de vitesse des mouvements, dans l'exercice corporel, a son analogue dans la hâte excessive de l'effort cérébral, dans la nécessité de terminer un travail à heure fixe, de faire le plus de choses possible en un temps donné. Pour le cerveau, le travail hâtif, soutenu avec tout l'effort d'attention dont le sujet est capable, amène la fatigue plus rapidement, parce qu'il accumule en un temps très court une grande quantité de résidus organiques dans les cellules cérébrales et spolie rapidement ces cellules de leur énergie disponible. Ainsi se dépenserait en peu de temps l'énergie d'un réservoir hydraulique, dont on augmenterait le débit pour accélérer la vitesse d'une turbine. Non seulement la fatigue est plus prompte à la suite d'un travail de vitesse, mais elle est beaucoup plus intense, à égale quantité de travail, que si la même dépense de force avait été effectuée à loisir, et sans mesurer le temps.

La vitesse dans l'exercice musculaire amène la fatigue rapide et intense, comme la hâte dans le travail intellectuel. Mais la hâte dans l'effort cérébral n'aboutit qu'à augmenter l'intensité de la fatigue ; tandis que la vitesse, dans le travail corporel, en change la forme. La vitesse des mouvements éveille dans certains organes, étrangers à l'appareil locomoteur, des synergies qui les associent à la fatigue : et de là peuvent résulter des troubles spéciaux, beaucoup plus redoutables que la fatigue musculaire, et que j'ai décrits, ailleurs, sous le nom d'*essoufflement*.

L'essoufflement est la manifestation symptomatique de la fatigue du cœur et du poumon. Quand il dépasse un certain degré d'intensité, il représente la forme la plus grave de la fatigue physique et peut causer la mort par asphyxie, si le sujet persiste dans son exercice de vitesse, au mépris de l'avertissement que lui donne la gêne respiratoire. On connaît maints exemples de chevaux qu'on a « crevés » en les maintenant à un galop trop rapide. Les animaux, « forcés » à la chasse à courre, succombent de même à la fatigue aiguë, par excès de vitesse, et tout le monde connaît l'histoire du soldat de Marathon.

L'essoufflement est le symptôme par lequel se traduit l'effort que font le cœur et le poumon pour satisfaire au besoin de respirer exagéré par la vitesse. Il correspond à des troubles fonctionnels de ces organes, qui peuvent aboutir à des conséquences moins graves que la mort, mais sérieuses et durables et dont le *forçage* du cœur est la plus connue.

Le *cœur forcé* représente un des cas les plus redoutables des formes graves de la fatigue.

Il en est d'autres qui, sans présenter le même danger immédiat, peuvent avoir des conséquences très sérieuses, par l'exagération des symptômes objectifs et subjectifs de la fatigue. Nous les rangerons dans deux catégories, correspondant aux deux processus physiologiques distincts, qui régissent les symptômes de la fatigue normale et sont l'auto-intoxication et l'épuisement nerveux.

A l'*auto-intoxication* se rapportent toutes les formes de la fatigue grave, caractérisées par l'hyperthermie et dont les degrés vont de la simple courbature fébrile jusqu'aux fièvres de surmenage à forme typhoïde.

Chez l'homme bien portant, un travail musculaire excessif provoque très souvent un léger état fébrile, quand le sujet manque d'entraînement. La fièvre éclate, alors, en général, cinq ou six heures après la fin de l'exercice, avec frissons, puis chaleur et transpiration : elle s'accompagne d'émission d'urines troubles ou de dépôts urinaires rougeâtres. La température peut s'élever à 39° et même 40°. C'est la *courbature fébrile* dont le tableau offre beaucoup d'analogie avec l'accès de fièvre éphémère, causé par un refroidissement chez les rhumatisants, ou avec celui qui marque l'invasion d'une affection inflammatoire, d'un état infectieux, etc.

Cette fièvre de courbature, chez les sujets sains, ne dure guère au delà de vingt-quatre heures et se termine par le retour rapide et complet à la pleine santé. Mais elle peut, quand le travail a été d'une exagération excessive et d'une durée anormale, présenter une certaine gravité et simuler divers états morbides, surtout les *états typhoïdes*. Il n'est pas rare de voir, chez les sujets peu résistants, ou déjà malades, la courbature de fatigue dégénérer en maladie grave et même causer la mort. On l'appelle alors, non plus fièvre de courbature, mais *fièvre de surmenage*.

Même à son degré le plus léger, la fatigue fébrile peut devenir, dans certaines maladies, une complication sérieuse. Toutes les maladies infectieuses, comme la fièvre typhoïde, la grippe, la tuberculose, seront subitement aggravées par cette forme de fatigue et leur marche subira une accélération des plus redoutables. Et c'est très souvent à la période de début, ou dans la convalescence des maladies infectieuses, que la fatigue tend à prendre la forme fébrile. Il semble alors que la légère hyperthermie, provoquée dans l'organisme par le travail, joue le rôle de l'étincelle qui provoque la déflagration de la poudre. Chez le tuberculeux en état de rémission, chez le typhique convalescent, chez l'homme qui commence une grippe, on voit souvent se produire à la suite d'un exercice même modéré, d'une promenade un peu longue ou bien d'efforts intellectuels trop soutenus, une exploxion brusque d'hyperthermie, témoignant d'une augmentation de virulence du principe morbide : les accidents ainsi déchaînés peuvent prendre un caractère de violence et de durée, que la maladie n'eût jamais présenté à l'état de repos.

L'*épuisement nerveux*, au cours d'un travail excessif du corps ou de l'esprit, peut prendre, en certains cas, une gravité exceptionnelle, et provoquer une dépression extrême, un véritable anéantissement des forces. Et alors la fatigue extrême du corps peut aboutir à la dépression intellectuelle et morale, aussi bien qu'à l'anéantissement des forces physiques; de même que le surmenage cérébral produit à la fois l'affaissement des facultés psychiques et des forces corporelles. Aussi localisé que soit l'excès de travail dans un organe, l'ensemble de tout l'organisme peut être frappé d'épuisement. Les choses se passent comme si l'énergie vitale dépensée était empruntée, dans tous les cas, à la même provision d'énergie; comme s'il y avait identité parfaite entre la force qui anime les muscles et celle qui fait fonctionner les organes internes, comme l'estomac et l'intestin, ou le système nerveux et les organes de la pensée.

Après un effort intense et prolongé des muscles ou du cerveau, on observe toujours, mais avec une intensité variable, un sentiment de *diminution* de la valeur personnelle ; le sujet a l'impression d'être au-dessous de-lui même, par l'abaissement de la vigueur physique autant que par la dépression de la force morale. De là une auto-suggestion pessimiste, qui crée pour l'homme fatigué une psychologie toute particulière.

La psychologie de la fatigue n'est bien compréhensible que pour ceux qui l'ont étudiée sur eux-mêmes, s'étant placés, par l'excès d'efforts corporels ou l'excès de travail cérébral, dans les conditions où se produisent ses formes graves. Elle est bien connue de tous les observateurs qui ont fait, pour leur compte, des exercices très violents, et qui ont étudié sur d'autres les effets de l'entraînement intensif et de ces prouesses sportives qu'on appelle des « records ». Le Dr Tissié rapporte, dans son livre *la Fatigue et l'Entraînement physique*[1], une foule de faits observés sur des cyclistes, au cours d'épreuves sportives exigeant une formidable dépense de forces, — telles que la course Paris-Bordeaux, — et parmi lesquels domine cette notion d'un état psychique tout à fait particulier, développé par la fatigue. Au bout d'un certain nombre d'heures d'efforts, dans lesquels une très grande quantité d'énergie se dépense, la fatigue se manifeste à peu près toujours par un état que l'auteur appelle « l'ennui ». Une torpeur cérébrale des plus pénibles s'établit; l'homme ne se sent plus en communication avec le milieu, il n'a plus la conscience nette de sa personnalité et s'absorbe dans une idée fixe de tristesse sans causes. Pendant ce temps, les muscles; animés d'une excitation purement automatique, continuent leur travail et la bicyclette roule avec sa vitesse maxima.

J'avais signalé moi-même, longtemps avant Tissié[2], ces états de dépression morale et leurs conséquences graves chez les sujets prédisposés. Une expérience de fatigue, faite sur moi-même, dans un trajet de 600 kilomètres exécuté à l'avi-

1. Ph. Tissié, *La Fatigue et l'Entraînement*, Alcan, éditeur., Paris, 1897.
2. F. Lagrange, *Physiologie des exercices du corps*, Alcan, éditeur, Paris, 1888.

ron en 9 jours, sur la Vienne et la Loire, m'avait montré que cette tristesse, d'origine physique, ne se produit pas toujours pendant la durée de l'effort, mais peut se manifester quand l'épreuve est terminée, et après que le sujet a pris déjà deux ou trois jours de repos. Sur d'autres sujets, soumis à de rudes travaux très prolongés, j'ai pu observer des cas plus graves de ces manifestations psychiques dépressives.

Il n'est pas rare, chez le paysan, après les grandes fatigues de la moisson, d'observer des états de dépression nerveuse allant jusqu'à la *psychose* et pouvant durer des semaines et des mois. Ces accès de mélancolie guérissent d'eux-mêmes, à la campagne, par la continuité des jours de repos qu'apporte l'hiver aux travailleurs agricoles.

Les mêmes phénomènes de dépression psychique, compliqués souvent d'idées délirantes, ont été observés à la suite des excès de travail intellectuel. Et la marche de ces accidents ne diffère en rien de celle des psychoses à forme mélancolique provoquées par le travail corporel. L'explication en est la même : ils résultent de l'épuisement nerveux, de la dépense des réserves d'énergie accumulées dans les centres cérébraux, qui doivent faire les frais du travail des muscles aussi bien que de celui du cerveau.

Il faut remarquer que, poussés à leur extrême limite, le fonctionnement des muscles et l'activité volontaire du cerveau provoquent l'explosion des mêmes troubles psychiques qui sont l'effet habituel des impressions morales tristes, des émotions et des soucis. — Constater que le surmenage physique, la fatigue intellectuelle et les secousses morales aboutissent à la production du même état de tristesse et de dépression psychique, c'est arriver forcément à la conclusion que ces trois formes de la fatigue ont pour condition sinon unique, au moins prépondérante, un même trouble fondamental des fonctions d'innervation. Et la cause de ce trouble ne peut s'interpréter autrement que par la dépense excessive et le déficit d'une force identique, utilisée sous trois formes différentes, par les trois organes dont nous étudions le surmenage : le muscle, la cellule nerveuse active et la cellule nerveuse sensitive.

C'est ainsi qu'un même accumulateur d'électricité peut alimenter ici la lumière d'une lampe, là le mouvement d'une roue, plus loin la chaleur d'un fourneau. Et si l'on imagine un fonctionnement trop actif et trop prolongé d'un seul de ces trois instruments de dépense, du fourneau par exemple, l'accumulateur pourra se vider en partie, et deviendra insuffisant pour allumer la lampe et faire tourner la roue.

Dans l'organisme, chaque appareil s'approvisionne à la même source d'énergie, et, si le partage n'est pas régulier, si l'on consomme au delà de la part qui lui est normalement attribuée, les autres souffrent d'un appauvrissement momentané. C'est ainsi que les organes restés en repos peuvent se trouver épuisés par l'excès de dépense de leurs voisins. Chez l'homme surmené par une marche forcée, les jambes, qui ont exécuté seules le travail, ne sont pas seules à supporter la fatigue : les bras n'ont plus la force de presser un dynamomètre, le cerveau n'est plus capable d'un effort d'attention et l'estomac, privé de l'influx nerveux qui assurait la vigueur de ses fibres musculaires et la régularité de ses sécrétions digestives, a perdu, sans avoir fait le moindre excès de fonctionnement, toute aptitude à fonctionner.

La diminution de la dose disponible d'énergie vitale, dans ces états de fatigue grave, se fait sentir non seulement aux organes qui dépensent l'énergie vitale, mais aussi à ceux qui sont chargés des fonctions d'entretien, de réparation et de défense de l'organisme. De là, la vulnérabilité plus grande de l'homme fatigué à toutes les causes nocives qui peuvent l'atteindre, et, notamment, sa *réceptivité* toute particulière pour les germes infectieux. On pourrait, en invoquant la théorie de la *phagocytose*, expliquer l'aptitude de l'homme fatigué à subir la contagion par la diminution de la vitalité des phagocytes. Ces globules blancs du sang, agents actifs de la défense organique, véritables « chiens de garde », dont la vigilance écarte de nos cellules les microbes pathogènes, vont participer à la diminution de l'énergie, à l'épuisement vital de tous les éléments constituants de l'organisme fatigué : ils n'auront plus la force de vaincre et de détruire les ennemis du dehors.

Quelle que soit la théorie, les faits sont indéniables : la fatigue extrême paralyse tous les moyens de défense de l'organisme et crée un état d'*imminence morbide*, favorable à l'éclosion de tous les germes infectieux.

Mais, même en supposant l'organisme à l'abri de toute cause extérieure d'infection, l'état d'épuisement, dû à l'excès de travail, crée, par lui-même, des maladies. Le système nerveux est le régulateur de la nutrition, et quand l'innervation des cellules vivantes est insuffisante, on voit le mouvement d'assimilation se ralentir, le sang s'appauvrir, et le sujet diminuer de poids. C'est l'*épuisement organique*, la « consomption », qui vient se joindre à l'épuisement nerveux.

Arrivée à cet état de gravité, la fatigue normale touche aux frontières de la fatigue morbide. Il arrive souvent, même en dehors de toute prédisposition antérieure, qu'on voit une maladie formellement déclarée s'installer pour longtemps à la suite de l'épuisement nerveux. Quand le sujet a échappé aux fièvres de surmenage, aux maladies infectieuses, à la tuberculose, etc., la fatigue grave peut aboutir à la neurasthénie.

CHAPITRE VI

LA FATIGUE MORBIDE OU LE SYMPTOME « FATIGUE » DANS LES MALADIES

Sommaire. — La fatigue morbide est produite par la maladie. — Les maladies causes de la fatigue morbide. — La maladie bronzée d'Addison; les affections du foie; les maladies du tube digestif. — Les états infectieux. — Les maladies de la nutrition. — L'obésité.

Le *diabète*. — Importance de l'acidité des humeurs. — Comme dans la fatigue normale, dans la fatigue diabétique, les humeurs ont une réaction acide.

La *neurasthénie*. — Ses points de contact avec la fatigue normale.

Dans la fatigue morbide, comme dans la fatigue normale, l'intoxication acide semble jouer le rôle prépondérant.

Nous appelons *fatigue morbide* un ensemble de symptômes dont le tableau présente la plus grande analogie avec celui de la fatigue normale, mais qui en diffèrent essentiellement par leur cause, car ils proviennent d'une *maladie* et non d'un excès de travail.

Il ne faut pas confondre la fatigue morbide avec les maladies causées par la fatigue. Ce n'est ni l'exagération des symptômes, ni la gravité du pronostic qui différencient la fatigue normale de la fatigue morbide, c'est uniquement sa cause. Les formes graves du surmenage doivent se rattacher à la fatigue normale, pour la même raison qui fait ranger la fièvre pernicieuse, dont on connaît l'excessive gravité, dans la même classe que la fièvre intermittente la plus bénigne. La fièvre intermittente légère et la fièvre pernicieuse procèdent de la même cause, l'intoxication paludéenne, et ne sont que des degrés différents du même mal : elles guérissent par l'emploi du même médicament, la quinine.

De même, les formes les plus graves de la fatigue, soit *aiguë*, comme l'asphyxie par essoufflement, soit *fébrile*, comme la fièvre de surmenage à forme typhoïde, soit *chronique*, comme l'épuisement nerveux à forme mélancolique, ne sont que des aggravations de la fatigue physiologique normale; elles reconnaissent les mêmes causes, évoluent suivant le même processus, et sont justiciables du même traitement, le repos.

La fatigue morbide n'est qu'une apparence de fatigue, un groupe de symptômes, qui se rencontrent dans des maladies très diverses, et dont le traitement, la marche et la terminaison sont très variables.

Les maladies qui provoquent les symptômes subjectifs et objectifs de la fatigue sont extrêmement nombreuses; elles sont loin de présenter toujours entre elles un lien qui puisse expliquer un état symptomatique commun.

Le symptôme fatigue s'observe au maximum, avec sa physionomie la plus normale et ses traits les plus accentués dans la maladie d'Addison ou *maladie bronzée*, causée par les altérations de la capsule surrénale. Il n'est aucun surmenage du corps ou du cerveau qui puisse produire une sensation de fatigue aussi intense et une aussi profonde dépression de la force musculaire que la maladie bronzée. Là, le symptôme fatigue est aussi caractéristique que la couleur de la peau pour éclairer le diagnostic de la maladie.

Dans certaines *affections du foie*, et plus spécialement dans celles qui s'accompagnent d'*ictère*, les symptômes d'asthénie et le sentiment intime de fatigue physique et cérébrale prennent souvent une importance capitale, et rendent tout effort physique, tout travail intellectuel extrêmement difficiles, autant que dangereux pour le malade.

Les maladies du *tube digestif*, surtout celles de l'estomac et du gros intestin, s'accompagnent fréquemment aussi de symptômes nerveux qui donnent, même à l'état de repos, l'impression de la fatigue physique, de la dépression morale, de l'irritabilité du caractère.

Il faut remarquer que les maladies des autres organes du corps, tels que le cœur ou le poumon, ne donnent jamais les symptômes habituels de la fatigue, à moins que la maladie qui les atteint ne revête un caractère infectieux.

L'*état infectieux*, en effet, est une des causes les plus fréquentes, parmi celles qui provoquent le syndrome fatigue. On sait combien la fièvre typhoïde et tous les états qui s'en rapprochent donnent au malade, quand il est suffisamment conscient de ses sensations, une impression de fatigue et d'inaptitude à tout mouvement, à tout effort d'attention.

La sensation de fatigue n'est pas fonction de la gravité du mal. On l'observe dans certaines infections bénignes, comme la *grippe*, avec plus d'intensité que dans beaucoup d'autres états qui mettent le malade en danger de mort. Et ce n'est pas toujours dans la période la plus grave de la maladie que s'observe le syndrome fatigue. Dans la grippe, on l'observe pendant la période de convalescence, longtemps après que la fièvre est tombée. Dans la *tuberculose*, c'est surtout à la période d'invasion et de début que le malade accuse la sensation de prostration et d'adynamie. Plus tard, quand la maladie a atteint sa période plus dangereuse, quand le poumon est à moitié détruit et que la vie ne semble tenir qu'à un souffle, on voit souvent disparaître toute impression de fatigue et s'installer un état d'*euphorie*, un sentiment trompeur de force et de résistance, d'où découlent l'espoir de guérir, la confiance en l'avenir et les projets à longue échéance.

Les *maladies de la nutrition*, dans leurs manifestations si multiples, nous donnent bien souvent l'occasion d'étudier la fatigue morbide, depuis ses manifestations les plus légères jusqu'aux plus excessives et aux plus graves.

La fatigue morbide, à son degré le plus léger, peut s'observer chez certains *arthritiques*, qui n'ont encore présenté aucune autre manifestation pathologique de l'arthritisme. Elle se produit dans les conditions les plus paradoxales, en plein repos, le matin au réveil, et même quand le sujet a joui d'une nuit d'excellent sommeil. Cette sensation de lassitude, accompagnée d'une diminution de la faculté de faire effort, tant pour le cerveau que pour les muscles, se dissipe — contrairement à la fatigue normale — aussitôt que le sujet a, pendant quelques instants, fait agir ses membres et son esprit. On retrouve chez certains neurasthéniques arthritiques cette forme de la fatigue morbide, qui guérit par l'exercice progressif; mais, dans la pratique, il s'en faut de beaucoup qu'on puisse traiter tous les neurasthéniques arthritiques par l'exercice du corps et le travail de l'esprit.

Parmi les manifestations de l'arthritisme, l'*obésité* excessive nous donne quelquefois le tableau complet, quoique atténué, de la fatigue morbide. Sans doute, chez l'obèse, la fatigue dans l'exécution des mouvements s'explique, en partie, par le supplément de travail que cause le poids excessif du corps, et par l'obstacle que les bourrelets graisseux opposent au libre déplacement des membres. Mais la fatigabilité excessive de l'obèse vient d'une autre cause plus intime, puisque le fonctionnement du cerveau, auquel le volume ou le poids du corps ne peuvent opposer aucune entrave mécanique, est presque toujours pénible et accompagné d'efforts, tandis qu'il redevient facile quand on a obtenu l'amaigrissement du sujet. D'autre part, on voit la fatigue physique disparaître et l'aptitude à l'effort musculaire revenir avec toute son énergie, chez certains obèses réfractaires à toute tentative d'amaigrissement, mais qui, sans perdre de poids, ont pu regagner, soit par l'exercice musculaire et l'entraînement, soit par le régime alimentaire, des fonctions de nutrition plus normales. On voit même ces sujets, malgré la persistance de leur excès de poids, perdre leur prédisposition maladive à cette forme de la fatigue qu'on appelle l'essoufflement, et devenir aptes à certains exercices qui demandent une grande liberté de la respiration.

Il semble évident, d'après ces faits, que la fatigue morbide des obèses est causée en grande partie par des troubles de la composition chimique du sang, analogues à ceux des autres arthritiques, sujets à ressentir anormalement la fatigue. Et sans vouloir nier la réelle aggravation d'efforts que leur cause l'excès de poids, il faut ajouter un autre facteur à celui-là pour expliquer la sensation de fatigue qui, chez certains obèses, est permanente, même à l'état de repos.

Mais nous arrivons à des manifestations morbides plus évidentes, à mesure que nous passons à des maladies de la nutrition plus caractérisées. Il en est deux qui présentent au plus haut degré le symptôme « fatigue morbide », ce sont le *Diabète* et la *Neurasthénie*.

Tous les diabétiques ne présentent pas les symptômes de la fatigue morbide. Il n'en est guère, pourtant, qui ne les aient ressentis, ou ne soient appelés à les ressentir à une certaine période de leur maladie. La fatigue sans cause est, souvent, le symptôme du début, celui qui donne au médecin l'idée de faire analyser ses urines. Souvent la fatigue ne disparaît qu'à condition d'éviter tout excès de travail; mais, la plupart du temps, le malade peut vivre de la vie de tout le monde et supporter des doses normales d'exercice corporel ou de travail intellectuel. Toutefois il est fréquent de voir, à la suite d'une maladie intercurrente, d'un traumatisme, d'un refroidissement, ou bien d'un chagrin, d'un souci, le symptôme fatigue survenir et persister chez le diabétique.

La fatigue sans cause, ou l'exagération de la sensation de fatigue après un travail modéré, sont d'ordinaire attribuées à la présence du sucre; et, de fait, il arrive souvent que les forces du malade augmentent ou diminuent en raison inverse du taux de la glycosurie. Cependant il est loin d'y avoir une relation constante entre les deux phénomènes et l'on n'est pas fondé à attribuer la cause essentielle de la fatigue à la présence du sucre en quantité anormale dans les humeurs. Tous les médecins qui exercent à Vichy ont pu voir, comme nous, certains diabétiques pleins de vigueur et d'entrain avec 300 grammes de sucre; certains autres incapables de faire le moindre effort corporel ou de vaincre leur torpeur intellectuelle et leur dépression morale, avec une glycosurie qui ne dépasse pas 50 à 60 grammes.

Il est impossible, dans l'état actuel de la science, de dire quelle substance anormale, parmi les produits de l'analyse urinaire, est la cause essentielle et constante de la fatigue, parfois insurmontable, que présentent certains diabétiques. Pourtant on ne saurait nier que l'accumulation des principes *acides* dans l'organisme joue un rôle très considérable, et beaucoup plus efficace que le sucre, dans la production de ce symptôme. Nous voyons fréquemment cette fatigue morbide, très accentuée au début d'une cure de Vichy, diminuer rapidement et disparaître au bout de quelques jours de traitement alcalin. Si on fait alors une analyse de contrôle et qu'on la compare à celle de l'arrivée, il arrivera souvent que les chiffres indiquant le taux du sucre n'auront pas varié; en revanche le taux de l'acidité urinaire aura considérablement baissé. Si ce fait n'a pas frappé tous les observateurs, c'est que tous les chimistes ne joignent pas, dans leur analyse, le dosage de l'acidité urinaire totale à celui du sucre.

L'excès d'acidité peut prendre, chez certains diabétiques, des proportions telles qu'on n'en observe dans aucun autre genre de maladies. Ainsi le taux moyen de l'acidité urinaire, dosée en prenant pour étalon l'acide phosphorique, étant, d'après Gautrelet, d'environ 2 grammes par 24 heures, il est fréquent de voir cette acidité dépasser, dans le diabète, le taux de 12 ou 15 grammes. Gautrelet cite des cas où elle dépassait 25 grammes.

L'intoxication acide, dans le diabète, a été incriminée comme cause principale des accidents comateux. Et cette explication cadre parfaitement, ainsi qu'on va le voir, avec celle qui attribue à l'excès d'acidité la fatigabilité si remarquable des diabétiques. En effet la fatigue est une des causes les plus redoutables du *coma diabétique*, cette complication presque toujours mortelle de la maladie. Or la fatigue normale, chez l'homme bien portant, a pour caractère essentiel d'élever, dans des proportions considérables, le taux de l'acidité urinaire, surtout chez l'homme qui n'est pas habitué au travail. Des recherches que j'ai faites sur moi-même, avec le concours de Gautrelet, il résulte que, non seulement l'exercice corporel, mais aussi le travail intellectuel exagéré augmentent beaucoup l'acidité urinaire et, par conséquent, favorisent l'auto-intoxication acide.

L'exagération de l'hyperacidité organique serait donc le

lien qui rattache au surmenage physique ou intellectuel les accidents du coma diabétique.

Il faut avouer que certains faits d'observation viennent contredire la théorie qui explique par l'intoxication acide les symptômes de fatigue morbide observés chez les diabétiques. La sensation de fatigue et la diminution des forces peuvent, en effet, s'observer chez des malades dont l'acidité urinaire n'est pas excessive; le cas est rare, mais je l'ai noté, en moyenne, une fois sur dix cas inverses. Aussi rare que soit l'exception, elle suffit, sinon pour infirmer le rôle des acides dans la production de la sensation de fatigue, au moins pour démontrer qu'ils n'en sont pas les seuls agents. Et il semble évident que, dans la fatigue diabétique aussi bien que dans la fatigue normale, certains autres produits organiques interviennent.

Dans la fatigue musculaire expérimentale, le lavage du sang surmené donne un extrait qui peut communiquer à un muscle frais, auquel on l'injecte, des symptômes de fatigue caractérisés par l'inaptitude au travail. Il est probable qu'il se forme dans l'organisme du diabétique des produits, analogues par leurs propriétés « fatigantes » à ces substances extractives; mais on ne saurait dire, en l'état actuel de la science, quels sont ces produits.

La *neurasthénie* est, entre toutes les maladies caractérisées par des symptômes de lassitude et d'inaptitude à l'effort, celle qui reproduit avec le plus d'exactitude les symptômes de la fatigue musculaire et cérébrale. On peut même dire que l'état neurasthénique n'est, au point de vue symptomatique, que le tableau de la fatigue normale à ses divers degrés; — avec cette différence, que l'état de fatigue est accidentel, tandis que l'état neurasthénique est permanent et persiste à l'état de repos.

Toutes les nuances de la fatigue, aussi bien de la fatigue grave que de la fatigue légère, peuvent se retrouver chez le neurasthénique et, réciproquement, tous les symptômes de la neurasthénie se rencontrent dans la fatigue, si on l'étudie à divers degrés de gravité.

L'exaltation de la sensibilité physique et l'irritabilité excessive du caractère, avec prostration des forces et affaissement de la volonté, sont les caractères essentiels de la neurasthénie comme de la fatigue. L'état fébrile s'observe chez les neurasthéniques, et on a appelé *fièvre nerveuse* cet état d'hyperthermie survenant chez eux sans aucune cause extérieure. On sait que la fièvre s'observe aussi dans certaines formes de la fatigue telles que la *courbature*. D'autres symptômes accessoires de la neurasthénie, tels que l'extrême sensibilité au froid, se manifestent chez l'homme surmené, dans les jours qui suivent son excès de travail; si le travail augmente la température de l'homme, la fatigue le rend frileux. Les troubles digestifs, par atonie ou douleur du tube gastro-intestinal, sont aussi communs le lendemain d'un exercice forcé qu'au cours de la neurasthénie. Enfin l'insomnie, le vertige, la tristesse et le découragement s'observent chez l'homme fatigué comme chez le neurasthénique.

Il faut ajouter que l'effort corporel ou cérébral provoque, chez le neurasthénique, une aggravation immédiate ou tardive des symptômes habituels; et nous avons vu le même fait se produire chez l'homme qui veut continuer à travailler malgré la fatigue. Le neurasthénique, en somme, réagit, en présence d'un travail corporel ou intellectuel, comme le ferait un homme sain, arrivé à un degré avancé de fatigue.

La neurasthénie présente une telle analogie de symptômes avec la fatigue, qu'il n'est aucun homme, parmi ceux que leur profession oblige à subir par moments de grands excès de fatigue corporelle ou cérébrale, qui ne soit initié aux sensations physiques et à l'état mental des neurasthéniques. Seulement, chez l'homme surmené mais exempt de neurasthénie, ces troubles s'apaisent en quelques heures, en quelques jours, ou, au maximum, en quelques semaines; et l'état d'équilibre normal se rétablit. Tandis que, chez le neurasthénique, le repos n'agit quelquefois qu'après de longs mois d'immobilité physique et de tranquillité morale.

Il n'en reste pas moins établi que le repos agit contre la fatigue des neurasthéniques, toutes proportions gardées, comme il agit contre la fatigue normale. Et, dans toutes les maladies caractérisées par le syndrome fatigue morbide, le repos demeure, sinon un agent curatif toujours efficace et suffisant, du moins le remède rationnel et le moyen hygiénique indispensable; tandis que l'exercice physique et le travail intellectuel sont de redoutables agents d'aggravation, quand on ne les applique pas avec la plus extrême prudence, en suivant une progression très méthodique.

L'étude de la fatigue morbide nous amène forcément — étant données la similitude des symptômes, l'efficacité des mêmes moyens thérapeutiques et hygiéniques, ainsi que la nocuité des mêmes agents physiologiques — à nous demander si la fatigue normale, qui succède à l'excès de travail, ne présente pas dans son mécanisme physiologique d'étroites analogies avec le syndrome « fatigue » observé dans tant de maladies diverses.

Or, tous les faits cliniques et bien des documents tirés de l'analyse chimique nous permettent d'affirmer que des troubles de nutrition identiques s'observent dans la fatigue normale et dans la fatigue morbide. Chez l'homme malade et chez l'homme qui a fait un excès de travail, les symptômes objectifs et subjectifs de la fatigue s'accompagnent des mêmes modifications chimiques du sang et des humeurs, capables de provoquer l'auto-intoxication, des mêmes troubles de l'innervation, dus à un déficit de l'énergie nerveuse disponible.

Le processus d'auto-intoxication est évident dans la fatigue normale. Le sang qui traverse le muscle fatigué lave ses fibres et entraîne dans le torrent circulatoire des substances extractives, qui agissent à la manière de certains poisons stupéfiants. Ainsi se transporte du muscle à tous les organes la substance « fatigante » élaborée pendant le travail.

Un processus analogue peut être invoqué dans les maladies de certains organes tels que le foie et les capsules surrénales, dont les maladies s'accompagnent du syndrome fatigue. On a dit que les capsules surrénales, outre leurs fonctions vaso-motrices, ont le pouvoir de détruire, par leurs sécrétions internes, les déchets provenant du travail des muscles et du fonctionnement de tous les autres organes. Ce sont donc des modérateurs de l'auto-intoxication par le travail ou, en d'autres termes, des organes de défense contre la fatigue. Quand leurs fonctions sont entravées par la maladie, les déchets de fatigue s'accumulent et l'auto-intoxication se produit librement.

Même explication pour le symptôme fatigue dans les affections hépatiques. Le foie est l'organe destructeur des poisons organiques et il est manifeste que beaucoup de symptômes, parmi ceux qui dérivent de ses maladies, sont dus à l'auto-intoxication par des substances organiques toxiques. Parmi elles se trouvent, vraisemblablement, des produits dont l'action est similaire de celle des substances extractives du muscle fatigué : d'où le symptôme fatigue et la vulnérabilité de l'organisme à tout excès de travail. Il faut ajouter à ces causes d'auto-intoxication, l'empoisonnement direct dû à la résorption de la bile, produit éminemment toxique, dont les symptômes dominants sont ceux de la prostration des forces et de la fatigue.

Le processus d'intoxication est évident dans les maladies *infectieuses*, où les microbes sécrètent des produits capables d'intoxiquer les centres nerveux d'où procède l'énergie vitale et, par conséquent, l'activité de tous les organes. Il est impossible de préciser à l'aide de quelle substance toxique la fièvre typhoïde, la grippe, les autres maladies infectieuses et, d'une manière générale, toute maladie fébrile provoquent l'auto-intoxication et la fatigue qui en résulte. Mais nous savons que les toxines microbiennes agissent sur tous les appareils organiques, tantôt pour en activer, tantôt pour en ralentir le fonctionnement. Et nous sommes en droit d'admettre par analogie que, si certains produits, élaborés par la maladie, sont des excitants du système nerveux, d'autres agissent comme dépresseurs de la force musculaire et de l'activité cérébrale. — Ces derniers seraient donc les agents de la fatigue morbide.

Mais, à côté des composés toxiques élaborés par les microbes pathogènes, il en est d'autres qui naissent des réactions chimiques de la vie cellulaire, et qui peuvent augmenter dans des proportions exagérées, sous l'influence des troubles de la nutrition. Tels sont : l'acide lactique, l'acide oxybutyrique, l'oxalate de chaux, l'indican, la créatinine et tous les autres produits d'oxydation incomplète des matériaux vivants. Tous ces composés et bien d'autres, sans doute, qu'on ne connaît pas, se développent d'une manière anormale, non seulement pendant les réactions vitales qui provoquent l'état infectieux et la fièvre, mais aussi pendant les actes normaux de la nutrition, chez les sujets en puissance de certaines diathèses telles que l'arthritisme. Tous les auteurs, après Bouchard, ont signalé la présence, à dose au-dessus de la normale, des produits d'oxydation incomplète dans les urines des sujets surmenés par un excès de travail corporel ou intellectuel. Or, on les retrouve aussi en quantité excessive dans les maladies caractérisées par le symptôme « fatigue ».

Il semble bien que cette coïncidence du symptôme fatigue, avec la présence dans l'urine — et par conséquent dans le sang — des produits de désassimilation incomplètement oxydés, permette d'en déduire un rapport de cause à effet. Et, sans prétendre attribuer le symptôme fatigue à un produit organique unique et toujours le même, on ne peut se refuser à reconnaître qu'une série particulière, celle des *acides*, joue un rôle prépondérant dans la genèse de ce symptôme.

L'*hyperacidité organique* se rencontre à un haut degré dans le surmenage physique, dans la fatigue intellectuelle, dans la fatigue émotionnelle : il est impossible de ne pas lui attribuer un rôle dans la production des symptômes de dépression physique et psychique qui accompagnent ces états. En outre, toutes les maladies qui ont pour caractéristique de provoquer, même à l'état de repos, le symptôme fatigue, sont caractérisées au point de vue urologique, comme la fatigue due au travail, par un grand excès d'acidité.

La fièvre typhoïde, la grippe sont des maladies accompagnées d'une très haute hyperacidité urinaire. Les affections du foie et des capsules surrénales sont aussi des maladies à processus hyperacides. Enfin les maladies par ralentissement de la nutrition ont cette hyperacidité pour caractère tellement constant, qu'on a proposé le nom de *diathèse hyperacide* pour remplacer celui d'arthritisme. Nous avons insisté sur la fréquence extrême et l'augmentation excessive de l'hyperacicite chez les diabétiques. La neurasthénie arthritique, qui résulte d'un trouble primitif de la nutrition et qui est la plus fréquente de tous les états caractérisés par la dépression nerveuse, s'accompagne si souvent d'un excès des principes acides, qu'on l'a décrite sous le titre de *neurasthénie hyperacide*[1].

La constance de l'hyperacidité organique, dans des états très différents entre eux au point de vue pathologique, mais ayant pour caractère commun le syndrome fatigue; d'autre part l'augmentation considérable de l'acidité normale dans tous les états de fatigue physiologique chez l'homme bien portant; — cette similitude de troubles de la nutrition chez des sujets qui diffèrent tant entre eux par leur état de santé, et qui présentent tous cette surprenante analogie de ressentir les mêmes symptômes de fatigue, — semblent autoriser l'hypothèse que l'*intoxication acide* est un des facteurs principaux de la fatigue normale, aussi bien que de la fatigue morbide.

Sans préciser la nature des autres facteurs qui viennent s'ajouter aux acides organiques pour provoquer le symptôme fatigue, nous devons admettre que certaines maladies peuvent donner naissance à des produits, sinon identiques par leur composition, au moins analogues par leurs propriétés nocives, à ceux qui se forment dans le muscle et que le sang transporte aux centres nerveux moteurs. Et ainsi nous pourrons comprendre l'aggravation si remarquable de ces maladies par tout excès de travail musculaire ou cérébral : c'est une nouvelle dose de poison que s'administre un sujet intoxiqué par la maladie, dès qu'il fait fonctionner ses muscles ou son cerveau. Le travail produit, sur l'homme atteint de fatigue morbide, la même aggravation de symptômes qu'il provoque à l'état de santé chez l'homme déjà fatigué. Et nous avons dit

1. Vigouroux, *La Neurasthénie acide.*

quelle différence s'observe entre les effets d'une même dose de travail, suivant qu'elle est supportée par un homme fatigué ou par un sujet indemne de fatigue.

Ainsi, les mêmes troubles de la nutrition et le même état d'épuisement nerveux qui suffisent à expliquer le symptôme fatigue, dans les maladies qui le présentent, expliquent les manifestations normales de la fatigue, après le surmenage du corps ou de l'esprit.

Et nous pouvons conclure que le processus pathogénique du syndrome fatigue, dans les maladies, est identique à celui que provoque l'excès de travail chez l'homme bien portant.

Ainsi s'expliquent, dans les maladies caractérisées par le symptôme fatigue, l'aggravation provoquée par le travail du corps ou de l'esprit, et l'efficacité si remarquable du traitement par le repos.

CHAPITRE VII[1]

LES SYMPTOMES DE LA FATIGUE MORBIDE OU LES FORMES « ANORMALES » DE LA FATIGUE

Sommaire. — Variations des symptômes de la fatigue morbide. — Ses formes cliniques. — La fatigue morbide *modérée*. — La fatigue *intense*.
La fatigue *extrême*.
La fatigue *inconsciente*.
La fatigue *passive*.
La marche de la fatigue morbide : elle est aiguë ou chronique.

La fatigue morbide se traduit cliniquement par des symptômes subjectifs et objectifs rappelant ceux que nous avons étudiés à propos de la fatigue normale ou physiologique. Son évolution clinique varie cependant selon la nature de la maladie, selon sa gravité, suivant enfin la résistance vitale du malade.

Il est bien certain, par exemple, que la fatigue causée par une grippe d'intensité moyenne, telles les formes de grippe si communes au début et à la fin de la saison pluvieuse, ne saurait être comparée à la fatigue s'observant à l'occasion d'une fièvre typhoïde grave. La fatigue morbide survenant chez un individu robuste et habituellement bien portant, dont

1. Chapitre rédigé par le Dr de Grandmaison.

la santé est interrompue momentanément par la maladie, ne sera nécessairement pas la même chez un être débilité et souffreteux.

Enfin cette fatigue morbide elle-même peut varier d'intensité avec les phases d'une même maladie; elle ne sera pas la même au début et au déclin de la fièvre typhoïde. Dans certains états comme la maladie bronzée d'Addison, les caractères et la gravité de la fatigue se modifient et s'accentuent avec les progrès de la lésion localisée aux capsules surrénales.

Pour toutes ces raisons il y a lieu de décrire des formes cliniques différentes suivant les degrés et les caractères de la fatigue morbide.

A son degré le plus simple, la fatigue morbide est *modérée*, et dans certaines circonstances elle est à la fois agréable et utile. Elle est *agréable* parce qu'elle éveille une sensation de bien-être marquant la fin d'un état pathologique plus ou moins sérieux. Combien de fois, à la suite d'une maladie légère, comme une rougeole bénigne, une angine simple, un léger embarras gastrique, toutes maladies qui se révèlent par des troubles fonctionnels et organiques sans gravité, le patient qui entre en convalescence s'écrie : « Que je suis fatigué! » Et cependant interrogez-le, il ne maudit pas sa fatigue, il la bénit même parce que son apparition coïncide avec la disparition de symptômes plus pénibles et le réveil de ses fonctions vitales momentanément troublées. Elle s'accompagne chez certaines personnes d'un sentiment d'expansion affectueuse, de reconnaissance pour les êtres les ayant entourées de soins : il se produit alors un état d'*euphorie morale*, qui contraste quelquefois avec la légère déperdition des forces vitales.

Par là, précisément, la fatigue morbide modérée devient

utile; le malade, averti par son apparition, est conduit à réclamer et à s'imposer le traitement réparateur qui hâtera la disparition de son état de fatigue.

Au cours et à la suite de certains états infectieux, principalement pendant la convalescence, la fatigue est plus prononcée, plus pénible, plus durable, on dit alors qu'elle est *intense*. Cette intensité ne comporte pas cependant un pronostic grave : les manifestations de la fatigue ne sont pas en disproportion avec la résistance du sujet, qui finit par guérir à la condition de ne pas vouloir réaliser trop vite sa cure de guérison. Ce type clinique de la *fatigue intense* se trouve réalisé par certaines formes sévères de la grippe et par la fièvre typhoïde à allures modérées. Au moment de la convalescence, les efforts cérébraux ou physiques, que produit le sujet, occasionnent dans l'organisme des efforts désassimilateurs qui, venant s'ajouter à ceux qu'a déjà déterminés la maladie, mettent en circulation dans les humeurs des substances fatigantes.

Tout alors devient pénible pour le malade. Le fait de se lever une heure suffit à déterminer une sensation considérable de fatigue, parce que, dans cette action, pourtant bien simple, on met en œuvre des organes excessivement vulnérables. La reprise de l'alimentation, de la station debout, de la marche s'accompagne de troubles généraux qui ressortissent à ce que nous avons appelé la *fatigue intense*.

Il n'y a cependant pas disproportion entre cette manifestation morbide et la résistance du sujet; la meilleure preuve en est que la patience et la progression régulière dans la reprise des actes vitaux finissent toujours par vaincre définitivement cette forme de fatigue.

Quand la fatigue est disproportionnée avec la résistance du sujet au point qu'elle peut le tuer ou que, ne le tuant pas immédiatement, elle n'est pas susceptible de rétrocéder, on dit qu'il y a *fatigue extrême* ou *excessive*.

Cette forme de fatigue, très fréquente en pathologie humaine, a été qualifiée d'un mot bien caractéristique, on l'appelle l'*adynamie*. Jamais peut-être mot n'a mieux caractérisé ce qu'il veut dire. L'adynamie, en effet, c'est la perte des forces et ici toutes les forces sont touchées, les forces musculaires, les forces organiques, les forces cérébro-spinales.

La variole hémorragique qui tue en quelques jours, en quelques heures ses victimes, les frappe d'adynamie profonde et rapide. La fièvre typhoïde grave prend dans certains cas une allure telle qu'on l'appelle *adynamique* ou encore, dans certaines formes encore plus graves, *ataxo-adynamique*; ces formes d'adynamie, ce sont des manifestations de la *fatigue extrême*. Pour nous rendre compte du syndrome, analysons l'état d'un typhique atteint de fièvre typhoïde ataxo-adynamique.

Nous avons dit que les forces musculaires étaient perdues : en effet, le malade est réduit à l'état d'une véritable loque, incapable de se mouvoir par sa propre volonté. Quand on l'assoit dans son lit, il vacille de droite et de gauche, il ne peut pas se maintenir, s'il n'est pas soutenu et, dans cet effort, où il semble pourtant bien peu actif, il s'épuise, au point qu'on se demande quelquefois s'il ne va pas succomber brusquement pendant l'examen clinique. Le fait, d'ailleurs, n'est pas exceptionnel, et bien souvent des typhiques succombent brusquement de syncope, parce que le cœur inhibé s'arrête brusquement de battre et cela d'autant plus que la myocardite typhique est loin d'être rare.

Il se fait alors, pour employer un mot cher aux sportsmen, une véritable panne du cœur, comme il peut se faire des pannes dans les autres organes : tel est le cas de l'appareil respiratoire, qui, surchargé de poisons infectieux et désassimilatifs, n'est plus susceptible d'assurer l'hématose dans de bonnes conditions.

C'est peut-être encore dans les centres cérébro-spinaux que l'adynamie est le plus prononcée. Le typhique est frappé de stupeur, insensible aux personnes et aux choses qui l'entourent, il est incapable de manœuvrer ses mains sans avoir un tremblement spécial caractéristique de sa fatigue excessive.

Cette fatigue excessive, cette adynamie peut se prolonger très longtemps pendant la convalescence et même quand la maladie paraît complètement terminée. Ainsi s'expliquent et les troubles intellectuels, et la persistance de la fatigue physique chez des individus ayant cependant les apparences de la santé. Bien des gens qui demeurent abattus durant de longues années à la suite d'une fièvre typhoïde ne sont que des gens ayant subi une fatigue excessive, dont ils se sont crus trop tôt libérés.

Dans le cas que nous venons de prendre, l'adynamie est susceptible de se guérir progressivement, mais il est des circonstances où la fatigue extrême, au lieu de rétrocéder, ne fait que s'aggraver, tel est le cas de la maladie bronzée d'Addison. Ici la décroissance des forces, l'*asthénie* s'accroît tous les jours, sans que rien ne puisse enrayer ses progrès. Quel que soit l'effort de volonté déployé, la fatigue ne cède pas, les organes ne rendent pas et le malade finit par succomber sans avoir retrouvé sa force, qu'il pouvait encore recouvrer dans la fatigue extrême, liée à des états infectieux graves.

Jusqu'ici, nous avons étudié la fatigue dans ses degrés d'intensité; mais on peut dire qu'elle a toujours été perçue par le malade, au cours de son développement; elle a été *consciente*. Il n'en est pas toujours ainsi, la fatigue peut être *inconsciente*, elle se développe alors d'une manière progressive, sourde, et le malade ne se reconnaît fatigué que le jour où il succombe, arrêté par son état morbide.

Les causes habituelles qui produisent la fatigue agissent cependant; mais elles peuvent être masquées et par suite ignorées du malade. Bien souvent, la fatigue est inconsciente parce qu'elle se produit chez un individu habitué à se surmener, qu'il s'agisse d'un manœuvre, ou qu'il s'agisse d'un intellectuel. Le premier, pour achever sa tâche, surmène momentanément ses muscles; le second, pour terminer un ouvrage, un article, surmènera ses facultés cérébrales : dans les deux cas, il y a surmenage, mais surmenage inconscient, l'effort de volonté paraît faible, bien qu'il soit soutenu. Dans les deux cas il y a surentraînement.

D'autres fois, la fatigue est inconsciente, parce qu'elle se lie à un travail automatique que le sujet prolonge outre mesure; bien que dans ces cas les réflexes médullaires soient mis plus particulièrement en jeu, la fatigue survient par épuisement nerveux et cela d'autant plus vite qu'elle atteint un organisme prédisposé par la maladie.

L'idée fixe peut rendre la fatigue inconsciente, parce qu'elle masque les sensations qui accompagnent immédiatement la fatigue. L'attention est détournée des efforts poursuivis et leur conscience disparaît.

La fatigue enfin peut être *passive*. Il s'agit alors plus spécialement de fatigues essentiellement nerveuses, causées par un épuisement plus ou moins prononcé des réactions cérébro-spinales. Des sensations physiques, plus ou moins violentes, mais surtout répétées peuvent conduire passivement à la fatigue; les émotions vives, les soucis prolongés, s'attaquant à un homme malade, développent la fatigue passive d'autant plus facilement que l'organisme malade manque de résistance.

Chacun a éprouvé au moins une fois dans sa vie la sensation particulière de fatigue que laissent à leur suite les émotions morales vives, telles que la disparition d'un être aimé, la perte d'une fortune, la ruine d'un espoir longtemps caressé. Ces causes de fatigue passive sont encore plus vives quand elles s'attaquent à un individu déjà malade, à un neurasthénique ou à un sujet atteint de maladie organique. Le choc violent produit par une mauvaise nouvelle, le coup ressenti par l'âme, la soudaineté des sensations, en un mot, agissent pour produire la fatigue passive parce qu'ils déterminent très rapidement des variations brusques dans la pression sanguine. Dans ces diverses circonstances, il se produit dans les vaisseaux nourriciers des viscères des spasmes se combinant mal avec l'atonie des organes; si bien, peut-on dire, que la fatigue résulte alors d'un véritable déséquilibre des fonctions nerveuses.

Quelle que soit sa manière d'être clinique, la fatigue morbide peut avoir une marche *aiguë* ou *chronique*.

Les variations dans la marche dépendent surtout des conditions dans lesquelles évolue le syndrome fatigue morbide.

La fatigue modérée et la fatigue intense ont surtout une évolution aiguë, parce qu'on les rencontre à l'occasion d'états pathologiques peu sérieux ou d'infections légères.

La fatigue extrême a une marche subaiguë dans les états fébriles infectieux revêtant une allure adynamique; elle a une marche chronique et progressivement croissante dans les états pathologiques liés à des lésions viscérales incapables de rétrocéder comme le diabète pancréatique, la maladie d'Addison, etc.

DEUXIÈME PARTIE

LA CONSERVATION DES FORCES

CHAPITRE PREMIER[1]

LES PRÉCAUTIONS CONTRE LA FATIGUE OU L'HYGIÈNE GÉNÉRALE DE LA FATIGUE

Sommaire. — Prévenir la fatigue s'obtient par la conservation et la réparation des forces. — Le réconfort. — Il s'obtient surtout par notre action volontaire sur le système nerveux et le système musculaire.
L'hygiène morale : ses conditions, ses variations individuelles. — Il faut : 1° acquérir des forces nouvelles ; 2° économiser le peu qu'on a.
Les aptitudes personnelles.
La distraction. — Le surmenage familial. — Le surmenage mondain.
Le réconfort par les agents physiques.
L'adaptation à une nouvelle manière de vivre.

Nous savons, d'après l'étude faite dans la première partie, que la fatigue n'est pas autre chose qu'un épuisement des forces, un amoindrissement de l'énergie vitale : il est facile de déduire de cette notion les moyens de la combattre. Il faudra principalement viser à entretenir la *conservation des forces* ou en provoquer la *réparation*. L'épuisement par la fatigue n'est jamais absolu ; il reste toujours en réserve dans l'organisme fatigué des forces latentes, de l'énergie potentielle, qu'il s'agit de réveiller et de mettre en œuvre. Les différentes pratiques mises en jeu pour la conservation et la

1. Rédigé par le Dr de Grandmaison.

réparation des forces visent, en réalité, un seul but : *réconforter le malade*. Le *réconfort* consistera donc non seulement dans l'utilisation des forces latentes, mais encore dans l'éloignement momentané ou définitif des causes de la fatigue, banales ou méconnues, insidieuses ou aggravantes, prochaines ou éloignées.

Des écueils nombreux sont à éviter dans le traitement ou mieux l'hygiène de la fatigue; car les agents de réconfort peuvent procurer un résultat diamétralement contraire et devenir à leur tour des agents de fatigue.

Réparer les forces d'un homme fatigué ou les lui conserver ne sont donc pas deux buts aussi faciles à atteindre qu'on pourrait le croire. Nous ne pouvons rien directement sur nos appareils organiques; seuls les muscles et le système nerveux sont soumis d'une façon plus ou moins complète à l'action de la volonté.

S'il en est ainsi d'ailleurs pour les muscles, qu'il dépend de nous de mouvoir ou de faire reposer, il n'en est plus absolument de même quand il s'agit du système nerveux. Les actions de nos vaso-moteurs, les réactions de nos filets sensitifs, les réflexes de notre moelle épinière sont soustraits à la volition et le cerveau lui-même peut avoir une énergie automatique, qu'il ne nous appartient pas d'arrêter ou même d'enrayer. Il est alors le siège d'un travail latent et involontaire, qui nous fait revivre, malgré nous, des actions déjà vécues, ou poursuivre des efforts préalablement amorcés par la volonté.

Quoi qu'il en soit, cependant, par notre influence volontaire sur le cerveau et les muscles, nous pouvons faire naître dans les autres organes des réactions susceptibles d'enrayer leur fatigue et, par suite, de raviver et réconforter leur énergie. Dans de telles conditions, nous pouvons atteindre le but poursuivi, soit par le *réconfort psychique* ou *moral*, soit par le *réconfort physique*.

Le réconfort *moral* ou *psychique* s'adresse à l'âme par l'intermédiaire de l'*hygiène morale*. Il faut, en morale comme en hygiène, adapter les règles à la conformation et aux aptitudes de chacun. En morale comme en hygiène, il y a des règles *positives* et des règles *négatives*, c'est-à-dire des prescriptions et des défenses.

Les défenses doivent être absolument précises et impératives : « Tu peux aller jusqu'ici, mais jamais au delà ». Les prescriptions, au contraire, doivent être larges, indulgentes, élastiques pour s'adapter aux aptitudes et au tempérament de chacun.

Surtout il faut laisser à chacun ses *procédés* naturels d'action. Une formule trop stricte de la vie représente un moule auquel certaines natures ne peuvent s'adapter. De même, un but trop précis, représenté comme l'objectif de toute créature, est pour certains une occasion de découragement et de désespoir, parce que tout le monde ne peut pas atteindre le même but, surtout ne peut y arriver par le même chemin. La préoccupation de ne *pas faire ce qui serait mal* suffit à tous pour représenter le DEVOIR. Cela est surtout vrai pour les fatigués et les malades; ils visent à une perfection que leurs forces morales et physiques ne leur permettent pas d'atteindre. Il ne faut pas donner à tous une même formule de vie; tout le monde ne peut pas s'adapter au même moule moral.

On ne doit pas imposer à tous le même *but* à atteindre et surtout ne pas demander à tous de s'y acheminer par la même voie et à la même allure. En procédant ainsi, on décourage et on arrête dans leur marche ceux qui n'ont pas les mêmes aptitudes que la moyenne des hommes, mais qui quelquefois en ont d'autres très précieuses et qui, livrés à leur impulsion personnelle, iraient plus loin que la moyenne, mais par d'autres chemins.

Par ces considérations générales, on voit donc que le problème de la conservation et de la réparation des forces est assez complexe : il est double. En effet, deux indications se posent : 1° acquérir des forces nouvelles ; 2° économiser le peu qu'on possède.

La difficulté tient à ce que, pour acquérir des forces nouvelles, il faut presque toujours dépenser une partie de celles qu'on a. On les dépense par le mouvement, la vie au grand air et à la lumière, les efforts respiratoires, etc. ; toutes ces dépenses doivent être *productives*, en ce sens que le gain doit dépasser notablement la perte des forces.

Économiser est plus facile qu'acquérir : le repos y suffit, mais l'économie est moins productive que la conquête. Les rechutes ou le retour des accidents, des maladies, *quels qu'ils soient*, ne pourront venir — sauf le cas de maladie accidentelle — que de la fatigue. Il ne faut donc avoir qu'une seule préoccupation : NE PAS FAIRE TROP.

La condition indispensable pour que le réconfort moral réussisse, c'est la CONFIANCE ABSOLUE du malade dans son médecin. Cette confiance ne se commande pas ; elle peut s'imposer quelquefois par une sorte de suggestion, de domination ; avec les malades intelligents et indépendants, elle doit être gagnée et conquise après une certaine période de lutte. Pour que la conquête soit définitive et durable, il faut qu'elle soit obtenue par la sincérité et la droiture absolue. Jamais on ne doit tromper le malade : si on ne lui dit pas tout ce que l'on pense, jamais on n'est autorisé à lui dire ce qu'on ne pense pas.

Comme nous le disions plus haut, la nécessité de tenir

compte des aptitudes individuelles est absolue. Il n'existe donc pas de règles générales dans la mise en œuvre des moyens du réconfort psychique ou moral. Le médecin doit étudier son sujet et tenir compte de toutes ses prédisposition, de toutes ses défaillancess, avant d'instituer une ligne de conduite précise. Un exemple fera plus facilement saisir la difficulté de la prescription.

Voici un homme dont le système nerveux est épuisé et surmené par un travail intellectuel opiniâtre et prolongé, ou encore par une série d'émotions qui ont exalté sa sensibilité nerveuse; son entourage journalier, le milieu social dans lequel il vit habituellement, les objets usuels dont il se sert sans cesse, les murs qui l'abritent, tout lui rappelle à chaque instant les sources premières d'où sa fatigue a découlé, les causes incessantes et répétées de son épuisement : un déplacement semble s'imposer. Faut-il lui conseiller de suite les voyages?

Pareille détermination ne saurait être prise sans l'étude approfondie de l'état de ses forces physiques, sans l'examen précis de son énergie vitale et de ses résistances physiologiques. Il peut ne pas être à même de supporter la fatigue physique que déchaîneront sourdement ses multiples déplacements, marche à pied, locomotion en chemin de fer, en voiture, en automobile : ces causes insidieuses de la fatigue peuvent en devenir des circonstances aggravantes. Par les efforts musculaires vont se produire dans les réserves nerveuses des fuites, des dérivations, qui, au lieu d'économiser les forces du sujet et de lui en faire acquérir de nouvelles, diminueront son potentiel énergétique et aggraveront encore sa fatigue cérébrale. A un tel malade il faut la *distraction*.

Que faut-il entendre par « distraction »? Au point de vue qui nous occupe, le mot doit être pris dans son sens étymologique : distraire veut dire détourner. Distraire un homme du travail intellectuel qui le fatigue, c'est simplement trouver le moyen de détourner sa pensée du sujet qui l'obsède. On ne peut pas arrêter le fonctionnement du cerveau, comme on arrête celui des muscles, en immobilisant le membre qu'on veut reposer; car le cerveau fonctionne incessamment; mais on peut substituer à une idée fatigante une idée facile; on peut déplacer l'attention en la portant d'un sujet sur un autre; ce qui équivaut, dans un exercice du corps, à remplacer un membre qui a travaillé par un autre qui est resté inactif.

Malheureusement, la plupart du temps, on confond la « distraction » avec les distractions. Celles-ci sont, dans l'esprit du public, synonymes de plaisirs ou de préoccupations, si bien qu'au surmenage cérébral intellectuel elles substitueront un surmenage cérébral sensitif ou un surmenage physique également fatigants. C'est le cas du surmenage que le fatigué subit de la part de ses parents et de ses proches et qu'on peut appeler le *surmenage familial*. Son entourage lui rappelle sans cesse qu'il est souffrant, lui répète à satiété qu'il ne doit ni lire, ni écrire, ni travailler; il le ramène sans cesse à la constatation de sa fatigue primitive, et par ces mille petits soins, tout en croyant l'atténuer, il ne fait que l'accroître.

Le malade, absorbé par sa souffrance, s'épuise sans cesse davantage et cela d'autant plus que le *désœuvrement* engendre l'*ennui*, qui sont tous les deux des grandes causes de fatigue cérébrale. L'homme inoccupé ne repose pas son cerveau pendant les longues heures qu'il passe à ne rien faire, en se répétant sans cesse : « Que je m'ennuie! que je m'ennuie! » Il s'épuise chaque jour davantage par la perte incessante d'une énergie nerveuse, dont les réserves sont pourtant bien précaires, et finit en somme par augmenter sa fatigue.

Le *changement de vie*, quand il est amené progressivement, sans à-coups, sans précipitation, n'est qu'une variété de distraction et peut, en rompant la *monotonie* de l'existence, faire disparaître les causes psychiques de la fatigue. Il constitue cependant une arme à double tranchant qu'il faut manier avec dextérité pour ne pas aller directement à l'encontre du but que l'on se propose, c'est-à-dire pour ne pas user inutilement les forces du malade au lieu de les réparer. Beaucoup de gens croient combattre la fatigue en se lançant dans le tourbillon du monde. Ils ne travaillent plus pour reposer leur cerveau, mais ils sortent beaucoup, surtout le soir, courant les dîners, les soirées, les bals, les spectacles, s'étourdissent, comme ils disent, et sont tout étonnés, malgré leur changement complet d'habitudes, d'être encore plus fatigués. C'est précisément que le *surmenage mondain* constitue une distraction mauvaise : il ne fait pas que détourner les causes cérébrales de la fatigue, il leur en substitue d'autres non moins nuisibles.

Ce que nous disons de l'hygiène des centres cérébro-spinaux, à propos de la réparation des forces chez les fatigués, s'applique à plus forte raison aux mouvements musculaires qui, eux, sont absolument sous la dépendance de notre volonté. Là encore le réconfort, bien qu'il soit physique, ne peut être obtenu qu'au prix de sages réflexions, d'une lente progression dans les manœuvres prescrites, comme nous le dirons bientôt en traitant de la réparation des forces par les agents physiques. Dans les agents physiques rentrent, à côté du mouvement, la lumière, la chaleur, le froid, l'eau, etc., qui, suivant les cas, peuvent ou remonter les forces, ou augmenter la fatigue.

Nous dirons, en terminant, que l'individu fatigué ne peut se réconforter que par une *adaptation nouvelle* de ses facultés cérébrales et motrices : il faut que progressivement il éloigne les agents qui ont amené l'épuisement de son énergie vitale pour aller à la conquête de forces nouvelles. Il lui faut donc s'adapter à un changement de direction psychique, à une nouvelle méthode de travail cérébral, à toute une série de mouvements raisonnés, pour retrouver son équilibre moral et physique.

CHAPITRE II

LE RÉCONFORT PAR LE MOUVEMENT

Sommaire. — L'exercice dans la neurasthénie, *maladie de fatigue*. — Ses indications. — Son excellence dans la neurasthénie symptomatique. — Arthritisme et neurasthénie. — Les troubles respiratoires des neurasthéniques et leur amélioration par l'exercice.

Les bénéfices de l'*entraînement*. — La confiance en soi.

Le massage. — La mécanothérapie. — Les différentes sortes de mouvements. — Les frictions. — La fatigue produite par les mouvements passifs. — La gymnastique suédoise est recommandable parce qu'elle décompose les mouvements et fractionne le travail.

Les fatigués ne doivent jamais faire d'exercices de force. — Il faut leur éviter la fatigue tardive ou courbature. — Comment on doit entraîner le neurasthénique au mouvement. — La gymnastique de chambre. — La marche et les mouvements méthodiques.

La *neurasthénie* représente, en réalité, le type de l'*état de fatigue*; nous sommes donc autorisés, pour bien montrer l'influence thérapeutique du mouvement dans la *fatigue*, à l'étudier dans le traitement des neurasthéniques.

Cette étude se divisera en deux parties. Dans la première, nous étudierons la *théorie* du traitement et, dans la seconde, son *application*.

La théorie du traitement a surtout pour objectif de justifier l'emploi du mouvement dans le traitement de la neurasthénie. Il faut, en effet, aller au-devant d'une objection qui doit venir à l'esprit de tous ceux qui connaissent, même sommairement, les symptômes de la neurasthénie.

La définition même de la neurasthénie et l'exposé des troubles nerveux qui la caractérisent semblent, au premier abord, contre-indiquer absolument les mouvements musculaires.

C'est *une maladie de fatigue*, a dit Ballet. C'est un état de fatigue « fixé à demeure sur les organes », un état permanent qui dure des mois et des années, alors que la fatigue chez l'homme sain se dissipe, en général, au bout de quelques heures, ou tout au plus de quelques jours.

Or l'exercice musculaire est la cause la plus fréquente de la fatigue chez l'homme sain, et on sait que chez certains neurasthéniques il y a une vulnérabilité excessive pour la fatigue musculaire. Il y a des malades qui, avec les apparences extérieures d'une force tout à fait normale, ne peuvent pas faire une marche d'une centaine de pas, sans tomber littéralement d'épuisement, de fatigue. D'ailleurs, cette fatigue, causée par le travail musculaire, ne limite pas ses malaises à l'appareil locomoteur; le neurasthénique, aussitôt qu'il a fatigué ses muscles, ressent une recrudescence de tous ses symptômes nerveux. Chez lui la fatigue musculaire exaspère la fatigue cérébrale.

Il faudra donc, pour justifier l'emploi du traitement par l'exercice dans la neurasthénie, montrer surtout qu'on peut l'appliquer sans exposer le neurasthénique aux dangers de la fatigue C'est là une question de méthode que nous traiterons en parlant de l'application du traitement.

Mais il ne suffit pas de prouver qu'un traitement peut être rendu inoffensif à l'aide de certains procédés pour en justifier l'emploi. Il faut encore montrer qu'il est utile et bien adapté à la maladie pour laquelle on le préconise, en un mot qu'il répond aux indications de la maladie. L'emploi de l'exercice et du mouvement, dans la neurasthénie, est basé sur des conceptions thérapeutiques aussi rationnelles que celles de toutes les autres médications.

Il n'est plus permis d'envisager aujourd'hui l'exercice, ainsi qu'on l'a fait trop longtemps, comme une sorte d'expédient, propre à faire diversion à des souffrances plus ou moins imaginaires. La grande faveur avec laquelle a été accueillie la cure du repos proposée par Weir-Mittchell, vient justement du mal qu'avait fait aux neurasthéniques l'application, sans règle ni mesure, des exercices physiques à ces malades. A une certaine époque, on pensait qu'il fallait secouer les neurasthéniques pour faire diversion à leurs idées dépressives, comme s'il s'était agi de stimuler leur torpeur physique et morale, ainsi qu'on le fait pour un cheval, qu'on fouette quand il refuse de marcher.

C'est une erreur dont on est revenu, et cette erreur, dans la conception du but de l'exercice, entraînait avec elle une foule d'autres erreurs dans la manière de l'appliquer. On cherchait de préférence les exercices les plus propres à stimuler le malade et, sous prétexte de le faire sortir de sa torpeur, on le jetait immédiatement dans le surmenage et on aggravait sa maladie.

Mais tel n'est pas le but de l'exercice. L'exercice, comme toute autre médication, doit être employé dans une maladie, quand il répond à son indication. Et il se trouve que les efforts de l'exercice répondent aux indications de la neurasthénie, c'est-à-dire sont capables de remédier aux symptômes par lesquels elle se manifeste et souvent même aux causes qui la produisent. Les effets de l'exercice peuvent répondre aux indications symptomatiques de la neurasthénie et aussi, parfois, à ses indications causales.

Quelles sont les indications causales de la neurasthénie et quelles en sont les indications symptomatiques?

La neurasthénie est tantôt une maladie *secondaire*, c'est-à-dire causée par un accident, tantôt une maladie *primitive*, essentielle, que le sujet apporte avec lui en naissant.

Quand la neurasthénie est primitive, c'est-à-dire vient d'une faiblesse originelle, d'une *insuffisance* du système nerveux, l'exercice, comme toutes les autres médications, donne peu de résultats. On peut cependant le considérer comme le *meilleur modificateur hygiénique du système nerveux*, et si on appliquait aux enfants prédisposés à la neurasthénie des exercices méthodiquement adaptés à leur force, à leur résistance, à leurs aptitudes physiques, on arriverait certainement mieux que par tout autre moyen à fortifier leur système nerveux. Il est incontestable que les enfants nés avec des prédispositions à la neurasthénie, dans la classe ouvrière, modifient leur tempérament par le travail manuel et deviennent moins malades que ceux qui naissent dans la classe aisée. Et les effets du travail seraient autrement efficaces chez les premiers s'ils n'étaient entravés par d'autres conditions hygiéniques défectueuses, telles que l'insuffisance de nourriture et l'alcoolisme.

Mais ce n'est pas dans la neurasthénie essentielle que l'exercice donne ses résultats les plus probants : c'est dans la neurasthénie secondaire, celle qui est provoquée par d'autres états morbides.

Nous n'insisterons pas sur la neurasthénie symptomatique d'une affection de l'appareil digestif. On sait combien les effets de l'exercice sont utiles pour combattre tous les troubles de la digestion. Mais là il y a souvent confusion, ou du moins contestation. Les uns disent que la neurasthénie est la conséquence des troubles digestifs; d'autres, qu'elle en est au contraire la cause. Ce n'est pas le lieu d'intervenir dans le débat et nous aimons mieux choisir des cas pour lesquels tout le monde soit d'accord.

Or, il est une maladie ou plutôt un état morbide que tout le monde s'accorde à regarder comme une cause extrêmement fréquente de la neurasthénie, c'est l'*arthritisme*.

L'arthritisme est ce trouble de la nutrition qui prédispose à des manifestations morbides du côté des articulations, telles que la goutte, — et c'est de là que lui vient cette étiquette « d'arthritisme », — mais qui prédispose aussi à une foule d'autres maladies telles que les affections des voies digestives, la gravelle urique, etc., et en particulier à certains troubles du système nerveux et à la neurasthénie.

Le vice de nutrition qui caractérise l'arthritisme est, selon Bouchard, un ralentissement, un retard des fonctions d'assimilation et de désassimilation. Chez les arthritiques, les oxydations seraient incomplètes, les tissus n'utilisant pas complètement l'oxygène, et les combinaisons vitales sont moins actives que chez les sujets normaux. L'organisme de l'arthritique serait ainsi une sorte de foyer à tirage ralenti, dont les produits de combustion n'atteignent pas leur dernier terme d'oxydation. Et de même que l'appareil de chauffage à tirage lent produit plutôt de l'oxyde de carbone que de l'acide carbonique, parce qu'il ne brûle pas complètement son charbon, de même l'organisme de l'arthritique, au lieu de former des produits de désassimilation complètement oxydés, comme l'acide carbonique de l'urée, donne naissance à des produits d'oxydation incomplète comme l'acide urique, les acides lactique, oxybutirique, la créatine, etc.

La théorie du ralentissement de la nutrition méritait d'être rappelée, d'abord à cause de l'autorité de son auteur le professeur Bouchard, et aussi parce qu'elle a l'avantage de bien cadrer avec les faits observés.

Retenons, en tout cas, que chez les arthritiques il y a formation anormale de certains produits de nutrition, dont l'élimination est difficile et dont l'accumulation dans l'organisme peut provoquer une sorte d'auto-intoxication. L'action toxique de ces produits de nutrition viciés peut se faire sentir sur le système nerveux aussi bien que sur les autres systèmes et, dans ce cas, on peut observer tous les symptômes de la neurasthénie.

Or, les exercices physiques modifient profondément le tempérament arthritique et, notamment, tendent à augmenter l'activité de la respiration, en introduisant plus d'oxygène dans le sang et en favorisant la combinaison de cet oxygène avec les éléments organiques; enfin en activant l'élimination de tous les déchets de la nutrition. De cette manière, la pratique habituelle de l'exercice est le meilleur préservatif de cette auto-intoxication d'où procède la neurasthénie, chez le neurasthénique arthritique.

Si on veut combattre cette théorie au point de vue de la chimie biologique, on ne peut pas contester, en tout cas, la réalité des faits qui lui donnent raison. Il est de notoriété banale que l'arthritisme est à peu près inconnu dans les classes laborieuses de la société, au moins chez les travailleurs qui ne sont ni alcooliques ni suralimentés. Tout le monde admet aussi que l'exercice est le meilleur préservatif des manifestations de l'arthritisme et doit faire la base de l'hygiène des goutteux; on est donc en droit d'attendre de bons résultats de l'exercice musculaire, quand on l'emploie pour modifier le tempérament arthritique, dont les neurasthéniques sont si fréquemment doués. Mais, en outre, l'observation des faits donne une confirmation éclatante à la théorie, car le traitement de la neurasthénie arthritique est le triomphe de la cure d'exercice.

Voilà donc des cas très fréquents où l'exercice et le mouvement peuvent satisfaire à l'indication causale de la neurasthénie. Nous allons voir que ces moyens thérapeutiques peuvent répondre très fréquemment aussi à ses indications symptomatiques, c'est-à-dire guérir ou du moins atténuer un grand nombre des symptômes neurasthéniques.

On peut classer les symptômes de la neurasthénie en deux groupes : les symptômes indirects et les symptômes directs. Nous appelons « indirects » ceux qui dérivent du trouble des appareils commandés par le système nerveux, tels que l'appareil circulatoire, l'appareil respiratoire, etc., et « directs » ceux qui procèdent d'un trouble fonctionnel du système nerveux lui-même.

Nous n'insisterons pas beaucoup sur les troubles de l'appareil digestif : on sait assez combien l'exercice, rationnellement appliqué, tend à régulariser toutes les fonctions digestives.

On sait moins que le mouvement musculaire est extrêmement utile pour régulariser les troubles de la circulation. Il y a pourtant, dans le système de gymnastique institué par le Suédois Ling, des formules de mouvements très efficaces pour combattre les symptômes des maladies de cœur et des vaisseaux.

Nous avons personnellement cité un grand nombre d'observations, desquelles il résulte que certaines formes du massage, des mouvements passifs et actifs, peuvent régulariser les battements du cœur en cas d'arythmie et faire cesser les palpitations. Quant aux troubles de la circulation périphérique, si fréquents chez les neurasthéniques, rien ne vaut l'exercice pour les faire cesser. Ces troubles sont caractérisés par un resserrement des vaisseaux cutanés, par un état de *vaso-constriction* habituelle, d'où résulte d'abord cette sensation de froid aux pieds et aux mains, cette « frilosité » si caractéristique des neurasthéniques, surtout des neurasthéniques arthritiques, et d'où résultent aussi très souvent des congestions viscérales. Or, l'exercice musculaire sous toutes ses formes a la propriété de dilater les vaisseaux périphériques, d'activer la circulation dans le réseau capillaire et, par suite, de dégager la circulation des organes internes, en portant le sang vers les extrémités.

L'effet de l'exercice sur la respiration est extrêmement intéressant. On n'a peut-être pas suffisamment attiré l'attention sur les troubles respiratoires des neurasthéniques. Beaucoup de neurasthéniques respirent mal, surtout ne respirent pas assez. Pour s'en rendre compte, il faut enregistrer leurs mouvements respiratoires sur un cylindre de Marey, à l'aide d'un pneumographe. On voit alors que chez beaucoup de ces malades le tracé de la respiration est très irrégulier. Les mouvements sont ralentis, d'une très faible amplitude, très irrégulièrement espacés. Il y a une sorte d'*arythmie respiratoire*, et parfois on observe, pendant un temps assez long, une absence complète de respiration; puis une respiration très profonde, comme une sorte de grand soupir, vient relever tout d'un coup le tracé, et la série des respirations avortées continue.

Si nous insistons sur ces troubles de la respiration chez les neurasthéniques, troubles indépendants de toute lésion pulmonaire, c'est que, d'une part, l'exercice est souverain pour les faire cesser, pour faire la rééducation des mouvements respiratoires; mais c'est aussi, d'autre part, que la disparition de ces symptômes me paraît avoir une assez grande importance pour qu'on s'applique à la faire cesser.

En effet, les neurasthéniques, dont la respiration est ainsi troublée, nous ont paru particulièrement disposés à ressentir d'autres troubles nerveux d'ordre psychique, qui ont un rapport très frappant avec l'impression que cause au sujet l'insuffisance de respiration : ce sont des états d'anxiété, d'angoisse. Tout le monde sait que l'arrêt de la respiration, quelle qu'en soit la cause, produit un malaise d'une forme très particulière, une souffrance physique doublée d'un malaise moral; le sujet est à la fois oppressé et anxieux, et, de même que la suspension des mouvements respiratoires produit cet état anxieux de l'esprit, de même l'angoisse morale s'accompagne toujours d'arrêt de la respiration.

On dit communément d'une personne qui craint un malheur, qui s'attend à une catastrophe, qu'elle « ne respire plus ». Il y a une corrélation très curieuse entre les deux faits. Or, beaucoup de neurasthéniques sont tourmentés par un sentiment d'angoisse morale, d'anxiété; ils se sentent troublés, disent-ils, « comme s'ils étaient sous le coup d'un malheur ». Nous avons eu l'occasion de voir disparaître cet état d'esprit extrêmement pénible à la suite d'exercices respiratoires méthodiques. Il serait, croyons-nous, intéressant de poursuivre des observations sur ce sujet.

Les symptômes neurasthéniques qui se rapportent directement aux troubles des fonctions nerveuses, ceux que nous appellerons symptômes *directs*, sont de tous les plus importants. Ils sont de deux catégories : les symptômes d'excitation et les symptômes de dépression. Il y a, chez les neurasthéniques, excitation de la sensibilité et dépression des forces, et cela aussi bien dans le domaine moral que dans le domaine physique.

Or, l'exercice et le mouvement peuvent contribuer dans une très grande mesure à calmer l'irritabilité et à relever l'énergie du système nerveux, tant au physique qu'au moral.

Pour le démontrer, il faut prendre exemple de sujets qui ont poussé très loin la pratique des exercices physiques et qui ont modifié profondément leur tempérament grâce à l'accoutumance aux efforts musculaires, par l'*entraînement*. Ce ne sera là, si l'on veut, qu'un procédé de démonstration un peu artificiel. On peut objecter, en effet, qu'un malade, et surtout un neurasthénique, ne peut pas pousser l'entraînement aussi loin qu'un athlète. C'est vrai, mais il n'y a qu'une différence de plus ou moins. C'est en somme un procédé de démonstration assez légitime, celui qui consiste à grossir un fait pour le rendre plus évident, comme on grossit à la loupe un détail anatomique pour le rendre plus apparent.

L'entraînement, c'est-à-dire l'accoutumance à l'exercice physique, a des degrés, mais agit toujours dans le même sens; et ses effets chez l'athlète ne sont pour ainsi dire que l'agrandissement des effets qu'il peut produire, à dose plus modérée, chez le malade. Or, deux modifications frappantes s'observent chez l'homme entraîné, quand on le compare à lui-même, avant et après l'entraînement.

Ces modifications sont : 1° l'apaisement du système nerveux, l'endurance des sensations désagréables; 2° l'augmentation de la force physique, ainsi que de l'énergie morale, de la confiance en soi-même.

Les animaux, comme les hommes, présentent, sous l'influence de l'entraînement, de très intéressantes modifications de la sensibilité et de l'impressionnabilité. Il y a un animal dont le tempérament se rapproche, au point de vue de l'impressionnabilité nerveuse, de celui des neurasthéniques, c'est le cheval de pur sang. Il est, à l'état de repos, très sensible au moindre contact de la peau, très impressionnable; souvent il a de véritables phobies comme le neurasthénique, il est, à cause de son irritabilité nerveuse, d'un maniement si délicat, qu'autrefois les officiers de remonte refusaient d'en acheter pour l'armée. Or les hommes de cheval savent très bien que l'état d'entraînement modifie considérablement cet état de nervosité et rend le cheval de pur sang plus patient, moins craintif, plus froid.

La même sédation de l'impressionnabilité nerveuse s'observe chez tous les hommes accoutumés aux exercices violents; ils deviennent moins sensibles aux impressions physiques, plus dédaigneux des coups et acquièrent ce qu'on a si justement appelé le *sang-froid*, attribut qui est tout juste l'inverse de « la faiblesse irritable » des neurasthéniques. Tout le monde sait combien l'énergie musculaire est accrue par les exercices physiques, mais le fait est trop connu pour y insister. Ce qui mérite qu'on s'y arrête, c'est le changement qui se produit dans le moral de l'homme entraîné parallèlement à cette transformation physique. Non seulement l'homme entraîné acquiert des forces, mais il acquiert une qualité qui vient du sentiment même de sa force; c'est la confiance en soi-même.

Il ne faut pas croire que la confiance en soi-même et la force soient deux attributs inséparables. Beaucoup d'hommes très forts n'ont pas confiance en eux-mêmes et *doutent* de leur force. Les neurasthéniques sont de ce nombre. On voit devenir neurasthéniques des hommes d'une grande force musculaire, et on les voit donner des signes d'une pusillanimité qui serait risible si on ne savait pas qu'elle est maladive. Ils craignent de se trouver seuls, de traverser un grand espace désert ou bien de se trouver pris dans une foule. On en voit qui se déclarent incapables de sortir, si on ne les fait pas accompagner par une personne assez forte pour les retenir, au cas où leurs jambes viendraient à leur faire défaut. Et cette crainte de manquer de force s'observe chez des hommes qui ont des muscles d'athlète et qui sont capables au dynamomètre d'amener les chiffres les plus élevés.

C'est donc un fait : l'exercice donne non seulement la force, mais surtout le « sentiment de force », d'où procèdent le courage, l'assurance, la confiance en soi-même : toutes qualités qui manquent au neurasthénique. Chacun sait quel rôle énorme joue dans la neurasthénie ce manque de confiance en soi, cette crainte continuelle qui pousse le malade à rechercher constamment son médecin, non pour se faire prescrire des remèdes, mais pour se faire rassurer, remonter, pour se faire persuader, à l'aide d'une suggestion raisonnée, que son cas n'est pas désespéré.

Le neurasthénique est accessible à la suggestion, mais à condition que la suggestion soit motivée, à condition que l'affirmation optimiste soit basée sur un fait. Or, la meilleure suggestion pour le neurasthénique, celle à laquelle il croit le plus, est celle qui lui vient des sensations fournies par ses organes. C'est pour cela que son auto-suggestion est pessimiste, puisque tous ses organes souffrent. Mais si l'impression venue de ses organes est une impression d'augmentation des forces physiques, si l'exercice lui rend, même à un très faible degré, le sentiment de l'énergie musculaire qu'il avait depuis longtemps perdu, il en résultera aussitôt un réconfort bien plus puissant que toutes les suggestions venant des étrangers. Le jour où un neurasthénique avoue qu'il « se sent plus fort », on peut dire qu'il est sur le chemin de la guérison.

N'y eût-il, dans l'exercice, que ces deux effets thérapeutiques : atténuation de l'irritabilité des sensations et sentiment du retour des forces, c'en serait assez pour justifier l'emploi de l'exercice chez les neurasthéniques et pour engager les médecins à mettre ce moyen thérapeutique à leur portée, même au prix des difficultés que présente son application chez des sujets si particulièrement vulnérables à la fatigue.

Mais une objection capitale se présente : les bénéfices de l'entraînement, peut-on espérer les mettre à la portée des neurasthéniques si vulnérables à la fatigue?

Il faut bien avouer qu'en pratique la fatigue est, en effet, l'écueil du traitement de la neurasthénie par le mouvement. Mais on peut démontrer qu'il est facile, avec de la prudence et surtout de la méthode, d'éviter cet écueil et d'accoutumer les neurasthéniques à l'exercice sans les exposer aux dangers de la fatigue.

L'état de fatigue n'est pas toujours lié à l'effort musculaire, puisqu'il s'observe chez les neurasthéniques à l'état permanent, et même après de longues périodes de repos. Mais il peut s'observer aussi chez bien des sujets qui ne sont pas des malades ou du moins qui ne le sont pas encore. Il est des sujets, surtout parmi ceux de tempérament arthritique, qui éprouvent avec une très grande intensité la sensation de fatigue le matin au réveil, même après avoir bien dormi; — il en est même qui disent l'éprouver surtout quand ils ont *trop dormi*.

Chose très digne de remarque aussi : le plus souvent, cette sensation de fatigue, qui se prolonge tant que le sujet demeure au lit après s'être réveillé, se dissipe peu à peu quand il s'est levé, a vaqué aux soins de sa toilette et à ses premières occupations du matin; en un mot, quand il a agi, quand il a fait fonctionner ses muscles. Tout le monde a pu observer sur soi-même que dans certaines conditions, qui sont justement celles du repos prolongé, du désœuvrement physique et intellectuel, dans des périodes de paresse, le réveil était plus lent, les membres moins dispos, les muscles plus raides et comme engourdis. On ne sent alors une pleine possession de ses forces et de ses aptitudes au mouvement qu'après avoir agi et fait fonctionner ses muscles, après avoir, comme on dit, « secoué sa paresse ».

De tels phénomènes s'observent de préférence chez certains nerveux qui sont en même temps des *arthritiques*, chez les sujets qu'on a appelés les « neuro-arthritiques ». C'est aussi parmi ces neuro-arthritiques que se recrutent le plus souvent les neurasthéniques : non pas précisément ceux qui naissent avec la neurasthénie, mais ceux qui sont sujets à en présenter accidentellement des crises, sous l'influence de diverses causes qui n'en provoqueraient pas chez tout le monde.

On n'est pas fondé à dire que la sensation de fatigue est toujours due à un épuisement de la force nerveuse. Il y a chez l'arthritique — c'est-à-dire chez l'homme essentiellement prédisposé à la neurasthénie et à la fatigue — une composition anormale du sang, qui suffit pour provoquer la sensation de fatigue, en dehors de tout travail.

Nous avons dit que, chez certains sujets, le mouvement musculaire, loin d'augmenter cette sensation de fatigue au réveil, pouvait la dissiper. Il est donc permis de croire que l'exercice a, *dans certains cas*, la propriété de favoriser la disparition de produits anormaux, dont la présence dans l'organisme amène la sensation de fatigue. Par conséquent, l'exercice qui est une cause de fatigue peut, dans de certaines conditions, devenir un moyen de diminuer la fatigue en diminuant l'auto-intoxication. Les produits de combustion incomplète seraient ainsi brûlés et détruits, et leur disparition expliquerait le retour de la sensation de force.

On voit donc que le remède de la fatigue n'est pas toujours

et dans tous les cas le repos. Certes, le repos est indispensable à tout homme qui s'est fatigué par un excès de travail, mais la sensation de fatigue n'est pas toujours le résultat d'un excès de travail, ni surtout la preuve d'un manque de force nerveuse. Et il ne faut pas voir *a priori* une contradiction formelle entre l'emploi de l'exercice et la sensation de fatigue.

Mais il y a plus. Même chez l'homme réellement fatigué, chez celui qui a abusé du travail musculaire, il est des cas où l'application de certaines formes de mouvement amène la disparition de la fatigue plus promptement que le repos le plus absolu. Chacun sait que le muscle fatigué reprend sa force sous l'influence du massage. Les hommes de sport se font masser à la fin d'une course de bicyclette, d'un exercice d'aviron, ou même interrompent leur exercice quand ils se sentent fatigués pour demander des forces au massage. Le massage pourtant, bien qu'il soit un mouvement passif, peut parfaitement causer la fatigue quand il est trop vigoureusement appliqué.

Cette amélioration de l'état de fatigue s'observe encore à la suite de certains mouvements passifs autres que le massage, par exemple à la suite de vibrations provoquées par certains appareils de la mécanothérapie. D'énergiques vibrations, provoquées par la banquette trépidante de Zander dans les jambes d'un sujet fatigué par une longue marche, par un violent assaut d'escrime, etc., lui rendent comme par enchantement sa force et sa souplesse. Pourtant on sait que les vibrations du chemin de fer, moins énergiques que celles de l'appareil de Zander, peuvent produire une très grande fatigue à la suite d'un long voyage.

Mais il y a des mouvements actifs qui peuvent aussi abréger la durée de la période de la fatigue après l'exercice. Ainsi les mouvements respiratoires, volontairement amplifiés, sont d'une grande efficacité pour faire cesser l'essoufflement, et la gymnastique suédoise les emploie dans ce but à la fin des séances d'exercice.

Tous ces faits et une foule d'autres analogues nous permettent de conclure qu'on ne peut pas *a priori* considérer la sensation de fatigue comme une contre-indication absolue à l'emploi du traitement par les mouvements.

Toutefois on peut dire que l'exercice ne sera correctement appliqué aux neurasthéniques que s'il ne provoque pas la sensation de fatigue. C'est là le critérium de la bonne application du traitement; aussi importe-t-il, en somme, beaucoup moins de savoir quelle est la théorie de la fatigue, que de connaître les conditions dans lesquelles l'exercice doit être appliqué pour ne pas la provoquer.

Ainsi il n'est pas absurde de soumettre le neurasthénique à certains mouvements, même quand il a la sensation de fatigue à l'état permanent. Il ne faut pas attendre que cette sensation ait complètement disparu pour lui faire faire des mouvements, car ce serait alors attendre qu'il soit guéri.

Mais si on peut lui appliquer des exercices malgré la sensation de fatigue, il ne faut pas que ces exercices augmentent cette sensation, il ne faut pas le fatiguer par l'exercice.

Quelles sont donc les conditions dans lesquelles l'exercice provoque la fatigue et celles dans lesquelles il ne la provoque pas?

Ces conditions peuvent se rapporter à l'exercice même et sont générales : elles peuvent se rapporter au sujet et sont alors individuelles.

La fatigue provoquée par un exercice est subordonnée d'abord à la *dose* de travail que cet exercice représente; en un mot, l'exercice est d'autant plus fatigant qu'il est plus violent.

Voilà bien la formule générale : mais, en pratique, il n'est pas toujours facile de déterminer *a priori* le degré de « violence » que représente un exercice.

D'abord le même exercice, qui sera doux et modéré pour un sujet, pourra être plus violent pour un autre moins résistant ; mais ici la différence vient des conditions où se trouve le sujet et non de celles qui sont inhérentes à l'exercice. Si on suppose que les conditions individuelles sont identiques, on peut dire que, toutes choses égales d'ailleurs, la violence d'un exercice est en raison du degré d'énergie des mouvements qui constituent cet exercice. Mais on se trompe souvent dans l'appréciation du degré d'énergie d'un mouvement, parce qu'on se base sur une formule toute faite qui établit une hiérarchie entre les diverses catégories de mouvements, au point de vue de l'effort qu'ils représentent.

On classe ordinairement les mouvements en trois catégories : *mouvements actifs*, *mouvements passifs* et *massage*, le mouvement passif étant une atténuation du mouvement actif et le massage une atténuation du mouvement passif. Cette classification paraît si rationnelle que le massage est considéré comme une manœuvre très anodine et que Weir Mittchell, l'apôtre du repos dans la neurasthénie, recommande de faire des massages quotidiens aux grands neurasthéniques immobilisés au lit.

On aurait de graves mécomptes si on acceptait purement et simplement cette formule et si on considérait le massage, appliqué n'importe comment, comme une pratique qui ne peut pas fatiguer même un neurasthénique. Nous considérons le massage comme un moyen thérapeutique plus capable de compromettre la cure de repos que le mouvement passif et même que certaines formes du mouvement actif ; pour cette simple raison qu'on ne peut pas le formuler d'une manière très précise et qu'on doit s'en rapporter à un aide pour l'appliquer. Et là, tant vaut l'aide, tant vaudra la thérapeutique. Il y a des masseurs, et c'est le plus grand nombre, qui mettent tout leur zèle à nous démontrer la vigueur de leurs poignets, et le malade sort de leurs mains beaucoup plus fatigué que s'il avait fait une longue marche. Chacun peut en faire l'épreuve en allant se faire masser dans un hammam quelconque ou dans un établissement de bains; s'il n'est pas habitué à ce massage, il pourra lui arriver de garder pendant deux ou trois jours une courbature aussi accentuée qu'après une séance de gymnastique athlétique.

Pour le neurasthénique, le massage trop violent peut devenir une cause d'épuisement considérable. C'est que, pour s'épuiser, les centres nerveux n'ont pas besoin de fonctionner activement : un ébranlement passif est pour la cellule une cause de dépense tout aussi grande qu'un effort de volonté. Il en est du reste de même dans l'ordre psychique : le surmenage moral, celui qui vient des émotions, des chagrins, des préoccupations est bien autrement efficace que le surmenage intellectuel pour provoquer l'épuisement nerveux. Et pourtant le travail intellectuel est une manifestation de l'activité, de la volonté, tandis que les émotions, les chagrins, sont des impressions purement passives.

Il ne faut donc pas prendre pour critérium dans notre évaluation du degré d'énergie d'un moyen thérapeutique, quand il s'agit du mouvement, cette étiquette beaucoup trop vague de mouvements actifs et de mouvements passifs; il ne faut pas croire que les mouvements qu'on subit doivent être forcément et toujours moins fatigants que ceux qu'on exécute. Méfions-nous surtout du massage, ou plutôt méfions-nous des masseurs, quand nous craindrons la fatigue pour un neurasthénique.

Il y a une forme de massage très superficiel, qui rend aux neurasthéniques de très grands services, mais qui a besoin d'être appliquée aussi avec une certaine circonspection : c'est la *friction*. On n'est guère porté à en redouter les conséquences, parce que c'est une manœuvre très superficielle et qui n'ébranle pas le corps comme les violents pétrissages que pratiquent souvent les masseurs. Mais là, la cause de la fatigue n'est pas dans l'ébranlement matériel des tissus et des organes; elle est plutôt dans l'intensité des sensations cutanées, qui peuvent être excessives et causer ainsi une trop grande dépense d'énergie nerveuse.

Nous nous rappelons l'observation d'un malade auquel nous avons rendu le sommeil et les forces en lui faisant cesser les frictions sèches qu'il subissait chaque matin. C'était un capitaine de dragons, grand et vigoureux garçon, ce qui ne l'empêchait pas d'être à ce moment sous le coup d'une petite poussée de neurasthénie. On lui avait recommandé des frictions au gant de crin et il se les faisait faire par son brosseur. Celui-ci, qui avait bonne poigne, et voulait montrer à son capitaine tout son zèle, le frottait si vigoureusement qu'il lui laissait, après chaque séance, une excitation nerveuse excessive; il se sentait impatient et irritable toute la journée et, la nuit venue, il ne pouvait pas dormir. L'excitation et l'insomnie cessèrent complètement dès qu'il eut remplacé ces frictions quotidiennes par des exercices suédois, dans lesquels entraient cependant un certain nombre de mouvements actifs.

Les frictions représentent donc, dans la neurasthénie, un excellent moyen de traitement; mais un moyen qui doit être surveillé et dosé et là, pas plus que pour le massage, il ne faut s'en rapporter à l'étiquette.

Nous dirons des mouvements *passifs* ce que nous avons dit des frictions et du massage : ce sont des moyens thérapeutiques théoriquement plus doux que les mouvements actifs, mais qui, dans la pratique, sont d'autant plus capables de provoquer la fatigue, qu'on n'est pas porté à les redouter et qu'on ne songe pas à les réglementer aussi soigneusement que les mouvements actifs.

Méfions-nous des mouvements passifs quand ils mobilisent e corps tout entier. Tout le monde sait que l'équitation est un exercice parfois plus fatigant pour le cavalier que pour le cheval. Les exercices dans lesquels on est transporté par un véhicule peuvent être aussi très fatigants, si le véhicule est mal suspendu. On se fatigue sensiblement si on fait un long trajet debout sur la plate-forme d'un omnibus. La fatigue peut devenir considérable quand le véhicule n'est pas porté sur des ressorts, comme le sont les voitures. Dans l'artillerie, les hommes servants des pièces sont assis sur les caissons des voitures qui portent l'affût des canons. Ces voitures ne sont pas suspendues, et les hommes y sont soumis à de très violentes secousses pendant les manœuvres au trot. La fatigue qui en résulte pour les jeunes conscrits est quelquefois telle qu'ils sont obligés de s'aliter. Des confrères militaires nous ont dit qu'on observait souvent des fièvres de surmenage simulant des états typhiques à la suite de ces exercices, — qui sont pourtant des exercices passifs.

Il est vrai que nous avons choisi des exemples d'exercices passifs parmi les plus capables de provoquer la fatigue. Mais c'était le moyen de rendre frappante cette vérité, si importante à connaître dans le traitement de la neurasthénie par l'exercice, que l'étiquette du mouvement passif ne suffit pas à donner toute sécurité quand nous voulons ménager le système nerveux de nos malades et les garantir de la fatigue.

Il ne faut pas considérer les mouvements passifs comme inoffensifs pour les neurasthéniques, même quand ces mouvements font partie d'une méthode de traitement scientifiquement réglée, comme l'est la gymnastique suédoise; car, là comme ailleurs, il y a une graduation dans les effets produits, et certains mouvements passifs suédois peuvent provoquer des effets d'une grande énergie et aboutir à une grande fatigue. Tel est, par exemple, le mouvement passif de circumduction que provoque un certain tabouret tournant de Zander.

En général, le mouvement passif est d'autant moins fatigant qu'il est plus localisé : d'abord parce qu'il provoque une secousse moindre, n'ébranlant qu'une partie restreinte du corps au lieu de l'ébranler en totalité; puis, parce qu'il est moins sujet à provoquer des réactions musculaires qui font intervenir dans le mouvement passif un élément actif quoique involontaire, la contracture de certains muscles. Le sujet dont le corps subit des secousses, soit à cheval, soit dans une voiture mal suspendue, soit sur le siège d'un appareil de gymnastique passive, ne peut s'empêcher de contracter ses muscles, soit pour se maintenir en équilibre, soit pour être moins déplacé. Ces contractures musculaires involontaires prennent une importance considérable chez les sujets très impressionnables quand ils n'ont pas l'habitude de l'exercice qu'on leur fait faire. Aussi y a-t-il une différence très grande entre les effets que produira un exercice passif chez le même sujet, selon qu'il y sera habitué ou qu'il ne l'aura jamais subi.

Il faut donc se rappeler que tout mouvement passif peut se doubler, sans qu'on s'en doute, d'un effort musculaire actif qui en change complètement le résultat au point de vue de la fatigue. Le massage même provoque des contractions musculaires de défense qui expliquent comment la plus grande douceur dans les procédés ne met pas toujours à l'abri de la fatigue. Il faut avoir été massé plusieurs fois pour s'abandonner complètement et sans faire de résistance à la main du masseur. De là ce mot que nous avons souvent entendu dire à Stockholm : « Il faut un apprentissage, non seulement pour faire la gymnastique, mais encore pour la recevoir ».

Il est beaucoup plus facile d'évaluer la dépense de force subie par le malade, quand on lui applique des exercices actifs, que s'il s'agit d'exercices passifs; mais cela à condition que l'exercice aura une forme méthodique telle que la gymnastique suédoise, où l'effort du patient est réglé soit par la résistance que lui oppose un aide, soit par le contre-poids d'un appareil réglé d'avance au degré voulu.

Si l'exercice est pris sous forme de mouvements libres comme ceux des actes usuels de la vie, il est très difficile d'en doser l'énergie et de se rendre compte de la quantité de force dépensée. Qu'on permette, par exemple, à une femme de vaquer aux soins de son ménage, elle pourra, en allant et venant d'une pièce à l'autre, en mettant de l'ordre dans son appartement, en rangeant son linge dans les armoires et habillant ses enfants, se fatiguer beaucoup plus qu'elle ne ferait dans une séance de gymnastique qui lui serait profitable, la dépense de force y étant mieux réglée.

Il faut donc, pour les sujets dont on veut ménager les forces, avoir un moyen d'en régler la dépense.

On peut, à la rigueur, réglementer les exercices naturels, tels que la marche, en tenant compte non seulement du chemin parcouru, mais du temps mis à le parcourir, c'est-à-dire de la vitesse de la marche et aussi de l'état de la route, du degré de pente des côtes sur lesquelles on marche.

Cette réglementation de la marche fait la base d'une méthode d'exercice imaginée en Allemagne par Œrtel, de Munich, et qu'on appelle la *cure de terrin*. On a surtout parlé de cure de terrain à propos du traitement des affections du cœur par l'exercice: cette méthode convient, en réalité, beaucoup mieux aux neurasthéniques qu'aux cardiaques, à condition qu'ils soient en état de marcher, c'est-à-dire que leur neurasthénie ne soit pas arrivée à un degré trop accentué.

On n'a pas besoin, du reste, pour réglementer la marche, de s'astreindre à toutes les formalités que comporte la cure de terrain, parce qu'il ne s'agit pas de malades pour lesquels l'essoufflement puisse avoir les mêmes inconvénients que pour les cardiaques. Ce qu'il faut surtout retenir de la cure de terrain, c'est la graduation très minutieuse de la durée de la marche et aussi la surveillance fréquente de ses effets. Le malade doit augmenter progressivement la longueur de ses promenades à mesure que ses forces augmentent par l'exercice, et le médecin doit en contrôler fréquemment l'effet, pour voir s'il s'accoutume à supporter la marche et s'il est opportun d'en augmenter la durée.

Quand il s'agit de malades très affaiblis et pour lesquels on redoute la fatigue, la marche, même soumise à un contrôle rigoureux, représente encore un exercice trop fatigant, et on doit avoir recours à des formes de mouvement qui permettent d'atténuer beaucoup plus le travail imposé aux muscles. La marche, en effet, est un exercice trop généralisé pour qu'on puisse calculer très exactement la dépense de force qu'il représente; trop de muscles interviennent dans son exécution et on ne peut pas faire que la marche, même très courte, ne représente encore un effort assez considérable, puisqu'en somme c'est un exercice qui consiste dans le déplacement du corps, c'est-à-dire d'un poids moyen d'une soixantaine de kilogrammes. Chaque pas représente donc un travail qui peut être excessif pour certains neurasthéniques, qui déclarent avoir « les jambes coupées » dès qu'ils veulent seulement se tenir debout.

La seule forme d'exercice qui permet d'atténuer l'effort musculaire au dernier degré, c'est la *gymnastique suédoise*, parce que c'est une méthode qui *décompose* le mouvement.

La marche, comme tous les actes naturels, est une synthèse de mouvements. Pour marcher, nous utilisons un grand nombre de muscles et chaque pas représente une réunion de beaucoup de mouvements partiels, qui se passent dans les articulations du pied, du genou, de la cuisse, du bassin et de la colonne vertébrale. La gymnastique suédoise, elle, est une méthode qui décompose le mouvement; elle met en œuvre, dans certains cas, non pas tout un membre, mais un segment de membre isolé, de sorte que si on veut faire travailler tout le corps, on doit mettre en jeu toutes les articulations *successivement* et non pas simultanément.

La différence est facile à comprendre. Il y a, d'une part, synthèse du mouvement, c'est-à-dire groupement de plusieurs efforts simultanés, et, d'autre part, analyse et dissociation de plusieurs mouvements habituellement associés. De là, fractionnement du travail et, par conséquent, atténuation de la force dépensée pour chaque mouvement, d'où atténuation de la fatigue ressentie.

Il faut noter que cette méthode applique les mêmes procédés analytiques aux mouvements passifs qu'aux mouvements actifs : par exemple, elle mobilisera isolément l'articulation du poignet, celle du pied, ou bien celle de l'épaule, de la hanche, etc. Elle obtiendra ainsi des effets de réaction infiniment plus modérés que ceux donnés par le déplacement de la totalité du corps.

Tous les procédés de la gymnastique suédoise visent : 1° à localiser le mouvement dans un groupe musculaire déterminé quand il est actif, ou dans une articulation donnée quand il est passif; 2° à doser l'effort musculaire dans le mouvement actif et à limiter le déplacement de la partie mobilisée, quand le mouvement est passif.

A l'aide de quels procédés? Il y a deux manières d'appliquer les mouvements suédois, l'une *manuelle*, l'autre *mécanique*, mais toutes deux, visant le même but, peuvent produire le même résultat à l'aide de moyens différents. Ce résultat est de forcer le patient à exécuter des mouvements, qui soient absolument conformes par leur degré d'énergie, leur amplitude et leur forme, à ce qui est commandé par le médecin.

Dans la méthode *manuelle*, le mouvement est contrôlé par la main d'un aide qui saisit la partie à mouvoir, lui communique le mouvement indiqué s'il s'agit d'un mouvement passif, ou lui oppose une résistance plus ou moins forte s'il s'agit d'un mouvement actif.

Dans la méthode *mécanique*, ce sont des machines qui communiquent le mouvement, quand il doit être passif, et qui opposent la résistance, quand le mouvement doit être actif. De là deux sortes d'appareils conçus sur deux plans très différents.

Les appareils à mouvements passifs sont mus par une force extérieure, l'électricité, la vapeur, le gaz; ils peuvent être mis en marche ou arrêtés instantanément et présentent divers dispositifs qui leur permettent de s'adapter aux diverses parties du corps. Il y a des appareils pour la mobilisation du pied, de la main, du genou, du coude, de l'épaule, de la hanche, etc. Il y en a aussi pour la mobilisation totale du corps, soit un tabouret animé d'un mouvement de circumduction, soit un siège en forme de selle qui se déplace verticalement et donne l'impression des réactions d'un cheval.

Chacun de ces appareils peut subir un réglage différent suivant chaque sujet, de manière à ce qu'on puisse, à volonté, diminuer ou augmenter l'amplitude du mouvement et par conséquent de ses effets.

La méthode mécanique permet même d'appliquer certaines formes de massage, surtout des frictions et du tapotement, à l'aide de courroies et de petits marteaux élastiques. Elle permet notamment une forme de massage très usité dans le traitement de la neurasthénie et de toutes les affections nerveuses : la *vibration*, dont nous reparlerons tout à l'heure. Pour le massage, comme pour les mouvements passifs, les appareils peuvent être réglés de manière à atténuer ou à augmenter l'intensité des impressions que ressent le patient.

La méthode mécanique ou mécanothérapique emploie, pour doser le mouvement actif, des procédés d'une rigueur absolument mathématique, qui donnent beaucoup plus de sécurité que les méthodes manuelles, pour proportionner l'effort du malade à la résistance que lui suppose le médecin. Au lieu de s'en rapporter au tact et à l'expérience de son assistant, au lieu de lui dire simplement : « Faites une résistance faible, ou moyenne, ou forte », le médecin établit d'avance la mesure de l'effort que le malade ne doit pas dépasser et peut évaluer cette mesure en kilogrammes d'une manière très précise, grâce à un dispositif d'une très grande simplicité. Les appareils actifs de Zander consistent essentiellement dans un contre-poids qui peut se déplacer le long d'un levier rigide et se fixer sur telle ou telle partie du levier, de façon à raccourcir ou à allonger le bras du levier qui fera résistance à l'effort du sujet. On augmente la résistance du contre-poids en l'éloignant du point d'insertion du levier et on la diminue en l'en rapprochant. Le levier porte sur sa longueur une série de divisions numérotées qui indiquent exactement le degré d'effort que représente chaque position du contre-poids; et le médecin n'a qu'à spécifier sur son ordonnance le numéro auquel doit être fixé le contre-poids, pour être mathématiquement certain du degré d'effort imposé à son malade. Dans cette méthode, le rôle de l'aide est donc tout à fait effacé, ce qui permet d'utiliser la première personne venue comme assistante, pourvu qu'elle soit attentive et soigneuse. Il est bien facile, en effet, avec un appareil dont on peut faire varier la résistance dans la proportion de 1 à 20, de trouver des mouvements adaptés aux sujets les plus forts.

Les appareils de la mécanothérapie sont adaptés chacun à un membre ou à un segment de membre particulier. Il y en a pour les bras, les avant-bras, les poignets; il y en a pour l'extension, la flexion, l'abduction, etc. En un mot, chaque appareil ne donne, quand il est réglé, qu'une seule forme de mouvement et ne met en jeu qu'un nombre de muscles très restreint. On peut ainsi localiser le mouvement à l'extrême, et nous avons dit que c'était la meilleure manière d'atténuer la sensation de fatigue. Il est, en effet, facile de se représenter le peu de fatigue qui doit résulter d'un mouvement de flexion du poignet, l'avant-bras étant soutenu et immobilisé et la résistance opposée aux mains ne dépassant pas 2 à 300 grammes. Ce sera l'un des premiers mouvements actifs qu'on demandera aux neurasthéniques.

Tels sont donc les procédés qui permettent de préserver le neurasthénique des causes de fatigue inhérentes à l'excès d'effort. Le moyen d'atténuer l'effort et par conséquent la fatigue, c'est de fractionner le travail des muscles et de le donner à petites doses.

Mais la dose de travail n'est pas le seul élément de fatigue. Il faut tenir compte de la forme de l'exercice. *Il y a des exer-*

cices qui sont plus fatigants que d'autres, à travail égal.

Et, d'abord, les exercices qui demandent un apprentissage.

Tout le monde sait combien il est plus fatigant d'apprendre un exercice que de le pratiquer quand on le connaît. L'excès de fatigue a ici deux causes : l'une qui atteint les muscles, c'est le travail supplémentaire que cause la maladresse; l'autre qui atteint la cellule nerveuse cérébrale, c'est le travail de coordination. Le surmenage d'un homme qui apprend à nager, à monter à cheval ou à bicyclette représente en réalité deux formes de fatigue, ajoutées l'une à l'autre, fatigue musculaire et fatigue cérébrale.

Il y a des exercices chez lesquels l'effort de coordination persiste même quand l'apprentissage en est fait, parce que les phases de l'exercice ne sont pas réglées d'avance; telles sont toutes les formes de l'escrime, et aussi certains exercices de sport dans lesquels il y a des combinaisons, comme le jeu de courte paume, etc.

Les exercices les plus propres à éviter le surmenage par excès de fonctionnement de la cellule nerveuse sont ceux qui peuvent devenir automatiques et s'exécuter sans le secours du cerveau, en dehors de toute attention : la marche, la bicyclette en route facile, l'aviron en promenade, sont des exercices qui deviennent automatiques, dès qu'on les a suffisamment appris.

Enfin il y a une condition de l'exercice qui est plus propre que toute autre à provoquer la fatigue, c'est l'émulation dans l'exercice. Il faut absolument interdire à tout neurasthénique les records et les épreuves, quelles qu'elles soient, où il y a lutte et compétition; car, dans ces épreuves, on ne peut remporter la victoire qu'en allant jusqu'aux dernières limites de la force, jusqu'à épuisement complet de l'énergie nerveuse. On voit souvent, dans les courses à pied, le vainqueur tomber sans connaissance en arrivant au but. Tous ceux qui ont pris part à une course d'aviron savent que les derniers efforts, les efforts qu'on appelle justement « désespérés », donnent au rameur l'impression d'une sorte d'anéantissement. « Quand vous approchez du but, — dit un auteur anglais dans un livre sur l'entraînement des rameurs, — quand vous approchez du but, tirez comme si votre vie dépendait de votre coup d'aviron. » Il est impossible de garder son sang-froid dans ces épreuves, et les conséquences les plus désastreuses peuvent résulter, pour les sujets prédisposés à la neurasthénie, de ces suprêmes efforts, sans lesquels on ne peut pas remporter la victoire.

Nous avons vu plusieurs fois des crises de neurasthénie éclater subitement chez des sujets qui venaient de remporter le prix dans une épreuve sportive. L'un d'eux, un jeune homme de dix-sept ans, a été obligé d'abandonner pendant deux ans tout travail scolaire à la suite d'une course à pied prolongée dite « course de résistance », où il avait été vainqueur.

A côté des conditions de fatigue qui tiennent à la dose du travail ou à la forme de l'exercice, il en est qui tiennent au sujet lui-même, qui sont individuelles.

Et d'abord, il y a des sujets plus vulnérables que d'autres à la fatigue. Parmi ceux-là, les neurasthéniques sont au premier rang. Ils se fatiguent avec une intensité extrême; en outre, la fatigue présente chez eux certaines particularités utiles à connaître pour diriger leur traitement. D'ordinaire, la fatigue est tout à fait soudaine et absolument impérieuse. Un malade du Dr Ballet racontait qu'au temps de ses grandes poussées de neurasthénie, il lui arrivait de sortir et de marcher assez aisément pendant un certain temps, puis d'être pris brusquement d'une fatigue insurmontable, qui l'obligeait à s'arrêter et à s'asseoir n'importe où.

Là, du moins, on est averti à temps, et il vaut mieux, quand on applique le traitement par l'exercice, avoir affaire à cette forme de la fatigue qu'à une autre forme inverse, la fatigue tardive.

Il est des neurasthéniques qui ne ressentent les effets d'une fatigue que plusieurs jours après le travail anormal qui lui a donné naissance. Il en est de même du reste pour les fatigues de cause normale, les émotions, les commotions qui peuvent n'avoir leur manifestation que longtemps après avoir été subies.

Rien de dangereux comme ces formes insidieuses de la fatigue : elles suppriment un avertissement qui serait utile au médecin pour gouverner les exercices de son malade et l'exposent à dépasser la mesure sans s'en apercevoir.

Il faut savoir que, même chez l'homme sain, la fatigue a des formes tardives. Tout le monde sait que l'homme qui se livre à un exercice violent sans entraînement préalable peut supporter son exercice sans fatigue appréciable, et se sent fatigué d'ordinaire le lendemain beaucoup plus qu'immédiatement après. C'est cette fatigue consécutive qu'on appelle la *courbature*.

Chez l'homme bien entraîné, la fatigue consécutive ne se produit pas : c'est là même le critérium de l'état d'entraînement, d'accoutumance du travail. Mais si l'homme bien entraîné vient à dépasser la limite de son entraînement, c'est-à-dire à faire plus que ses organes même accoutumés au travail ne lui permettent de faire, on peut voir se produire chez lui ces formes tardives de la fatigue que je viens de signaler chez les neurasthéniques, et la fatigue ressemble alors, d'une manière frappante, non plus à une courbature avec douleurs musculaires et malaises fébriles, mais à une véritable crise de neurasthénie. Les hommes adonnés aux exercices violents le savent, parce qu'ils en ont vu assez souvent des exemples, et ils appellent *surentraînement* l'état d'un athlète qui s'est épuisé par des efforts successifs très prolongés.

Inutile de dire combien le surentraînement serait dangereux pour un sujet déjà neurasthénique. Il faut donc, non seulement tenir compte des modifications de la fatigue, mais les prévoir et se rappeler qu'elles peuvent surprendre par leur apparition très tardive, au moment où le mal causé par l'exercice est irréparable. On peut résumer toutes les règles du traitement dans cette formule : la cure d'exercice chez le neurasthénique est l'art de l'entraîner sans le fatiguer.

Arrivons maintenant à des indications plus précises, et supposons le médecin aux prises avec un neurasthénique auquel il veut appliquer la cure d'exercice; comment procédera-t-il?

La manière de faire dépendra, naturellement, du degré de la maladie.

Supposons qu'il s'agisse d'un cas grave, d'une de ces *grandes neurasthénies* où la sensation de fatigue est portée à son dernier degré. En pareil cas, il ne faut songer à rien autre qu'au repos le plus complet et le plus absolu; mais il ne faut pas considérer ce repos comme le but et le terme du traitement de la neurasthénie : ce n'en est que la première étape.

La durée du repos absolu sera plus ou moins longue suivant le cas : mais le repos devra être considéré comme une *préparation* à la cure de mouvement. La longueur plus ou moins grande de cette période de préparation peut être discutée; ce qui ne peut pas l'être, c'est la nécessité de la faire suivre d'une période d'exercices méthodiques, si on veut que le malade reprenne complètement ses forces, et surtout si l'on veut que sa guérison soit durable et bien consolidée.

En effet, le malade qu'on tient au repos pour lui faire reprendre des forces, on ne peut pas l'y tenir jusqu'à la fin de sa vie. Il faudra bien qu'à un moment donné, aussi tardif soit ce moment, il reprenne sa vie normale, se livre de nouveau aux actes ordinaires de la vie, sorte de son lit, marche, vaque aux occupations de son intérieur, puis sorte et se mêle à la vie de tout le monde. Or, ce qu'il faut bien comprendre, c'est que les actes de la vie usuelle sont plus fatigants que les mouvements auxquels il est question de le soumettre. Il faut qu'il se prépare aux actes musculaires de la vie domestique par des exercices plus doux que ces actes, et qui peu à peu élèveront le niveau de la capacité fonctionnelle de ses organes, en un mot lui donneront un commencement d'entraînement.

Ces exercices et ces mouvements seront choisis d'abord dans la gymnastique suédoise manuelle, parce que c'est la seule gymnastique qui puisse être appliquée au lit. Ce seront d'abord des massages et des massages bien surveillés, car on peut surmener un malade en le massant; ce seront des frictions modérées, puis des mouvements passifs communiqués aux extrémités de manière à ébranler le moins possible l'ensemble du corps : mouvements de rotation et de circumduction des pieds et des mains, en ayant soin de fixer les bras ou les jambes pendant l'exécution du mouvement. On aura soin de faire entrer dans la série un certain nombre de mouvements de respiration passive ou simplement de respiration volontaire très profonde.

Un peu plus tard, on fera faire des mouvements passifs plus étendus, circumduction des bras et des cuisses, puis on ajoutera quelques très légers mouvements actifs avec résistance. Ces mouvements actifs ne devront, en principe, intéresser que les segments périphériques des membres, le poignet et l'avant-bras, le pied et la jambe. Puis viendront des mouvements plus étendus de la totalité des membres inférieurs et supérieurs; puis enfin quelques mouvements du tronc sans résistance, le poids du tronc suffisant pour provoquer l'effort voulu, soit dans la flexion pour passer de la position couchée à la position assise, sans l'aide des mains, soit dans la rotation à droite et à gauche pour se déplacer dans le lit.

Ces manœuvres gymnastiques préparent les muscles des jambes, des bras et du tronc, à faire les mouvements que le malade aura à exécuter une fois levé : ils représentent donc une pratique beaucoup plus prudente que celle qui prétendrait éviter au neurasthénique tout mouvement et tout effort musculaire jusqu'au jour où il se lèvera et marchera dans sa chambre. Avec l'abstention complète de mouvement, le malade risque d'éprouver une grande fatigue le jour où il se lèvera pour la première fois et où il essayera, sans préparation, de marcher, de soulever quelques objets même légers, etc.

Supposons le malade sur pied. On devra lui appliquer des exercices un peu plus énergiques, mais toujours *méthodiques*, des mouvements actifs localisés, de manière à ne mettre en jeu les divers groupes musculaires du corps que *successivement* : exercice de la jambe, puis de la cuisse, puis du membre opposé, du bras droit, puis du bras gauche, etc. On évitera, en divisant ainsi le travail musculaire et en décomposant les mouvements, de provoquer des réactions dans la circulation générale et dans le système nerveux.

Les exercices de marche et les petites promenades, qu'on prescrit d'une manière trop banale à tous les convalescents, sont beaucoup trop fatigants pour le neurasthénique qui vient de quitter son lit de repos. Ils n'interviendront qu'à une période plus accentuée d'amélioration et constitueront alors un élément d'entraînement d'un degré plus élevé.

Quand le malade pourra marcher, il ne faudra pas s'en tenir aux exercices de marche, qui localisent trop exclusivement le travail dans les jambes, et on devra le soumettre à la gymnastique méthodique, de manière à donner du travail à doses très modérées et très progressives à tous les muscles du corps. Il ne faudra pas négliger les mouvements passifs et le massage, qui devront être associés aux mouvements actifs, à cause de l'action sédative qu'ils exercent sur le système nerveux et de l'activité qu'ils donnent à la circulation capillaire et veineuse. Les mouvements de respiration interviendront aussi régulièrement, pour que le neurasthénique prenne l'habitude de respirer profondément.

Parmi les mouvements passifs, il en est un qui rend de très grands services aux nerveux, c'est la vibration. On ne peut en avoir les effets sédatifs dans toute leur intensité qu'au moyen des grands vibrateurs fixes, tels que celui de Zander. Les appareils portatifs ont des vibrations plus courtes, et bien qu'ils soient très efficaces pour exercer une sédation locale, ils n'ont pas l'effet général qu'on obtient par exemple avec la banquette trépidante de Zander, où l'on peut placer les jambes de manière à les faire vibrer dans toute leur étendue, et même le corps tout entier, si l'on s'assied sur la banquette, qui produit alors les effets du *fauteuil trépidant* de Charcot.

Si le malade a été ainsi modifié par les exercices méthodiques au point de pouvoir supporter une certaine dose de travail sans fatigue, on pourra songer à lui appliquer des exercices moins localisés, tels que la marche, et même quelques exercices de sport pratiqués avec une très grande douceur. On complétera ainsi son entraînement en lui procurant certains bénéfices de l'exercice, que la gymnastique suédoise ne peut pas lui donner au même degré.

La gymnastique suédoise, en effet, à cause même de son principe, si ingénieux pour éviter la fatigue, à cause du fonctionnement du travail et de la décomposition du mouvement, ne produit que très difficilement ce qu'on appelle les *effets généraux* de l'exercice, c'est-à-dire l'association de tout l'organisme au travail des muscles. Après avoir fait une séance même très énergique de gymnastique suédoise, on ne ressent ni grande augmentation de la chaleur du corps, ni sudation, ni grande accélération du pouls et de la respiration. Il en résulte que les effets de cette gymnastique sur la nutrition générale sont beaucoup moins accentués que ceux de beaucoup d'autres exercices qui généralisent le travail musculaire, on y fait participer à la fois un grand nombre de muscles, comme la marche, les diverses jeux de paume, le canotage, etc.

On complétera donc l'entraînement du neurasthénique, si l'état de ses forces le permet, par des exercices de marche, de marche en côte par exemple, suivant le système d'Œrtel, de manière à obtenir des effets de sudation, d'activité circulatoire, et des modifications de la nutrition générale : activité plus grande des combustions vitales et élimination plus complète des déchets organiques, si abondants chez les arthritiques et aussi chez les neurasthéniques.

En cherchant ainsi à étendre les limites de l'entraînement chez le neurasthénique, on ne devra jamais perdre de vue les conditions qui rendent ces malades plus vulnérables à la fatigue et par conséquent moins aptes à l'entraînement. On devra toujours rester en deçà de la limite probable de leur capacité de résistance, en se rappelant les dangers de surentraînement et les surprises de la fatigue tardive, sur lesquelles nous avons insisté.

Il est des neurasthéniques assez résistants pour atteindre un degré d'entraînement très élevé et pour supporter des fatigues aussi grandes que les hommes bien portants. Mais il faut dire que ces cas d'aptitude parfaite à supporter l'entraînement ne s'observent jamais dans la neurasthénie congénitale et primitive. Ils se rencontrent surtout chez les neurasthéniques arthritiques qui, une fois entraînés, étonnent quelquefois par leur extraordinaire résistance et leur capacité d'effort.

On le voit, en somme, il est toujours possible, avec de la méthode, d'augmenter dans une certaine mesure la résistance des neurasthéniques. Il n'y a, dans la pratique du traitement, d'autre difficulté que celle d'apprécier le degré d'énergie, d'exercice qui convient à chacun. C'est cette appréciation qui fait le côté difficile et délicat du traitement de la neurasthénie. C'est du reste le propre de la neurasthénie d'exiger, dans l'application de toutes les méthodes qui lui conviennent, un tact et une prudence plus grands qu'aucune autre maladie.

Il n'est donc pas plus difficile de gouverner un neurasthénique dans la pratique de l'exercice que dans celle du repos, du régime alimentaire, de l'hydrothérapie. Si on a plus d'insuccès avec l'exercice qu'avec les autres méthodes, c'est simplement parce que la notion en est moins vulgarisée en France.

CHAPITRE III[1]

LE RÉCONFORT PAR LES AGENTS PHYSIQUES

Sommaire. — La Physiothérapie. — L'épuisement et la force nerveuse latente. — La vaso-dilatation et la vaso-constriction. — Hypertension et hypotension. — Les réflexes cutanés et les centres cérébro-spinaux.

I. HYDROTHÉRAPIE. — Hydrothérapie froide et hydrothérapie chaude. — Balnéothérapie. — Les bains chauds. — Les bains carbo-gazeux ou bains de Nauheim. — La douche.

II. PHOTOTHÉRAPIE. — La lumière solaire. — Les rayons rouges. — Les rayons bleus. — Les bains de lumière. — Les impressions visuelles.

III. AÉROTHÉRAPIE. — L'air froid. — L'air chaud. — L'air humide. — L'air comprimé.

IV. CLIMATOTHÉRAPIE. — Le climat maritime. — Les plaines. — L'air des montagnes.

V. ÉLECTROTHÉRAPIE.

Dans ces dernières années, la Thérapeutique s'est enrichie d'une nouvelle branche, la *Physiothérapie*, qui met en œuvre pour agir sur l'organisme divers agents physiques, tels que l'eau, l'électricité, la lumière, l'air, etc. La *fatigue* et sa forme chronique, l'*état de fatigue*, peuvent être merveilleusement influencés par de tels procédés thérapeutiques; mais leur action mérite une étude approfondie et une discussion très serrée, car, mal dirigée, elle peut donner des résultats très décevants.

1. Rédigé par le Dr de Grandmaison.

Il est bien certain qu'on ne devra appliquer les agents physiques, ni avec la même intensité, ni sous la même forme, dans la fatigue précoce et dans la fatigue tardive, dans la fatigue transitoire ou dans l'état de fatigue. Il y a bien toujours épuisement nerveux plus ou moins prononcé : mais, tandis que certains sujets conservent une réserve de force nerveuse, une force latente qui ne demande qu'à être réveillée, chez d'autres, l'affaiblissement est tel qu'ils semblent avoir perdu toute sorte d'aptitude à réagir. D'autres, enfin, en état de fatigue, sont, malgré leur épuisement, surexcités et ressentent un besoin impérieux de retrouver le calme et la sédation. Dans tous ces cas divers, en somme, il y a un manque d'équilibre des réactions nerveuses, et c'est à rétablir cet équilibre que doivent concourir les agents physiques. Ils le peuvent, en agissant sur le système nerveux périphérique et plus spécialement sur le système nerveux et la circulation intradermiques : c'est par l'intermédiaire de ces organes qu'ils procureront aux gens fatigués le *réconfort* dont ils ont besoin.

Selon le degré et la forme de la fatigue, il y a soit *vaso-constriction* exagérée, soit *vaso-dilatation* trop accentuée des réseaux vasculaires cutanés et sous-cutanés.

Les cas où la *vaso-constriction* domine sont dus à un défaut d'action des vaso-dilatateurs, à une sorte de parésie fonctionnelle de ces vaso-moteurs. Il s'ensuit une vaso-dilatation des réseaux vasculaires dans les cavités splanchniques, avec une sorte de congestion passive plus ou moins durable des centres cérébro-spinaux. Par là s'expliquent les malaises, les défaillances, les céphalées persistantes, qu'on observe chez les gens fatigués. La vaso-dilatation splanchnique entraîne encore une méiopragie fonctionnelle par stase sanguine des divers appareils : aussi s'agit-il de sujets qui digèrent mal, respirent mal, ont enfin une nutrition défectueuse. Ce sont des ralentis au premier chef et par conséquent des arthritiques, ainsi que nous l'avons si souvent indiqué. Malgré cette dépression générale et cet épuisement si prononcé, le système nerveux périphérique est particulièrement excitable; on peut donc dire que, dans ces cas, la fatigue entraîne une sorte de faiblesse irritable.

Quand, au contraire, il y a *vaso-dilatation* périphérique, la parésie fonctionnelle porte sur les vaso-constricteurs. Dans ces circonstances, la circulation cutanée s'accomplit encore mal, non plus parce que les vaisseaux sanguins sont resserrés sur eux-mêmes, mais parce qu'ils ne sont plus susceptibles de chasser le sang qui les encombre. Ils deviennent ainsi le siège de stases, d'encombrements, de barrages particulièrement nuisibles aux échanges nutritifs. Les organes splanchniques réagissent alors en sens inverse; ils sont en état de méiopragie, non plus parce qu'ils sont congestionnés, mais parce que, recevant un afflux sanguin insuffisant, ils se nourrissent mal.

Dans l'un et l'autre cas, donc, l'équilibre vital est rompu et la nutrition d'autant plus défectueuse que le liquide nourricier et les humeurs de l'économie charrient des matériaux toxiques et nuisibles au bon fonctionnement des éléments anatomiques.

Cette inégalité dans la circulation périphérique et dans la circulation centrale se traduit par une réaction différente de l'artère radiale à l'examen sphygmomanométrique. Dans le premier cas il y a *hypertension* radiale; dans le second, au contraire, il y a *hypotension*. Rien n'est plus facile que de fixer par des exemples cliniques, d'observation banale et journalière, la différence de ces deux réactions.

Un individu, habituellement sédentaire, se prend un jour

d'un beau zèle et entreprend une longue marche de 12 à 15 kilomètres. Le soir, il rentre chez lui sans être trop abattu et se couche, persuadé qu'une nuit de bon sommeil va réparer la fatigue accumulée au cours de sa journée. Il ne tarde pas à être complètement déçu dans son attente. Non seulement il ne dort pas, mais il éprouve dans son revêtement cutané, dans ses membres, dans leurs extrémités, une sensation de chaleur, de fourmillements douloureux, à laquelle il n'est pas habitué. Examinée au sphygmomanomètre, sa tension radiale n'atteint pas 16; c'est un *hypotendu*, incapable du moindre effort, dont les mains et les pieds sont piquetés et zébrés de taches rougeâtres, dues à la vaso-dilatation périphérique.

Prenons, au contraire, un de ces individus, comme on en rencontre tant de nos jours, avec la vie intensive que nous nous imposons, vivant dans un état permanent de fatigue. Le surmenage l'a déprimé, anéanti; il est sujet à des troubles viscéraux multiples, respiration courte, essoufflement facile, lenteur et paresse des digestions, incapacité de travail intellectuel, tous signes de congestions vasculaires centrales. Par contre, ses téguments sont pâles et décolorés, il a des paresthésies périphériques rappelant celles de la sclérose rénale, sa tension radiale dépasse 18; c'est un *hypertendu*, avec vaso-constriction périphérique.

Dans les deux cas, on le voit, le système nerveux et le système vasculaire sont en méiopragie. Les réflexes cutanés, chargés de conduire aux centres cérébro-spinaux l'incitation qui les met habituellement en branle, sont entravés dans leur marche régulière; ils ne sont plus susceptibles de déclancher la réserve des forces nerveuses accumulées dans l'organisme; les actions nerveuses sont en partie *inhibées*. Bien plus encore, la peau élimine mal et ne débarrasse plus l'organisme des poisons qu'elle est chargée de rejeter au dehors par la sueur et la desquamation furfuracée; elle ne subit plus dans des conditions normales l'action des agents extérieurs, air, lumière, chaleur, etc.

Il y a donc lieu de modifier ces troubles pathologiques et c'est à la *Physiothérapie* d'intervenir; c'est elle, en d'autres termes, qui procurera aux gens fatigués le réconfort dont ils ont besoin.

Nous étudierons donc ses procédés curateurs, en adoptant l'ordre suivant :

1° Hydrothérapie;

2° Photothérapie;

3° Aérothérapie;

4° Climatothérapie;

5° Electrothérapie.

Nous limiterons notre étude à ces cinq agents physiques, sans nous engager dans les multiples énumérations qu'entraînent toujours à leur suite de nouvelles méthodes curatrices.

I. — Hydrothérapie.

L'hydrothérapie comprend les différentes applications externes de l'eau, employée comme agent thérapeutique. Avant d'entrer dans le cœur du sujet, il importe de bien établir immédiatement deux grandes divisions. L'hydrothérapie peut être *froide* ou *chaude*.

Dans l'hydrothérapie *froide*, on ne fait usage que de l'eau froide. Sous son action, l'organisme éprouve d'abord une sensation générale de froid, il y a pâleur et vaso-constriction des téguments; puis une réaction se produit, la vasodilatation périphérique succède à la vaso-constriction et les organes centraux se dégorgent.

Avec l'hydrothérapie *chaude*, au contraire, les phénomènes inverses se produisent. Sous l'action de l'eau chaude, les vaisseaux cutanés subissent tout d'abord une légère constriction, puis la température du corps s'élevant au contact du liquide chaud, la dilatation périphérique s'accentue et, sous cette influence, l'activité nerveuse se ralentit.

D'après ces considérations, il semblerait donc logique d'appliquer, chez les fatigués, l'hydrothérapie froide à ceux qui sont hypertendus et l'hydrothérapie chaude aux hypotendus. Ce n'est là cependant qu'une conclusion générale très vague, dont les applications peuvent être modifiées suivant les circonstances et les résultats qu'on veut obtenir.

La première forme sous laquelle on applique l'hydrothérapie, c'est la *balnéation*. Les *bains froids* se prescrivent surtout dans les grandes pyrexies et particulièrement au cours de la fièvre typhoïde; mais ils n'ont pas leur emploi dans la fatigue. Il n'en est pas ainsi du bain *chaud*. Celui-ci jouit de la propriété de soulager les gens atteints de fatigue précoce; il détend les nerfs, dit-on couramment, et cela est vrai. A Rome, les gladiateurs se plongeaient dans l'eau chaude, au sortir du Cirque : les Romains, d'ailleurs, ont marqué leur passage, dans les pays qu'ils ont conquis en Gaule, par l'établissement de nombreuses stations thermales, aux eaux desquelles ils demandaient le délassement de leurs fatigues, après une journée de guerre et de conquête.

Beaucoup de nos établissements thermaux ont été édifiés sur les emplacements d'anciennes stations balnéaires romaines; telles sont les stations de Néris, Bourbon-l'Archambault, Aix, Divonne, etc. Ce sont des eaux principalement utilisées dans le traitement des névroses et des manifestations arthritiques, c'est-à-dire de maladies qui ne sont que de la fatigue morbide.

Les bains chauds peuvent convenir aux fatigués déprimés et aux fatigués surexcités, mais à la condition d'être prescrits d'une manière différente.

A la suite d'une fatigue précoce — celle que nous savons être caractérisée par de l'hypotension radiale, — un bain chaud, pris à 35° et durant peu de temps, de manière à ce que le sujet ne se refroidisse pas, réveille la tension artérielle, dégorge la circulation centrale et remonte rapidement. C'est une pratique qu'on recommande souvent à une personne fatiguée par un effort momentané, mais prolongé.

S'agit-il, au contraire, d'hypertendus, de surexcités, les bains chauds conviennent encore, mais à la condition d'être prolongés pendant un certain temps. Ce procédé de cure par l'hydrothérapie chaude était d'un usage journalier, il y a quelques annés encore, à la station thermale de Néris. Les nerveux excitables étaient plongés jusqu'à trois heures consécutives dans des piscines dont l'eau était maintenue à une température de 34°,5 à 35°. Sous l'action de cette chaleur constante, la vaso-dilatation cutanée persiste quelque temps; ainsi, la circulation profonde ne se trouve plus encombrée; les centres cérébro-spinaux ne sont plus congestionnés; le calme s'installe et se rétablit, plus ou moins durable, dans les manifestations nerveuses, et les malades, après une série de bains prolongés, se trouvent réconfortés.

Dans le grand duché de Hesse, à Nauheim, existent des sources dont les eaux, contenant de l'acide carbonique à l'état libre, sont utilisées avec un certain succès pour le traitement des manifestations arthritiques. On a voulu préparer artificiellement des bains de Nauheim, et plusieurs établissements hydrothérapiques mettent à la disposition de leur clientèle des bains carbo-gazeux, contenant, comme les eaux de Nauheim, de l'acide carbonique à l'état de liberté. Les arthritiques, à qui sont destinés ces bains, sont des hypotendus, des fatigués. Le contact de l'acide carbonique réveille momentanément chez eux la vaso-constriction périphérique et finit par leur procurer un certain réconfort.

Il ne saurait être question ici des bains turcs, des étuves à vapeur, qui, par la transpiration produite, exagèrent l'élimination cutanée et sont l'occasion d'une fatigue s'ajoutant inutilement à la fatigue déjà trop prononcée.

Dans l'application de l'hydrothérapie, outre les diverses formes de la fatigue, la *balnéation* n'est cependant ni le procédé de choix, ni la pratique la plus répandue; on lui préfère de beaucoup la *douche* froide ou chaude. Elle possède, en effet, une action plus rapide, plus vive, plus intense que le bain.

Pendant longtemps on a surtout préconisé la douche *froide*, en partant de ce principe que, très stimulante, elle fouettait le système nerveux périphérique. Il n'est pas douteux qu'après une fatigue momentanée, l'individu soumis à l'action de la douche froide ressent, au bout de quelques minutes, une grande sensation de bien-être, due à la plus grande activité de sa circulation périphérique. Sous l'influence du jet froid, il se fait d'abord une vaso-constriction passagère, suivie rapidement d'une vaso-dilatation compensatrice, très active et très reposante. Mais pour que le fatigué ressente les effets salutaires de la douche froide, il est précisément indispensable qu'il opère facilement cette *réaction*. On peut l'y aider par la prescription d'une marche d'un quart d'heure ou d'une demi-heure de durée, au sortir de la douche; à Divonne on prépare les malades à la douche en leur faisant faire de la *préaction*. Dans cette ville d'eaux, avant d'aller s'exposer au jet de l'eau froide, les baigneurs actionnent leurs muscles et du même coup leurs filets nerveux en faisant préalablement une marche à pied à bonne allure, ou en jouant une partie de raquettes, de grâces, ou de paume. Par cet exercice préparatoire, leurs organismes se trouvent merveilleusement disposés à recevoir les bons effets de la douche froide, de laquelle ils sortent tout ragaillardis.

Dans la *douche écossaise*, on réalise en quelque sorte, au moyen du premier jet qui est chaud, la réaction préparatoire, la *préaction* de Divonne; puis, quand le second jet, froid celui-là, arrive, il produit les effets que nous avons étudiés tout à l'heure. De plus, cette succession immédiate du chaud et du froid produit sur les vaso-moteurs périphériques une action très marquée, susceptible de réveiller très vite les réflexes cérébro-spinaux.

Malgré l'excellence de la douche froide et de la douche écossaise, l'hydrothérapie froide ainsi pratiquée ne convient pas à tous les cas de fatigue. Chez les hypotendus, par exemple, elle est très dangereuse; car, au lieu de diminuer la fatigue, elle l'augmente. Elle ne convient pas non plus à tous les hypertendus, plus spécialement à ceux dont la réaction est difficile à obtenir.

A cette catégorie de sujets, la douche *chaude* doit être réservée. Elle se donne avec une pomme d'arrosoir et sous faible pression : très agréable à recevoir, elle donne des efforts sédatifs et réconfortants. Dans les maisons où sont soignés les nerveux, on utilise de plus en plus les douches tièdes pour calmer la surexcitation habituelle des malades : les fatigués excitables ne sont en somme que des nerveux.

II. — Photothérapie.

La photothérapie utilise la lumière comme un agent thérapeutique. Il s'agit surtout ici de la lumière solaire et accessoirement des autres sources lumineuses. Les applications thérapeutiques se déduisent des notions physiologiques d'ailleurs assez incomplètes, que nous possédons sur le rôle de la lumière.

Il n'est pas douteux qu'elle soit indispensable au bon développement de l'organisme humain; les races habituellement privées du soleil pendant une grande partie de l'année sont petites et mal développées; tels sont les Lapons et les Esquimaux : celles, au contraire, qui vivent dans les pays ensoleillés, sont à la fois plus précoces et plus brillantes; les Mexicaines et les Brésiliennes sont nubiles de très bonne heure, elles sont femmes à l'âge où les Françaises sont encore des fillettes. De ces simples faits on peut déduire que, la lumière solaire favorise le développement de l'énergie vitale et est un agent excito-moteur puissant pour le système nerveux.

C'est par l'intermédiaire des ramifications nerveuses périphériques qu'elle agit et provoque des réflexes réconfortants pour les centres cérébro-spinaux. On doit probablement à cette action favorisante la différence des caractères du méridional, expansif, hableur, agité, et de l'homme du Nord, froid, calme et réfléchi. Il n'y a pas seulement à tenir compte des rayons du spectre décomposés par le prisme, mais encore des rayons ultra-rouges et ultra-violets, dont nous méconnaissons la nature exacte et qui peut-être agissent par leur composition chimique. La lumière ne se borne pas à agir sur les ramifications nerveuses cutanées, elle a une influence non douteuse sur les qualités du sang périphérique, en favorisant la respiration élémentaire des tissus. Si les prisonniers, au sortir de leur captivité, sont habituellement d'une grande pâleur, c'est que, durant leur séjour à l'obscurité, leur sang n'a pas subi cette influence réductrice et bienfaisante de la lumière solaire.

Les rayons *rouges* sont particulièrement surexcitants; il est facile de s'en convaincre quand on soumet les varioleux au traitement de la chambre rouge, préconisé par Finsen : leur dermatite s'améliore très nettement; mais ils demeurent toujours plus ou moins surexcités pendant la durée de leur cure. Par contre, les rayons *bleus* paraissent jouir de propriétés très calmantes. Plusieurs médecins les ont appliqués au traitement de l'aliénation mentale; dans l'asile de Sainte-Anne, on peut voir une chambre d'isolement, pourvue de vitraux bleus, et qui a servi souvent à abriter des maniaques dangereux, dans le but de les calmer. Les bains lumineux qui jouissent à l'heure actuelle d'une certaine vogue sont basés sur ce principe. Le corps du sujet est enfermé complètement dans une caisse d'où émerge la tête; il est entouré de lampes à incandescence, munies d'un manchon rouge ou d'un manchon bleu. Chez les irrités, on utilise les lampes bleues, chez les déprimés les rouges, pour calmer les premiers, pour remonter les seconds. On peut donc dire en matière de conclusion que la lumière, agissant sur les échanges nutritifs, peut être utilisée dans le traitement de la fatigue; c'est pourquoi, pendant la mauvaise saison, certains individus fatigués se trouvent très bien d'un séjour même très court dans le Midi.

Nous connaissons un homme excessivement distingué, très intelligent, qui, en reprenant le cours de ses occupations, éprouvait régulièrement, au mois de février, une fatigue tellement prononcée qu'il était obligé d'arrêter ses affaires. Depuis trois ans, sur notre conseil, dès les premiers jours de janvier, il va se reposer au soleil de Cannes durant trois semaines, puis il revient à Paris réconforté et capable de poursuivre des travaux fatigants jusqu'à la période des vacances.

L'action des rayons lumineux ne se fait pas sentir seulement sur les terminaisons nerveuses périphériques, elle se manifeste encore sur la vue. Ici, d'ailleurs, elle est encore en réalité ressentie par le système nerveux : l'œil, avec sa rétine, n'est-il pas un organe essentiellement nerveux, comme une expansion de l'encéphale? Il devient ainsi le point de départ de réflexes aboutissant à des réactions des centres ; mais les résultats des excitations lumineuses oculaires sont quelquefois décevants, car ils peuvent aboutir à la fatigue et l'exagérer. C'est une observation banale que la répétition prolongée de certains phénomènes lumineux devient horriblement fatigante. A considérer pendant un certain temps, par un beau soleil, les mouvements de flux et de reflux des flots de la mer, on finit par être agacé et énervé. De même les impressions lumineuses que produit une longue séance cinématographique ne manquent pas souvent d'être très fatigantes. Pour toutes ces raisons, l'application thérapeutique de la lumière doit être faite avec la plus grande circonspection, et même à ceux que réconforte le soleil du Midi, il faut éviter la fatigue visuelle par le port de verres colorés et appropriés.

Concluons en disant que la photothérapie paraît surtout de voir réserver ses interventions aux gens épuisés et en état de fatigue prolongée; elle ne saurait convenir aux irritables parce qu'elle augmenterait leur fatigue. C'est donc dans des conditions bien déterminées et bien limitées que la lumière est réconfortante.

III. — Aérothérapie.

Personne n'ignore quel rôle capital jouent les phénomènes respiratoires dans l'accomplissement des échanges nutritifs;

si la fatigue vient, d'une manière transitoire ou définitive, modifier l'équilibre vital, le rôle de la respiration devient encore plus important, qu'il s'agisse de la respiration pulmonaire ou de la respiration élémentaire. Le poumon a alors la charge de rejeter au dehors les nombreux produits toxiques gazeux que développe la fatigue ou qu'entretient d'une manière durable l'état de fatigue.

Il est donc de toute nécessité que le milieu ambiant, au sein duquel s'accomplissent les échanges, présente des conditions physiques et chimiques favorables à l'osmose des gaz : de là à utiliser l'air comme agent thérapeutique, il n'y avait qu'un pas à franchir. Nous renverrons à la *climatothérapie* l'étude de la cure d'air proprement dite; ici nous considérerons seulement l'air respirable.

On cherche à le modifier soit en le rendant plus actif, soit en le chargeant de vapeurs médicamenteuses. Nous allons nous demander le parti qu'on peut tirer de l'air *froid*, de l'air *chaud*, de l'air *humide* et de l'air *comprimé* dans le traitement de la fatigue.

Dans son précis de thérapeutique, Arnozan apprécie, dans les termes suivants, les applications curatives de l'*air froid* : « Les expériences récentes de Pictet ouvrent une voie nouvelle : le *puits frigorifique* est un double cylindre métallique; entre les deux gaines métalliques est enfermé un gaz liquéfié sous pression, de l'air liquide en particulier : l'appareil est revêtu à son intérieur de peau de chèvre. La température de l'air de ce puits peut descendre jusqu'à — 130°. Si un sujet tout habillé descend dans ce puits, la tête maintenue bien entendu hors du tube, il ne présente aucun phénomène appréciable jusqu'à — 50° ; à — 70°, il se produit brusquement une hyperthermie (39°) ; puis, épuisé par cet effort réactionnel et par le rayonnement excessif de sa chaleur, le sujet donne bientôt 37°, puis 36°,5 et éprouve un tel malaise qu'il demande la cessation hâtive de l'expérience. Il est certain que de graves oscillations du sang de la périphérie vers le centre ou inversement doivent survenir alors, mais un fait intéressant, qui se produit constamment, c'est, au sortir du puits frigorifique, un appétit presque immodéré, suivi d'un long frisson et d'un sommeil. Ce serait pour les *dyspeptiques* un moyen de guérison. » (PICTET.)

Malgré les résultats satisfaisants donnés par le *puits frigorifique*, il constitue un traitement qui doit être absolument interdit aux gens fatigués. Ce froid thérapeutique donne naissance à des variations trop brusques et trop rapides dans l'action des vaso-moteurs pour soulager les différentes formes de fatigue. A la fatigue physiologique ou morbide, il faut, en effet, des procédés curateurs doux, lents, progressifs et non pas des traitements brusques et intensifs.

Pour les mêmes raisons nous ne saurions recommander les bains d'*air chaud sec*, préconisés par Bier. Par leurs effets généraux, ils ont les mêmes inconvénients que le puits frigorifique de Pictet; par leurs effets locaux, s'ils donnent de très bons résultats dans les manifestations douloureuses de l'arthristisme et particulièrement dans celles de la goutte chronique, ils sont encore trop violents pour pouvoir être conseillés dans les cas de fatigue.

Certains thérapeutes conseillent à leurs malades des *bains de vapeurs* chaudes ou tièdes, aromatisées ou non, dans le but de modifier leurs échanges nutritifs. Ces bains d'air humide, recommandés surtout dans les manifestations douloureuses et rebelles de l'arthristisme, conviennent-ils aux arthritiques fatigués? Nous ne le croyons pas, et pour une raison bien simple: c'est que l'air humide restreint les éliminations respiratoires.

Le rejet par le poumon de la vapeur d'eau produite par la combustion des hydrates de carbone constitue une des meilleures réactions défensives de l'organisme. Cette élimination ne se fait bien, suivant les lois de l'osmose, que si l'expiration s'accomplit dans un milieu ambiant suffisamment sec : or l'air humide, déjà saturé de vapeur d'eau, ne saurait être propice aux échanges respiratoires et provoquerait nécessairement la rétention des substances toxiques, qui devraient être éliminées. Les bains d'air humide ne conviennent donc pas à un état pathologique, comme la fatigue, qui s'exagère par la rétention de matériaux toxiques.

Il en est tout autrement des bains d'*air comprimé* : ceux-là, au contraire, peuvent être très réconfortants pour les gens atteints d'épuisement, parce qu'ils activent les échanges respiratoires et relèvent toutes les énergies de l'organisme. Ils consistent principalement dans les deux pratiques successives suivantes : le sujet inspire de l'air comprimé à un nombre variable d'atmosphères et expire dans de l'air raréfié. Ainsi se trouve réalisé un double résultat thérapeutique : d'une part, l'hématose se fait plus active et, de l'autre, l'élimination des déchets respiratoires est plus complète. Il n'est donc pas permis de nier que les bains d'air comprimé, pourvu qu'ils soient administrés avec prudence et d'une façon très lentement progressive, ne soient très *réconfortants* dans les états très prononcés de fatigue, caractérisés surtout par de l'épuisement.

IV. — Climatothérapie.

La climatothérapie représente comme la quintessence de la thérapeutique par les agents physiques, elle tient compte à la fois de l'action de l'air, de la lumière, de la température et, en même temps, de celle de l'altitude, de la flore et de la faune des différentes contrées.

Ce que doit rechercher le médecin dans le traitement de la fatigue, c'est de favoriser les échanges nutritifs de son malade et de le mettre dans des conditions cosmiques telles qu'il respire plus facilement, qu'il agisse plus posément et qu'enfin il se livre à un exercice salutaire tout en évitant le surmenage. Les différents climats ne remplissent pas également ce but.

On s'accorde généralement à interdire aux fatigués les côtes maritimes, surtout celles de la Manche. L'*air marin* est beaucoup trop excitant pour des organismes épuisés, il est d'autant moins recommandable que son atmosphère, saturée de chlorure de sodium, ne convient pas à des individus qui, le plus souvent, ont de la rétention chlorurée. Il en est ainsi pour la fatigue durable et prolongée, pour l'état de fatigue; mais les gens atteints de fatigue légère et transitoire peuvent trouver un réconfort dans le séjour sur les côtes. Il vaut mieux alors cependant recommander les rives des fleuves côtiers, comme la Rance, la Charente, etc. : l'air y est moins vif et moins fatigant qu'au bord même de la mer.

Il est encore une raison qui fait proscrire la mer aux gens qui sont en état de fatigue, c'est que la pression atmosphérique atteint dans cette région son maximum de tension; elle peut alors être un obstacle au rétablissement progressif du jeu des fonctions respiratoires.

Les plaines, avec leur altitude moyenne, leur calme et leur atmosphère tamisée par des bois, sont particulièrement favorables aux citadins fatigués. Ils y trouvent un repos à leur surmenage habituel, un milieu très propice à leurs actes respiratoires et enfin des promenades faciles et agréables.

Leur système nerveux se calme et se détend. Bien des gens ont dû quitter la grande ville pour aller s'installer à la campagne, où ils n'éprouvent plus la fatigue dont ils se plaignaient trop volontiers.

Il semblerait dans ces conditions que les montagnes conviennent particulièrement aux gens fatigués; l'air y est beaucoup plus pur, la pression atmosphérique y est moins forte, et, d'après les observations de Viault, le sang y est le siège d'une hyperglobulie bienfaisante, susceptible d'activer la nutrition et de combattre les influences anémiantes. Le *climat de montagne* convient effectivement aux fatigués, mais à la condition essentielle qu'ils ne s'élèvent pas à plus de 5 à 600 mètres du premier coup. Dans ce cas, ils éprouvent une activité suffisante pour remonter leur nutrition et réconforter leurs organismes débilités.

V. — Electrothérapie.

L'électricité occupe dans la thérapeutique contemporaine une place de plus en plus considérable. Le lecteur ne trouvera ici que des indications très générales et très vagues; n'ayant aucune compétence dans les questions d'électrothérapie, nous nous bornerons simplement à indiquer ici ce procédé thérapeutique, en renvoyant aux Traités spéciaux pour y trouver et les développements et les explications nécessaires.

Il n'est pas douteux que l'électricité puisse être appliquée au traitement de la fatigue, car, comme le dit Bergonié dans le *Précis de Thérapeutique* d'Arnozan : « L'excitant électrique, en se substituant à l'agent nerveux, agit sur tous les organes et tissus excitables, *en leur apportant l'excitation indispensable à leur fonctionnement et par suite à leur nutrition* ».

Nous savons que l'épuisement nerveux chez l'individu fatigué se trouve intimement lié aux troubles de la nutrition; agir sur les échanges nutritifs ralentis, c'est donc combattre la fatigue.

C'est ainsi qu'avec le courant franklinique, au moyen des *aigrettes* et des *effluves*, on produit une révulsion générale très favorable à l'épuisement nerveux et à la dépression psychique. Avec les *bains statiques* et le *souffle*, on augmente les combustions respiratoires. Le courant sinusoïdal, couramment appelé, du nom de son inventeur, la *d'Arsonvalisation*, produit exactement les mêmes résultats, tout comme la *faradisation rythmée*.

Dans les applications de l'électricité au traitement de la fatigue, le médecin traitant, après avoir établi à quelle forme de fatigue il a affaire, doit donc se demander le résultat qu'il veut obtenir. Ces précautions préliminaires bien posées, il adressera son malade à un thérapeute compétent, en lui fournissant des indications précises.

CHAPITRE IV

LE RÉCONFORT MORAL[1]

Sommaire. — Les causes psychiques de la fatigue. — La psychothérapie. — Les réactions de l'âme. — La fatigue de l'esprit. — La fatigue de la sensibilité. — La psychothérapie. — Les maladies de la volonté. — La suggestion hypnotique. — La persuasion. — La lutte contre l'idée fixe. — Les traitements excentriques. — L'idéal religieux. — L'appui moral.

Au moyen du mouvement et des agents physiques, nous luttons contre la fatigue en régularisant les actions nerveuses périphériques, en disciplinant les réflexes cutanés, en maîtrisant en somme les fuites extérieures de l'énergie vitale. De cette façon, nous diminuons l'excitabilité du fatigué : il transmet à ses centres cérébro-spinaux des incitations normales, pondérées, saines, capables d'éviter des réactions trop vives et la déperdition inutile de l'énergie nerveuse et de ses réserves. Nous cherchons donc, en somme, à proportionner le rendement de l'organisme au capital qu'il possède en réserve; nous tâchons d'équilibrer l'énergie potentielle et l'énergie dynamique. Pour atteindre notre but, nous nous adressons aux organes périphériques, parce que leur fatigue première a causé la fatigue généralisée.

Dans bien des cas, il nous est impossible de rencontrer

1. Rédigé par le Dr de Grandmaison.

dans le surmenage physique, dans l'exercice immodéré et mal compris des organes, que nous appellerons matériels, les points de départ de la fatigue. C'est qu'elle n'est pas toujours déterminée par un réflexe organique, par une réaction physiologique perceptible à l'exploration de nos sens. Elle peut, en effet, se localiser d'emblée sur les centres encéphalo-médullaires, ou mieux, pour être plus précis, sur le cerveau lui-même. Elle naît sur place dans l'encéphale et s'étend dans l'encéphale sans que nous soyons susceptibles de saisir matériellement les sources et les raisons d'être de son extension. Les réflexes qui lui donnent naissance ne sont plus d'ordre physique, mais d'ordre moral; sa cause est psychique.

A cette origine spéciale de la fatigue, il faut opposer un traitement de même nature, c'est-à-dire un traitement psychique : ce n'est plus le réconfort physique qu'on vise, mais bien le *réconfort moral*. Il faut donc appliquer ici les procédés de suggestion et de persuasion que les neuropathologistes utilisent dans le traitement des névroses par la *Psychothérapie* : on s'adresse à l'âme et non plus au corps du fatigué.

Pour se rendre compte des réactions de l'âme, le philosophe l'étudie dans ses trois facultés maîtresses : l'intelligence, la sensibilité, la volonté. Procédant dans le même esprit et suivant le même ordre, le médecin doit considérer successivement : la *fatigue intellectuelle*, la *fatigue sensitive*, la *fatigue volontaire*, dont les effets s'accumulent et se condensent pour créer l'*épuisement de l'énergie psychique*, qui n'est qu'une des modalités de l'état de fatigue. Avant de passer en revue ses différents procédés curateurs, il est indispensable que nous revenions momentanément sur ses causes, pour nous éclairer sur ses multiples manifestations.

La *fatigue intellectuelle*, qu'on appelle encore *fatigue de l'esprit*, est d'observation courante ; elle est l'apanage des professions intellectuelles et peut se produire dans de nombreuses circonstances. Elle a pour cause originelle un trouble plus ou moins prononcé de l'*attention.*

L'attention est la propriété qu'a notre intelligence de pouvoir se fixer sur un point déterminé et de l'étudier sous tous ses aspects pour en tirer des conclusions utiles ou simplement agréables. L'étymologie même du mot « attention », « *tendere ad*, tendre vers », indique suffisamment qu'elle consiste en une *tension de l'esprit.* De même que nous sommes incapables de fournir un exercice prolongé et soutenu sans surmener nos muscles, de même nous ne saurions produire un travail intellectuel forcé et persistant sans fatiguer notre cerveau. Pour subir plus directement l'influence de l'âme, le cerveau n'en met pas moins en œuvre des organes matériels, fins, délicats, exquis si l'on veut, mais matériels et par conséquent sujets à l'épuisement de leur énergie potentielle. Le travail de l'esprit, par la répétition et la prolongation des phénomènes congestifs qui lui font cortège, finit toujours par produire, dans les mêmes territoires encéphaliques, une anémie compensatrice, si bien que l'anémie cérébrale est quelquefois l'aboutissant du surmenage intellectuel. Enfin un travail cérébral intensif entraîne toujours la production de composés toxiques, qui retentissent sur la cellule nerveuse et finalement la fatiguent par une sorte d'auto-intoxication.

L'effort intellectuel soutenu et persistant produit la fatigue cérébrale, il représente comme une *idée fixe*, sur laquelle se concentrent toutes les forces vives de notre esprit. Cette *idée fixe* est une des principales causes de la fatigue cérébrale. Qui n'a ressenti, au moins une fois dans sa vie, cette fatigue spéciale que détermine le surmenage de l'esprit. Plus encore que le travail longtemps soutenu, l'effort intensif et momentané engendre la fatigue; c'est lui qu'on appelle vulgairement le *coup de collier*, par comparaison avec l'effort que fournit, sous l'influence d'un coup de fouet, un cheval fatigué qui doit absolument accomplir une course donnée. Ce coup de collier est pratiqué couramment par les gens qui ont à subir des concours ou des examens. On peut se rendre compte de la fatigue qu'il procure chez le futur médecin, affrontant le concours de l'Internat.

Pendant les derniers jours qui précèdent l'épreuve si importante de la question écrite, les candidats sérieux s'épuisent à revoir leurs programmes et à reprendre une à une toutes les questions probables. L'épreuve elle-même est une source extrême de fatigue et l'attention concentrée, durant les deux heures de la composition, engendre une sensation générale de malaise, une céphalée pénible, un sentiment de vide cérébral, qui ne sont pas autre chose que les symptômes d'une fatigue cérébrale intense. Elle atteint quelquefois de telles proportions que, pendant plusieurs jours, il est impossible au jeune homme de se livrer à l'étude.

Quelquefois il se produit, dans de telles conditions de surmenage intellectuel, un arrêt brusque et momentané des fonctions cérébrales; suivant l'expression de Brown-Sequard, le cerveau est *inhibé*. Cette inhibition est rarement complète; il ne se produit le plus souvent que des *fuites* de l'énergie cérébrale. La fatigue se traduit alors par une incapacité momentanée à fournir un autre travail que le travail habituel : c'est ainsi que le polytechnicien, venant de s'abstraire sur la recherche d'une solution mathématique, est incapable de se livrer immédiatement à une autre occupation intellectuelle.

Le travail fait sans goût et par force est beaucoup plus propice à engendrer l'épuisement que le travail auquel on se consacre avec plaisir : c'est qu'alors la fixation de l'intelligence exige des efforts psychiques trop considérables.

La fatigue cérébrale produit donc localement une véritable impotence des facultés intellectuelles, mais de plus elle se traduit par des modifications profondes dans les autres réactions nerveuses et dans les fonctions de nutrition. Elle n'est pas produite enfin que par le travail exagéré; le désœuvrement, la paresse peuvent aussi la créer, parce qu'ils ne transforment pas suffisamment l'énergie potentielle en énergie dynamique. Dans les longues heures de far-niente, souvent une idée fixe, une obsession s'emparent de notre pensée, torturent notre imagination et créent finalement l'état de fatigue.

Les réactions anormales de la sensibilité entraînent d'autant plus facilement l'état de fatigue, que celle-ci n'est en réalité qu'une sensation. Une *commotion* morale vive, la perte d'un être cher, la ruine d'une fortune, la peur d'un danger, voilà des causes de fatigue. Que de gens demeurent anéantis, incapables de réaction, déprimés à la suite d'un deuil douloureux, et ils éprouvent d'ailleurs un certain plaisir à entretenir leur état d'épuisement, car ils se complaisent dans leur regret. Les crises de nerfs, les défaillances subites, qu'éprouvent certaines mères, au moment où elles se séparent de la dépouille de leur enfant, la persistance de l'abattement chez d'autres, qui n'arrivent pas à remonter leur énergie morale : ce ne sont là que des modalités de la fatigue.

L'*ennui*, la *contrainte*, la *révolte* physique ou morale, la *souffrance* aiguë d'une névralgie qui se prolonge, sont des causes de fatigue parce que ce sont des causes de dépression. L'épuisement nerveux se produit alors d'autant mieux que l'intelligence et la sensibilité associent leurs déviations fonctionnelles.

Les troubles de la *volonté* découlent nécessairement de cette fatigue et contribuent à l'entretenir. C'est ainsi qu'on a pu dire de la neurasthénie, ce type de la fatigue cérébrale, qu'elle n'était qu'une *maladie de la volonté*. L'homme en état de fatigue ne sait pas vouloir, continuellement il hésite avant de prendre une détermination, et même quand il agit, c'est toujours d'une manière défectueuse, en un mot il *gaspille* sans utilité ses réserves d'énergie, tout autant de fuites et de dérivations qui accroissent son état pathologique. Un tel individu a besoin d'être conseillé, d'être soutenu dans tous ses actes : il manque de *confiance en soi*.

Comment lutter contre la fatigue ainsi créée par le surmenage cérébral? Précisément en prenant le contre-pied des causes qui lui ont donné naissance, par le *réconfort moral*.

Durant de longues années, on a combattu la fatigue cérébrale par le sommeil hypnotique et la suggestion dans le somnambulisme. Charcot, Dumontpallier, Luys, Bernheim ont pratiqué ou pratiquent encore ce procédé curateur. Il a pu donner des résultats, mais on est en droit de se demander si le fait d'utiliser thérapeutiquement la faiblesse maladive du système nerveux n'est pas une erreur; ce que le malade semble gagner d'un côté, il le perd de l'autre et, en réalité, sa fatigue nerveuse ne fait que s'en accroître. Aujourd'hui, les psychothérapeutes utilisent encore la suggestion, mais ils la pratiquent à l'état de veille, en gagnant la confiance des malades, en redressant les erreurs de leurs conceptions intellectuelles, de leurs impressions sensitives : leur suggestion n'est, en réalité, que de la *persuasion*.

La première victoire à gagner, c'est de faire reconquérir à l'individu fatigué la *confiance en lui-même*, qu'il a totalement perdue. On y arrivera par des voies plus ou moins directes.

Il faut tout d'abord ne pas l'abandonner à ses propres inspirations et l'astreindre à une direction ferme et réfléchie.

On lui interdira le travail soutenu, opiniâtre, persistant; on combattra chez lui l'*idée fixe*. Ses heures d'étude seront coupées de temps de repos plus ou moins prolongés, plus ou moins répétés, de manière à détourner l'attention de ses préoccupations habituelles. Un changement complet dans les occupations de l'intelligence donne alors de très bons résultats, pourvu que ce changement à vue sache intéresser le malade et absorber momentanément son activité cérébrale.

Nous avons connu un étudiant en médecine qui put éviter complètement la fatigue cérébrale, habituellement créée par la préparation de l'internat, en procédant de la façon suivante. Tous les jours, son service d'hôpital accompli, il consacrait jusqu'à dix heures à son travail, mais chaque soir, avant de s'endormir, il s'absorbait dans la lecture du théâtre de Labiche, pour faire diversion à la contrainte intellectuelle que lui imposaient les questions de médecine et, le dimanche, il ne fournissait aucun travail de bureau. Cette suspension hebdomadaire absolue des efforts intellectuels pendant vingt-quatre heures constitue, en effet, une excellente méthode pour combattre la fatigue intellectuelle.

La *disposition* méthodique du travail est donc très importante, surtout dans les cas où sa suspension complète compromettrait fatalement la situation d'un individu; on a recours alors à une progression décroissante dans les efforts intellectuels. Si tous ces procédés échouent, on n'aura plus que le recours à la cure de *repos*, que nous étudierons dans la troisième partie de cet ouvrage.

La meilleure preuve que détourner l'attention est un merveilleux procédé de combattre la fatigue cérébrale, c'est le succès qu'ont certains traitements suggestifs puissants, se faisant surtout remarquer par leur originalité et leur excentricité même. Grubi, qui donnait des conseils en apparence abracadabrants à ses malades, les guérissait souvent et était adoré d'eux.

Tout le monde a connu le succès des procédés curateurs de l'abbé Kneipp et l'empressement que les malades de nationalités diverses mettaient à aller lui demander ses conseils et sa direction, Ses principes thérapeutiques n'avaient en fait de nouveauté que la bizarrerie de leurs applications; mais c'étaient ceux d'un ecclésiastique, qui mettait le sujet dans une ambiance toute spéciale. Le fait suivant est une preuve de ce que nous avançons.

Un commerçant très intelligent, mais surmené par un travail intensif, nous avait consulté. C'était un nerveux très excitable, arrivé au terme de l'épuisement, c'est-à-dire à un état de fatigue très prononcé. Nous lui avions conseillé un déplacement, avec des modifications profondes dans son régime alimentaire trop azoté et des douches tièdes. Il n'hésita pas à nous déclarer que nos conseils étaient impraticables : ses affaires l'absorbaient, il ne pouvait pas se passer de viande et l'hydrothérapie lui était contraire. Quelques mois plus tard, malgré une fête de famille lui tenant certainement beaucoup au cœur, à une période de l'année où son commerce était plus actif que jamais, il s'exila en Bavière pour se confier aux soins de l'abbé Kneipp. Malgré sa préférence marquée pour la viande, il accepta sans difficultés, avec empressement même le régime lacto-végétarien; lui, qui ne pouvait pas supporter les douches tièdes, se plia volontiers à toutes les formes de l'hydrothérapie froide; quelque temps après, il rentrait chez lui guéri et réconforté. C'était un mystique : placé dans une ambiance qui lui était agréable, il avait accepté d'un prêtre des conseils qu'il n'avait pas voulu suivre, après avoir pris avis d'un médecin.

Il ne faudrait pas croire, par la lecture de cette anecdote, que nous ayons l'intention de critiquer l'intervention du prêtre dans cette cure; nous avons simplement tenu à montrer que certains malades se laissent d'autant plus facilement séduire et convaincre qu'on leur conseille des pratiques sortant de l'ordinaire. La religion, au contraire, et l'esprit particulier qui en découle, sont de merveilleux auxiliaires pour le traitement de la fatigue. La *résignation*, l'*esprit de sacrifice*, qui permettent d'atténuer la fatigue et de supporter sans trop de risques la répétition de ses causes productrices, sont des vertus essentiellement chrétiennes. La religion engendre souvent les grands caractères, parce qu'elle imprime dans l'âme des croyants un idéal qui les éloigne des soucis terrestres, en les leur faisant accepter comme méritoires et nécessaires à la réalisation du bonheur futur.

Est-il des hommes plus exposés à la fatigue et moins fatigables cependant que les missionnaires allant évangéliser les peuplades sauvages? Parmi les ordres monastiques, un des plus sévères est celui des Trappistes : continuellement contraints dans leurs appétits personnels, n'ayant pas même la consolation de pouvoir communiquer leurs impressions, puisqu'ils s'imposent le silence; ils s'astreignent à des travaux serviles fatigants et cependant possèdent une sérénité d'âme et un calme cérébral que beaucoup de millionnaires leur envieraient.

L'*appui moral*, voilà donc la grande nécessité pour les gens atigués; cet appui ils le cherchent partout autour d'eux, près du médecin surtout qui peut beaucoup pour eux, s'il sait gagner leur confiance. Tous les procédés sont bons pour leur procurer cet appui : changement de vie habituelle, conditions différentes de travail, conseils souvent répétés, travail en commun, distractions intellectuelles. Il faut à tout prix leur procurer de l'*entrain*.

Par les divers moyens que nous avons énumérés et par bien d'autres suggérés par les circonstances, on arrivera à procurer aux fatigués le *réconfort moral* qui leur est nécessaire. Par une éducation nouvelle de leurs facultés psychiques, ils s'habitueront à dominer et gouverner leur *volonté*; ils sauront vouloir, et voulant bien, ils éloigneront ou feront disparaître les causes de leur fatigue.

CHAPITRE V

LES REMÈDES DE LA FATIGUE

Sommaire. — Le rôle immédiat excitant des aliments. — L'alcool, le café, la kola. — Les excitants de l'énergie vitale. — Les *palliatifs* de la fatigue. — Les vaso-constricteurs, remèdes de la fatigue.

On connaît une foule de moyens pour « réparer » les forces de l'homme fatigué. Le plus connu est l'alimentation : c'est aussi celui dont les résultats s'expliquent au premier abord le plus facilement. Tout le monde admet que les aliments sont au corps humain ce qu'est le combustible aux machines thermiques, et les physiologistes nous exposent très judicieusement le nombre de calories que contiennent, pour une ration d'un poids donné, les divers aliments usités.

Il est parfaitement logique de comparer nos muscles aux organes d'une machine à vapeur, car la machine humaine ne peut fonctionner qu'en consommant de la chaleur et ce sont les aliments qui la lui fournissent. Ainsi, quand un homme harassé de fatigue se met à table et se trouve, après avoir dîné, capable de reprendre assez allègrement son travail, il semble bien qu'on puisse expliquer le retour de l'aptitude au travail par une véritable « réparation » des forces.

Pourtant les conditions dans lesquelles se fait cette prétendue « réparation » ne nous permettent pas d'en comparer le mécanisme à celui de l'alimentation du foyer, dans une machine thermique.

En effet, l'aliment, que l'homme vient d'ingérer, agit bien avant d'avoir introduit réellement une nouvelle provision d'énergie dans la machine humaine : il agit par son contact avec l'extrémité terminale du nerf sensitif de l'estomac et par le *réflexe* excito-moteur qui en résulte.

Comment l'excitation des cellules nerveuses motrices peut-elle faire cesser momentanément la sensation de fatigue? Le mécanisme de cette sorte de réconfort purement *dynamique* n'a aucun rapport avec l'augmentation réelle de l'énergie d'un moteur thermique, dans le foyer duquel on introduit des combustibles. Et la comparaison si souvent marquée entre la matière qui « fait du charbon » et l'homme qui s'alimente n'est pas vraie dans toutes les phases du phénomène. Le réconfort instantané par la nourriture est un phénomène, non pas mécanique, mais physiologique : on y trouve même un élément nettement psychique.

Sans aucun doute, le « moteur humain » est régi par les lois de la mécanique, et la conservation de l'énergie vitale obéit à ces lois. Mais nous avons des sensations et des idées que les machines n'ont pas. L'organisme vivant a une manière spéciale d'emmagasiner l'énergie, de la débiter, de la maintenir au « potentiel » normal, ou de la rendre « disponible » qui différencie la *mécanique biologique* de la mécanique proprement dite.

Quand l'homme se sent fatigué, il n'a dépensé que son énergie « disponible », c'est-à-dire la provision de force dont il peut disposer sans ressentir aucun changement dans son équilibre vital. Ses organes en conservent encore une abondante provision; mais il n'en a pas la libre disposition. Une foule de conditions peuvent permettre à cette énergie « de réserve » de passer de l'état *potentiel* à l'état *dynamique*, c'est-à-dire de devenir disponible, — d'être à la disposition de sa volonté. Ces conditions sont réalisées par toutes les causes qui peuvent exercer une action stimulante sur les centres nerveux. Le contact des aliments avec la muqueuse gastrique est un des agents les plus efficaces de cette excitation des centres moteurs.

Parmi ces agents de réconfort il en est beaucoup dont l'action est plus directe que celle des aliments proprement dits, parceque leur absorption suit de près leur ingestion, qu'ils semblent aller exciter la cellule nerveuse par contact direct et non par effet réflexe. Ils sont les produits qui tiennent le milieu entre les aliments et les médicaments, comme l'*alcool*, le *café*, la *kola*, etc.

L'*alcool* est un excitant direct de la cellule motrice et son absorption est tellement rapide, qu'à peine entré dans l'estomac, il pénètre dans le sang qui le porte au cerveau. Aussi, en plus de la sensation gastrique, qui joue certainement son rôle dans le phénomène de réconfort, l'alcool donne-t-il aux centres nerveux un choc immédiat, un *stimulus*, qui en dégage de l'énergie. Mais, encore ici, cette action stimulante ne fait que faciliter la dépense des réserves, sans restituer à l'organisme la somme d'énergie dont la dépense est provoquée. Il est vrai que, par sa composition chimique, l'alcool représente un apport alimentaire qui peut s'évaluer en calories; mais il apporte, en plus, un élément toxique, dont le premier effet est une entrave au fonctionnement des muscles.

On ne peut expliquer autrement que par une intoxication immédiate de la cellule motrice cette diminution très prompte de l'aptitude à faire effort, qui succède, après ingestion de l'alcool, à l'excitation du début. Tous les hommes de sport connaissent, au point de vue de son action excito-motrice, l'allure perfide de ce prétendu aliment, qui dissimule sous un premier effet de réconfort un effet dépressif prompt et persistant. Les grands marcheurs se gardent d'en prendre en cours de route, sachant qu'après un coup de fouet donné aux muscles, l'alcool « coupe les jambes ».

D'autres stimulants de l'énergie nervo-motrice, le *café*, la *kola*, la *coca*, etc., sont des moyens, plus sûrs que l'alcool, pour lutter contre la fatigue. Ils n'ajoutent pas plus que l'alcool à la réserve d'énergie de l'organisme; mais ils n'apportent pas, du moins, avec eux une action dépressive et toxique à côté de leur action excito-motrice. Ce ne sont pas des « réparateurs » de l'énergie, mais on peut dire qu'ils sont sinon des remèdes, au moins des *palliatifs* de la fatigue.

On ne saurait trop insister sur la différence du mécanisme suivant lequel les *aliments* proprement dits et les *excitants de l'énergie vitale* permettent à l'homme de lutter contre la fatigue. Les aliments ont la propriété d'exciter les forces, mais ils ont en plus celle de les réparer, c'est-à-dire d'introduire en nous une nouvelle provision d'énergie pour remplacer celle qui a été dépensée. Si les excitants de l'énergie peuvent leur être comparés, dans la première phase de leur action, ils ne sauraient les suppléer dans la seconde. Et c'est bien à tort qu'on désigne souvent la kola, la coca, la caféine et tous ses dérivés sous le nom de médicaments *dynamiques*. Ils ne peuvent pas engendrer la force, mais seulement mettre en liberté celle que détient le système nerveux.

Ils ne peuvent devenir des réparateurs de l'énergie que par leur association à d'autres substances vraiment nutritives, qui leur servent quelquefois de véhicules, et qui en font alors de véritables aliments. C'est ainsi que la *théobromine*, alcaloïde très analogue à la caféine, associe son effet excitant aux principes nutritifs du sucre et du cacao, pour constituer un aliment vraiment réparateur, qui s'appelle le *chocolat*.

Il est impossible de bien comprendre les phénomènes de réparation apparente des forces, dont l'atténuation de la fatigue est le résultat, sans l'intervention plus ou moins consciente des facultés psychiques dans des actes qui semblent, au premier abord, tout à fait automatiques. La disparition ou le retard de la fatigue, sous l'influence des divers agents de réconfort dont nous chercherons à préciser l'action, sont « des phénomènes » qui touchent au domaine de la psychologie d'aussi près qu'à celui de la physiologie.

La sensation de fatigue peut être considérée comme un moyen de défense de l'organisme, contre le danger d'une déperdition excessive des forces : c'est un signal d'arrêt qui fonctionne dès que nos organes ont dépensé la ration d'énergie qui leur est normalement attribuée. Le mécanisme de cette dépense, qui semble tout à fait automatique, implique l'intervention plus ou moins consciente, mais toujours vigilante des facultés cérébrales; un jugement, aussi obscur soit-il, est toujours porté par notre moi sur la sensation de fatigue, pour nous déterminer soit à y résister, soit à y céder, dès qu'elle se manifeste. Mais ce jugement se base sur la notion que nous avons, non pas de la quantité de force en réserve, dans le système nerveux central, mais de celle qui est immédiatement utilisable par nos organes, de celle qui est « disponible ». C'est pourquoi la sensation de fatigue perd son énergie au point de passer absolument inaperçue, dès que cette force disponible est renouvelée, par un emprunt fait aux centres nerveux qui la tiennent en réserve.

Au fond, quand nous obéissons à la fatigue, nous avons conscience que l'impossibilité d'agir n'est pas absolue et qu'il nous reste encore des forces en réserve.

Une émotion ou une idée peuvent tout aussi bien que les médicaments « dynamogènes » mettre en liberté et rendre disponible une certaine somme d'énergie latente. Mais les agents de réconfort moral, pas plus que les autres palliatifs de la fatigue, n'ajoutent rien à notre provision d'énergie ; ils ne font que mettre à la disposition de notre volonté celle que l'organisme tient en réserve pour les cas inscrits. Les excitants des centres nerveux, qu'il soient d'ordre physique, chimique ou psychique, peuvent bien être des pourvoyeurs de force pour les muscles, mais à condition de devenir des spoliateurs d'énergie pour la réserve vitale.

C'est un fait bien connu, — mais généralement mal interprété, — que cette augmentation de la faculté de travail sous l'influence des agents *excito-moteurs.* On les utilise; ces remèdes de la fatigue, dans les épreuves sportives; pour les coureurs cyclistes, sous le nom de « ration accélératrice », pour les chevaux de course, sous le nom de « doping ». L'utilité en est incontestable, quand il ne s'agit que de faire rendre à la machine animale son maximum de travail, dans la durée d'une seule épreuve. Les inconvénients en seraient des plus graves, si on prenait au sérieux, dans la pratique, les qualificatifs qu'on leur attribue d' « agents dynamogènes », d' « antidéperditeurs », de « médicaments d'épargne ».

En résumé, les excitants de l'énergie nerveuse ne sont que des *palliatifs* de la fatigue. Ils peuvent rendre de grands services, si on en comprend bien le mode d'action et les indications strictes; mais, en pratique, ils provoquent, le plus souvent, l'usure prématurée des forces, en nous donnant les facultés de les dépenser sans mesure.

Après l'*alcool*, heureusement bien discrédité, après le *café*, prototype des excitants de l'énergie vitale, et qui, du moins, n'est pas toxique, on a vanté la *coca*, la *kola*, le *maté*, la *strychnine* et, plus récemment, l'*acide formique*.

Il est probable que tous les médicaments *vaso-constricteurs* sont des remèdes de la fatigue; mais leur action *consécutive*, *dépressive*, est plus marquée encore que pour les autres remèdes de la fatigue.

La *digitaline* et la *spartéine* sont des excitants de l'activité volontaire. L'*adrénaline*, si constrictive, provoque une réaction consécutive de vaso-dilatation hémorragique.

Le *suc testiculaire* en injection augmente la force du *muscle fatigué* (Vito Copréati); il reste sans effet sur le *muscle non fatigué* (Zoth et Pregl). Le travail du muscle fatigué est augmenté par les extraits du *corps thyroïde* et des *capsules surrénales* (Massé).

D'après Fournier et Curot, toutes les substances dynamiques resteraient sans effet sur le muscle frais et n'agiraient que sur le muscle fatigué; et ces résultats s'observeraient avec des substances aussi bien chimiques qu'organiques.

Il faut ranger encore, dans les excitants de l'énergie nerveuse, la *morphine*, malgré ses propriétés calmantes. Il n'est aucun agent thérapeutique qui réalise aussi complètement qu'elle le type d'un remède de la fatigue, car on y trouve à la fois un stimulant de l'activité volontaire et un sédatif de la sensibilité physique et morale. Les autres excitants de l'énergie nerveuse ne portent pas avec eux, comme celui-ci, le correctif de leur action stimulante, l'effet calmant. Au contraire, ils tendent à exagérer l'irritabilité des nerfs et de l'humeur, à rendre tous les réflexes physiologiques plus prompts et plus violents.

Est-ce à dire que ces remèdes ne puissent être, en tout

état de cause, que des agents d'épuisement pour l'organisme? Assurément non. Ils peuvent avoir une utilité pratique, toutes les fois qu'il importe d'obtenir de l'homme un travail plus intense ou plus prolongé, à condition qu'on puisse lui donner ensuite le repos et la nourriture exigés par un plus grand besoin de réparation.

Les remèdes contre la fatigue peuvent avoir encore une autre utilité. C'est au cas où la sensation de fatigue, exagérée par certaines conditions morbides ou par un état particulier du tempérament, met obstacle à l'accomplissement des actes corporels ou cérébraux, d'où pourrait résulter l'acquisition de certains bénéfices hygiéniques.

C'est ainsi que les médicaments dits « dynamiques », tout factice qu'en soit l'effet, permettent de lutter contre cette fatigue *morbide* qu'on observe chez certains neurasthéniques et qui ne correspond à aucune dépense réelle de forces. Ils permettent, si on peut ainsi parler, de *démarrer* la machine humaine, dans ces arrêts qui sont de véritables « pannes » du moteur organique, et de la mettre en train.

Mais le danger serait, alors, de considérer leur effet immédiat comme un résultat acquis, quand ce n'est qu'un moyen d'en acquérir d'autres plus solides. La faculté, momentanément rendue au malade, par cette sorte de coup de fouet, de marcher, de sortir, d'occuper son cerveau, lui permettra peu à peu d'arriver un peu à l'accoutumance au travail, — à l'*entraînement progressif* du corps et de l'esprit, qui est, avec le *repos* et l'*alimentation rationnelle*, le vrai remède de la fatigue.

CHAPITRE VI

LA RÉPARATION ALIMENTAIRE[1]

Sommaire. — Les effets immédiats et tardifs de l'alimentation. — La combustion. — Valeur calorimétrique des divers aliments. — La ration de sédentarité. — L'influence mauvaise des viandes et des graisses. — L'utilité des végétaux.

Il semble tout naturel de demander à l'alimentation la réparation de nos forces, et on en déduit volontiers qu'un des meilleurs moyens de combattre la sensation de fatigue, c'est de s'alimenter. La question est beaucoup plus complexe en réalité qu'en apparence.

Il est certain que chez un homme fatigué par un long effort, une marche prolongée, une course très active, se développe, une fois l'effort accompli, une sensation de fatigue, s'accompagnant d'un besoin impérieux de se refaire. Les uns demanderont cette réfection à l'alcool, au café, les autres aux aliments solides. Étudions un peu ce qui se passe alors.

Sous l'action immédiate de la boisson alcoolique, l'homme fatigué ressent de suite une sensation de chaleur, de réconfort, malheureusement très éphémère, car au bout de quelques heures, les symptômes de fatigue réapparaissent. Il en

1. Rédigé par le Dr de Grandmaison (en partie).

est de même s'il s'assoit devant une table bien servie. Les mets qu'il ingurgite calment sa faim, satisfont son appétit, lui procurent de grandes satisfactions; mais au bout d'une heure la fatigue renaît, plus intense et accrue par celle qu'occasionne le travail de la digestion.

Il se passe là en somme un phénomène analogue à celui que présente un cheval fatigué par une longue course et qui semble remonté par une ration d'avoine. Le système nerveux épuisé subit une excitation momentanée, par le contact des aliments avec les terminaisons nerveuses de la muqueuse gastrique, et cette excitation locale agit, par voie réflexe, sur les centres nerveux plus ou moins épuisés et leur donne un coup de fouet momentané.

Mais à cette période d'*excitation* succède rapidement une période de *dépression*. Dès que commence la phase digestive, l'homme éprouve une sorte de malaise : sa tête est lourde, ses extrémités se refroidissent, il a de la tendance à s'endormir, en un mot la fatigue reparaît et d'autant plus accentuée que le repas a été plus copieux. Il en est ainsi chaque fois qu'un acte physiologique s'accomplit avec une certaine intensité. Nous avions donc raison de dire que ce n'était pas l'alimentation proprement dite, mais bien la sensation, produite par l'introduction des aliments dans la cavité gastrique, qui relève momentanément l'épuisement nerveux du fatigué.

C'est donc à tort qu'on avait pensé que l'alimentation copieuse est un remède à la fatigue. La chose est d'autant moins exacte que parmi les aliments que nous consommons journellement, il en est qui, pris en trop grande quantité, contribuent à exagérer la sensation de fatigue, parce qu'ils sont toxiques.

Il n'y a pas encore bien longtemps que, dans les cas

d'anémie, de fatigue et d'épuisement, on recommandait la viande et l'alimentation carnée pour relever les forces des malades. C'est qu'alors, imbus des erreurs de Liebig, les médecins pensaient que dans notre organisme la chair des animaux se substitue presque en nature à nos muscles usés et fatigués par le travail. Aujourd'hui les progrès de la biologie ont mis les choses au point et nous savons que l'organisme humain a besoin de deux sortes d'aliments : des aliments de *constitution*, les albuminoïdes, et des aliments de *combustion*, les hydrates de carbone et les graisses.

Quand elle travaille trop, la machine humaine brûle trop, ce sont donc des aliments de combustion qu'il lui faut, aussi les appelle-t-on encore aliments *énergétiques*, parce qu'ils entretiennent plus particulièrement l'énergie vitale; or la fatigue est précisément une défaillance durable ou transitoire de l'énergie sous ses différentes formes.

La combustion animale peut s'accomplir aux dépens des albuminoïdes, des hydrates de carbone ou des graisses, parce que ces trois variétés d'aliments, au cours de leur absorption, développent une certaine quantité de chaleur, qu'on exprime en *calories*, le calorie représentant la quantité de chaleur nécessaire pour élever de 1° la température d'un litre d'eau distillée. En ramenant la valeur calorimétrique des différents principes alimentaires à 1 gramme, on a établi que :

1	gramme	d'albuminoïdes dégage en brûlant	4,2	calories.
1	—	d'hydrate de carbone	4,1	—
1	—	de graisse	9,3	—

D'après Voit, Atwater, Chittenden et Flescher, il faut environ 2 700 calories à un individu bien portant pour s'entretenir en état de santé : c'est là ce qu'on appelle la *ration d'entretien*. Pascault, dont les études sur l'alimentation font autorité, calcule les besoins de l'organisme par kilogramme de poids de matière vivante et estime que les chiffres suivants sont nécessaires à l'entretien de la santé, chez un individu qui dépense peu, c'est ce qu'il appelle la *ration de sédentarité*, soit :

Albumines	0gr,8
Hydrates de carbone	4,8
Graisses	0,8

Il établit ses moyennes individuelles à l'aide du coefficient biologique de Gautrelet, c'est-à-dire en se rapportant au poids idéal que devrait peser le sujet se trouvant dans des conditions parfaites d'équilibre vital. Le lecteur trouvera dans les divers ouvrages de Pascault et plus spécialement dans l'*Arthritisme par suralimentation*, aussi bien que dans notre livre sur *les Régimes*, tous les développements que comporte cette importante question de l'alimentation.

Supposons un homme dont le coefficient biologique soit 65 kilogrammes, sa *ration de sédentarité* sera, pour 24 heures :

Albumines, $0,8 \times 65$	52	grammes.
Hydrates de carbonne, $4,8 \times 65$	312	—
Graisses, $0,8 \times 65$	52	—

ce qui donnera en calories :

Albumines	218,4	calories.
Hydrates de carbone	1259,2	—
Graisses	213,2	—
	1690,8	calories.

Ces chiffres calculés d'après la méthode de Pascault, s'éloignent, semble-t-il, beaucoup de la ration d'entretien généralement admise, mais ils s'élèveraient d'un quart pour un sujet travaillant et atteindraient 2113,5 calories.

Il peut paraître très plausible de substituer un principe alimentaire à un autre, pourvu que le nombre de calories nécessaires soit obtenu dans la ration alimentaire, et cependant cette manière de voir n'est pas admissible pour les raisons suivantes.

Les hydrates de carbone, sucres et amidons, brûlent sans donner d'autres résidus que de l'acide carbonique et de la vapeur d'eau, lesquels s'éliminent par le poumon ou se combinent avec les tissus ou les substances circulantes de l'organisme.

Au contraire, la combustion des albuminoïdes et des graisses donne naissance à des produits toxiques pouvant être nuisibles à l'économie. La viande n'est pas un aliment complet, elle n'est pas non plus le plus nourrissant, elle est avant tout un excitant. La sensation de force apparente, dit Valin, qu'éprouve le mangeur de viande, est un trompe-l'œil, elle est le résultat d'une excitation. Ce pouvoir excitant de la viande lui vient de ses matières extractives. Il arrive avec la viande ce qui arrive avec tous les excitants. On se croit plus fort parce qu'on est excité. Mais, malheureusement, toute excitation coûte cher à l'organisme, car c'est lui qui en fournit la matière et s'use davantage pour répondre à l'excitation. Toute excitation provoque un surcroît de travail vital qui entraîne nécessairement une dépense d'énergie et une usure de matière. Ces matières extractives, bases xanthiques et créatiniques, ont une formule chimique qui se rapproche infiniment de celle de la caféine; c'est ce qui explique leurs propriétés excitantes.

Ce n'est pas tout, la viande produit encore des fermentations et des déchets toxiques, qui se répandent dans la circulation et nuisent à la fois à la structure et au bon fonctionnement des éléments anatomiques. Sans parler de tous les déchets de la série purique, il en est un, l'acide lactique, dont la présence est très nuisible au fonctionnement des muscles, parce qu'il constitue pour eux une *substance éminemment fatigante.*

Les *graisses,* outre qu'elles peuvent, en s'accumulant dans l'organisme, développer l'obésité et augmenter ainsi le poids mort du corps, donnent naissance par leur combustion à divers acides gras également nocifs.

Après tout ce que nous avons dit sur le rôle des auto-intoxications dans la fatigue, on comprend que nous n'hésitions pas à condamner l'abus des viandes et des graisses chez les gens fatigués. Nous n'allons pas jusqu'à les proscrire absolument, mais nous ne pouvons nous empêcher de constater combien nos habitudes gastronomiques sont en opposition avec le bon sens physiologique. Enfin le régime carné est d'autant moins à recommander dans les cas de fatigue, qu'il peut conduire à l'alcoolisme. Les sujets qui sont friands de viande aiment aussi l'alcool.

Le régime végétarien doit donc être recommandé aux gens fatigués.

Toutes ces assertions trouvent leur confirmation dans le domaine de la pratique. On pourrait invoquer à leur appui beaucoup de faits, aucun ne paraît plus démonstratif que celui fourni par le Dr P. Chauvel qui a fait, avec un plein succès, sur lui-même, l'essai du régime végétarien, avec toute la compétence que lui donnait sa situation scientifique.

Avant l'adoption du régime en question (janvier 1902), âgé aujourd'hui de quarante ans, notre confrère avait des migraines assez fréquentes : son poids, invariable depuis l'âge de vingt ans, s'était mis à augmenter de façon anormale depuis quelques mois : l'endurance au travail physique commençait à diminuer, le nombre de kilomètres parcourus chaque année à bicyclette était tombé de 4 000 à 2 000. La résistance au surmenage intellectuel diminuait aussi peu à peu.

Depuis l'adoption du régime végétarien, le sujet a été soigneusement étudié, plus de 200 analyses urinaires ont été exécutées, en notant rigoureusement le menu correspondant.

Le régime suivi est végétarien, admettant par conséquent le lait, le beurre et les œufs, mais au printemps, pendant cinquante jours, il est exclusivement végétal. Depuis deux ans, dans le but de réduire le plus possible les purines et l'acide urique, le sujet a supprimé complètement l'usage du thé, du café, des légumineuses, des champignons, des asperges et beaucoup réduit la consommation des œufs et du chocolat.

Les rares échecs du végétarisme sont souvent dus à l'abus des légumineuses, peu assimilables, riches en purines.

Ce régime a été suivi pendant cinq ans et le sujet a constaté :

Le maintien du poids corporel avec faibles oscillations saisonnières;

La disparition des migraines;

La disparition des dépôts uratiques.

Le temps consacré au sommeil, qui devait être autrefois de huit heures au moins, n'est plus que de six à sept heures au plus. Jadis, le travail intellectuel était très pénible le matin, maintenant il est aussi facile que celui du soir;

Grande augmentation de l'endurance physique;

Plus grande facilité pour le travail intellectuel;

Le caractère est devenu moins irritable, plus calme.

D'après cette observation, l'affaiblissement, dû au régime végétarien, nous semble une pure légende et ce régime est non seulement suffisant pour maintenir parfaite la santé de l'individu, mais augmente encore notablement son rendement.

On peut donc dire que, pratiquement, la diminution des viandes et la prédominance très marquée des végétaux dans l'alimentation journalière, non seulement ne sont pas nuisibles aux gens fatigués, mais encore combattent l'état de fatigue et accroissent l'endurance.

CHAPITRE VII

LA PSYCHOLOGIE DE L'ENTRAINEMENT

Sommaire. — Définition de l'entraînement. — Il augmente la résistance à la fatigue. — Les fonctions respiratoires s'améliorent. — Toutes les fonctions organiques s'accomplissent mieux. — La *volonté* et le *jugement*. — La *coordination des mouvements*.
L'éducation des organes. — Lutte de la volonté contre la sensibilité. — Le surentraînement. — Suggestion et entraînement.

Tous les procédés de « conservation des forces », que nous avons étudiés dans les chapitres précédents, ne font pas disparaître les causes de la fatigue, mais ils développent l'*endurance* à la fatigue et conduisent à l'*entraînement*, état physiologique presque idéal, que nous allons maintenant étudier.

On appelle *état d'entraînement* l'ensemble des perfectionnements qui se produisent dans les organes et les fonctions de tout être vivant sous l'influence d'un exercice corporel régulièrement pratiqué.

Chez l'homme, l'état d'entraînement se produit souvent sans qu'on le recherche, et par le fait même des occupations professionnelles, quand le sujet exerce un métier manuel exigeant des mouvements d'une certaine énergie. Mais souvent la recherche de cet état est l'unique objectif du travail corporel que l'homme s'impose volontairement. C'est ce qui arrive quand on pratique les exercices physiques, dans le but d'y acquérir une certaine supériorité.

Sans avoir besoin d'être compétent en matière de sport, tout le monde sait, d'une manière générale, que la pratique habituelle des exercices du corps rend l'homme plus fort et plus résistant à la fatigue. Ce sont là, en effet, les deux perfectionnements principaux qu'apporte l'entraînement dans les aptitudes physiques de l'homme. Ils se produisent très rapidement, quand l'exercice est conduit avec méthode et suivant une progression régulière.

Pour fixer les idées, prenons l'exemple d'un homme bien portant et bien constitué, qui n'aurait jamais fait aucun exercice physique et supposons qu'il veut s'exercer à soulever des haltères. Admettons qu'au début de son entraînement le poids le plus lourd qu'il puisse enlever de terre à bout de bras et porter au-dessus de sa tête ne dépasse pas 10 kilogr. Admettons aussi que, s'il cherche à répéter cet effort à intervalles réguliers, toutes les dix secondes par exemple, il ne puisse le renouveler cinq fois. Le nombre de kilogr. soulevés à chaque mouvement, indiquera le degré de sa force et celui des mouvements qu'il peut répéter sans se reposer marquera la limite de sa résistance à la fatigue.

Si le sujet exécute méthodiquement son exercice chaque jour, en cherchant à augmenter le poids de l'haltère soulevé et le nombre des mouvements effectués, nous aurons le tableau d'une expérience d'entraînement aussi élémentaire que possible, mais aussi démonstrative qu'on puisse le souhaiter. En effet, au bout de six semaines d'exercice persévérant et progressif, le sujet arrivera sûrement à déplacer un haltère deux fois plus lourd qu'à ses débuts et à le soulever un nombre de fois double : il aura doublé la force et la résistance de ses bras.

Comment s'explique ce résultat? Si nous examinons les bras de notre sujet après l'entraînement et que nous les comparions à ce qu'ils étaient avant, nous allons y trouver des changements qui semblent bien nous donner la raison de leur augmentation de force. Leur aspect général n'est plus le même : les tissus graisseux semblent en avoir presque complètement disparu, tandis que les muscles ont augmenté de volume, sont devenus plus secs, plus saillants et plus durs. Or, on sait que la force d'un muscle est en proportion de son volume et de sa densité. On sait aussi que l'abondance de la graisse peut entraver la contraction du muscle et gêner ses mouvements.

Il s'est donc produit, dans les organes qui exécutent le travail, des changements matériels capables d'augmenter leur aptitude à travailler. Ce fait se rattache à une loi générale : le fonctionnement répété d'un organe, quel qu'il soit, modifie toujours cet organe dans un sens favorable à l'accomplissement de la fonction. C'est ce qu'on exprime en disant que « la fonction fait l'organe ».

Ainsi l'augmentation de volume et de densité du muscle, par le fait même de son travail, explique l'augmentation de sa force chez l'homme entraîné.

Mais ce n'est pas tout. L'homme entraîné n'est pas seulement devenu plus fort, c'est-à-dire capable de faire un effort musculaire plus grand; il est devenu plus résistant à la fatigue, c'est-à-dire capable de répéter plus souvent cet effort et de le continuer plus longtemps. Comment expliquer ce second perfectionnement de ses aptitudes physiques? Il semble être, au premier abord, une conséquence du premier. On serait assez disposé à admettre qu'ayant à sa disposition une plus grande somme de force, l'homme entraîné puisse l'utiliser à faire un plus grand nombre d'efforts et, par conséquent, travailler plus longtemps sans fatigue. Et cela serait vrai si la fatigue n'avait pas d'autres causes que l'épuisement du muscle. Mais il y a beaucoup d'autres conditions qui peuvent la provoquer.

Voici, par exemple, un homme qui court à toute vitesse. Chez celui-là, ce n'est pas l'épuisement des muscles qui le forcera à interrompre l'exercice. Ce sont les jambes qui travaillent, mais c'est le poumon qui se fatigue. Quand le coureur s'arrête, ce n'est pas qu'il ait épuisé ses forces, c'est qu'il n'a plus de souffle.

L'essoufflement peut se produire de même dans l'exercice pris tout à l'heure pour exemple, le poids de l'haltère est assez lourd et les mouvements du bras assez rapides; car c'est la forme que revêt presque toujours la fatigue, dans les exercices de vitesse et de force. Le défaut de résistance à la fatigue vient donc souvent du manque de souffle. Or l'entraînement rend l'homme plus résistant à l'essoufflement, aussi bien qu'à la fatigue musculaire. En s'exerçant à la course, on acquiert la faculté de courir plus vite et plus longtemps sans s'essouffler. — Mais, là encore, nous allons trouver, dans les organes, des modifications matérielles qui semblent suffisantes pour expliquer le fait.

L'essoufflement est dû à l'insuffisance de la respiration, par suite de l'augmentation que doivent subir, pendant les exercices de vitesse et de force, deux organes intimement associés au fonctionnement des muscles : le cœur et le poumon. Quand les muscles font beaucoup de travail en peu de temps, ils produisent plus d'acide carbonique que le poumon n'en peut éliminer et consomment plus d'oxygène qu'il n'en peut introduire dans le sang. Le liquide sanguin se trouve ainsi privé d'oxygène et chargé d'acide carbonique. D'autre part, ce liquide, pour se débarrasser du gaz qui l'empoisonnait et absorber l'oxygène qui lui fait défaut, doit se porter au poumon en plus grande abondance qu'à l'état de repos; et c'est le cœur qui doit l'y pousser. Il arrive donc que le cœur, pour répondre aux exigences plus grandes de la circulation pulmonaire, est obligé d'imprimer au sang une poussée beaucoup plus énergique. De là un supplément d'effort qui l'épuise rapidement. Aussi, dès que le travail des muscles arrive à un degré de vitesse ou d'énergie qui dépasse l'aptitude fonctionnelle du cœur et du poumon, voit-on se produire l'essoufflement, qui n'est autre chose qu'un commencement d'asphyxie.

Ce rapide exposé du mécanisme de l'essoufflement nous permet de conclure que l'homme y résistera d'autant mieux que la capacité fonctionnelle de son cœur et de son poumon sera plus grande. Or, il se trouve, justement, que la pratique des exercices de vitesse produit dans ces deux organes des modifications qui augmentent leur aptitude à fonctionner. Sous l'influence de l'entraînement, le poumon semble s'ouvrir davantage; sa capacité augmente très notablement, par le déplissement plus complet de toutes ses cellules. Les mensurations, faites par plusieurs physiologistes et notamment par Marey, montrent que le périmètre du thorax peut gagner plusieurs centimètres en quelques semaines et que l'air introduit dans la poitrine à chaque respiration dépasse d'un tiers la quantité qu'y faisait entrer le sujet avant l'entraînement. D'autre part, on sait que le cœur, organe musculeux, se fortifie, comme tous les muscles, par le fait d'un supplément de travail que l'entraînement lui demande et devient plus charnu, plus ferme, plus apte à faire des efforts énergiques sans faiblir. Ici, encore, on le voit, la plus grande aptitude des organes à résister à la fatigue peut s'expliquer par un perfectionnement d'ordre purement matériel.

Nous trouverions de même, chez l'homme entraîné, des modifications organiques capables d'expliquer, — au moins dans une certaine mesure, — sa résistance à toutes les autres formes de la fatigue. C'est ainsi que le perfectionnement des organes d'excrétion tels que le rein et la peau, les modifications de la composition chimique du sang et des humeurs, l'activité plus grande imprimée à toutes les fonctions de nutrition, expliquent l'immunité de l'homme entraîné pour la fatigue *tardive*, celle qu'on voit se produire souvent en plein repos, le lendemain d'un exercice violent chez l'homme qui n'y est pas habitué. Au lendemain d'une marche forcée, on a les jambes raides, la tête lourde, le pouls agité, la peau brûlante. C'est la *courbature*. Nous avons démontré que cette forme de la fatigue était due à une intoxication du corps par les résidus organiques résultant de l'usure exagérée des tissus vivants sous l'influence de l'excès de travail. Chez l'homme entraîné, les tissus vivants résistent mieux au travail et font moins de déchets, et, d'autre part, les organes éliminateurs fonctionnent assez activement pour débarrasser le sang des produits toxiques dus au fonctionnement des muscles. L'auto-intoxication et les malaises qui en résultent peuvent ainsi être évités, et la fatigue tardive ne se produit pas.

Tel est le tableau, forcément très sommaire, des modifications matérielles que produit, dans l'organisme vivant, la pratique habituelle de l'exercice corporel. Elles pourraient, au premier abord, sembler suffisantes pour expliquer le perfectionnement de toutes les aptitudes physiques qu'on observe chez l'homme entraîné. Mais, si on y regarde de près, on aperçoit bien vite, parmi les effets de l'entraînement, des particularités qui ne sauraient être le résultat de causes purement organiques. Ni l'accroissement de la force musculaire, ni la résistance plus grande à la fatigue, ne peuvent s'expliquer sans l'intervention de certains facteurs d'ordre essentiellement psychique.

Et d'abord, l'augmentation de volume et de densité des muscles chez l'homme entraîné n'explique pas toutes les particularités de l'augmentation de sa force, pour cette raison que sa puissance de travail continue à croître, au moment où le développement maximum des muscles à été atteint et ne peut être dépassé.

On observe des faits analogues, dans tous les organes du corps, chez les sujets entraînés : partout les aptitudes fonctionnelles peuvent continuer à se perfectionner longtemps après que le développement matériel a atteint sa limite extrême. Le fait est très évident dans l'appareil respiratoire. Nous avons vu des sujets entraînés, dont le poumon ne gagnait plus en volume, la mensuration du périmètre thoracique donnant toujours le même nombre de centimètres, mais dont l'aptitude respiratoire continuait à se perfectionner, comme le démontrait l'augmentation croissante de la quantité d'air inspiré, mesurée au spiromètre.

L'augmentation de la force musculaire, à un moment où les muscles ne peuvent plus augmenter de volume et de masse, est un perfectionnement purement fonctionnel, dont le mécanisme n'est pas du domaine de la nutrition, mais de celui de la psychologie. Certaines facultés intellectuelles et morales sont mises en jeu, dans l'exercice musculaire, et deviennent ainsi, en quelque sorte, des organes de travail. Ces facultés se développent et se perfectionnent par l'entraînement corporel, en vertu de la loi déjà énoncée plus haut : « la fonction fait l'organe ».

Il est deux facultés psychiques qui interviennent très activement dans l'entraînement, comme facteurs d'augmentation de la force musculaire : l'une, dont l'intervention semble, dès l'abord, très naturelle, la *volonté*, et l'autre dont on songerait peut-être moins à invoquer l'action comme auxiliaire du muscle, le *jugement*.

On comprend aisément le rôle de la volonté dans le travail musculaire. Elle commande le mouvement, le détermine et l'arrête à son gré; elle en règle le degré de modération ou d'énergie. Tout effort du muscle étant doublé d'un effort de volonté, celle-ci subit, par cela même, un entraînement parallèle à celui du muscle.

Pour bien comprendre le rôle de la volonté dans le travail musculaire, il faut se rappeler qu'on peut, expérimentalement, remplacer son action par celle d'un agent physique et provoquer chez un animal, ou même chez un homme, des mouvements involontaires au moyen de l'électrisation. On peut même, en disposant convenablement l'expérience, faire soulever un poids par les muscles électrisés. Or, on observe que, toutes choses égales d'ailleurs, le muscle pourra soulever un poids d'autant plus lourd qu'il sera actionné par un courant excitateur plus puissant.

Il est absolument conforme aux faits de dire que la volonté agit sur les muscles à la manière d'une excitation électrique, et que la force musculaire développée dans un effort est d'autant plus grande que l'excitation volontaire est plus énergique; mais il importe de remarquer que, dans les conditions ordinaires, l'homme est loin de pousser jusqu'aux dernières limites le degré d'excitation volontaire qui ferait obéir ses muscles. Il ne va à peu près jamais spontanément au bout de ses forces, à moins que diverses causes morales ne viennent augmenter le pouvoir excito-moteur de sa volonté. Non seulement la volonté commande le mouvement, mais encore elle assure aux muscles actionnés la dose de force qui leur est nécessaire pour obéir; plus l'effort de volonté est intense et plus abondante est la provision d'énergie qui s'échappe des centres nerveux pour aller électriser le muscle.

Nous avons tous en réserve, dans nos cellules cérébrales, une provision de cette énergie motrice, de nature très mystérieuse encore, et qu'on appelle *influx nerveux*. Et, malgré les apparences, la somme totale que chacun possède varie très peu d'un homme à l'autre. Ce qui varie beaucoup, c'est la faculté de nous en servir. Il semble que cette richesse accumulée en nous soit enfermée dans un récipient dont la porte ne s'ouvre que sous la pression de la volonté. Et si la volonté est trop faible, la porte, au lieu de s'ouvrir toute grande, ne sera, pour ainsi dire, qu'entrebâillée : il n'en sortira qu'un faible courant d'énergie, incapable de produire une excitation suffisante. Mais, la volonté, comme toutes les facultés actives, se fortifie en raison de l'usage qu'on en fait, et l'entraînement, qui la met constamment en action, l'exerce et lui donne la force d'exciter les muscles assez énergiquement pour développer encore sa puissance de travail, au moment où son volume ne peut plus augmenter. C'est ainsi que l'entraînement n'est pas seulement un procédé de développement des muscles, mais aussi une véritable école de volonté.

Le rôle du *jugement*, dans l'augmentation de la puissance du travail des muscles, est beaucoup moins direct que celui de la volonté. Le jugement intervient dans l'exécution des mouvements, non pour en augmenter l'énergie, mais pour en perfectionner l'exécution. Il a un rôle très actif dans un acte auquel participent à la fois l'esprit et le corps, et qu'on appelle la coordination des mouvements. C'est grâce aux perfectionnements qu'apporte l'entraînement dans la faculté de coordination que nous pouvons faire rendre à nos muscles, en les exerçant, une plus grande somme de travail sans leur demander plus d'efforts, et simplement en utilisant mieux leur force.

La *coordination des mouvements* est une véritable opération intellectuelle.

Il se fait, avant chaque acte musculaire, aussi rapide que soit la succession des mouvements, un travail de l'esprit, à défaut duquel le mouvement serait irrégulier, désordonné, manquerait son but. Cette préparation mentale des mouvements est l'acte le plus intéressant, le plus curieux à étudier, parmi tous ceux que provoque le fonctionnement des muscles; mais elle est quelquefois d'une telle rapidité qu'elle échappe à l'analyse. Ainsi rien n'est plus réfléchi, plus attentivement calculé que les mouvements d'un bon escrimeur qui fait assaut. Mais tous ces mouvements si précis, si intelligents, si raisonnés, se succèdent avec une telle rapidité que, si le spectateur n'est pas lui-même très versé dans la pratique du fleuret, son œil ne pourra pas suivre les pointes et il ne se rendra pas compte des phases du coup.

Dans l'exercice de l'escrime, le rôle des facultés intellectuelles est très apparent, parce qu'on sait que chaque mouvement de la main fait partie d'une combinaison parfois très subtile de feintes, d'attaques, de parades et de ripostes, qui constituent la tactique du jeu. Il passe à peu près inaperçu dans les exercices de force pure, tel que le soulèvement de poids très lourds. Et pourtant le travail de coordination intervient toujours, même dans les travaux professionnels les plus grossiers, dans ceux qui demandent plus de force que d'adresse. Mais alors il a pour objectif l'économie des forces et non la précision des mouvements. Et le résultat du perfectionnement de la coordination musculaire est une augmentation apparente de la force, alors qu'il n'y a qu'une meilleure utilisation de l'effort musculaire, un meilleur *ren-*

dement de la machine humaine. Il faut avoir soi-même travaillé de ses mains, ou avoir pratiqué des exercices de force, pour comprendre combien l'habileté acquise par la pratique, — c'est-à-dire l'entraînement, — vient au secours des muscles pour leur faciliter l'exécution d'un mouvement. Pour soulever un gros haltère et l'élever au-dessus de la tête, pour charger un sac sur ses épaules, pour donner un coup de pioche, pour lancer une pelletée de terre dans un tombereau, il y a une manière de s'y prendre, « un tour de main », — c'est-à-dire un travail de coordination particulier. Et ceux qui s'y essayent pour la première fois y dépenseront deux ou trois fois plus de force que les professionnels. Ceux-ci ont acquis par l'entraînement non seulement une plus grande force, mais, en outre, une plus grande aptitude à choisir, parmi les muscles très nombreux qui pourraient accomplir le mouvement voulu, ceux dont l'association permet d'exécuter ce mouvement avec la plus grande économie de force. Cette aptitude n'est qu'une qualité psychique, perfectionnée par l'entraînement, c'est l'*adresse*, qui donne l'illusion d'une augmentation de la force corporelle. Et l'on peut dire que, sur ce point, le domaine de l'Entraînement se confond avec celui de l'Éducation.

C'est surtout par des effets d'éducation que l'entraînement agit pour augmenter la résistance de l'homme à la fatigue.

Comme nous l'avons souvent répété, l'état de fatigue est caractérisé par deux symptômes principaux : 1° un symptôme *objectif*, que l'observateur peut constater et même enregistrer, c'est la diminution des forces; 2° un symptôme *subjectif* que, seul, perçoit l'homme fatigué; c'est un malaise particulier, une sensation pénible d'impuissance, difficile à décrire, mais très caractéristique, pour ceux qui l'ont éprouvée. C'est la diminution des forces qui provoque la sensation de fatigue, et celle-ci est un avertissement qui marque la limite au delà de laquelle le travail devient nuisible à l'organe. Mais si la puissance d'agir et la sensation qui la révèle sont liées par un rapport de cause à effet, elles ne sont pas toujours et chez tous les sujets en proportion l'une de l'autre. En un mot, la fatigue comporte des degrés et la sensation qui nous en donne conscience ne nous en donne pas toujours la mesure exacte.

Un homme qui, au cours d'une longue étape, s'arrête et se déclare incapable de marcher, n'est pas toujours à bout de forces; pas plus que le cheval qui, livré à lui-même, cesse de trotter et ralentit son allure. Sur l'homme fatigué, une forte émotion, une excitation de colère ou de peur, peuvent agir comme le coup de fouet sur le cheval et prouver, en lui faisant retrouver ses jambes, que les muscles avaient encore de la force en réserve.

Chez l'homme entraîné, la sensation de fatigue se produit beaucoup plus tard que chez celui qui ne l'est pas; et, de plus, quand elle se produit, il a la faculté d'y résister plus longtemps sans interrompre son travail. Il semble que l'homme entraîné sache obtenir de ses muscles fatigués, par la seule force de sa volonté, ce que l'autre n'en peut tirer que sous l'empire d'un sentiment violent, d'une émotion qui le « galvanise ».

Si la fatigue se produit plus tard chez l'homme entraîné, c'est pour deux causes très distinctes. La première est une cause matérielle que nous avons déjà étudiée, le perfectionnement de l'organe. Inutile d'y revenir : on comprend que l'organe ayant acquis, par l'effet de l'exercice, une structure plus favorable à son fonctionnement, pourra fonctionner plus longtemps sans se fatiguer. La seconde, sur laquelle il faut insister, est de nature psychique : c'est un perfectionnement purement fonctionnel, c'est une *éducation* de l'organe.

L'éducation des organes prend des formes très diverses. Nous venons de voir comment le perfectionnement des facultés de coordination augmente le « rendement » des muscles, c'est-à-dire leur permet de faire plus de travail avec une moindre dépense de force. On comprend qu'il en résulte une aptitude à moins se fatiguer en faisant un même travail. L'homme entraîné se fatiguera moins en marchant, non seulement parce que les muscles de ses jambes sont plus forts, mais parce qu'ils fonctionnent plus économiquement : il a appris à mieux s'en servir, il sait mieux marcher.

Ce ne sont pas seulement les muscles qui font leur *apprentissage* par l'exercice, mais tous les organes du corps. Toutes nos fonctions subissent, par l'entraînement, une éducation dans laquelle interviennent toutes les facultés d'esprit : la Sensibilité, l'Intelligence et la Volonté.

La forme de fatigue, qu'on appelle l'essoufflement, s'atténue chez l'homme entraîné, non seulement parce que son poumon et son cœur ont gagné de l'amplitude et de la force, mais parce que ses organes ont *appris* à fonctionner. L'homme qui s'entraîne apprend à augmenter le rendement du cœur et du poumon aussi bien que celui des muscles. Chez lui, l'éducation des sensations respiratoires intervient puissamment pour perfectionner la fonction et reculer les limites de la fatigue.

Une des grandes causes de l'essoufflement est le dérèglement des mouvements respiratoires. Dans les exercices de vitesse, il se produit un besoin intense de respirer, une *soif d'air*, qui nous invite à multiplier nos respirations; mais quand on cède trop à ce besoin, les mouvements respiratoires deviennent tellement rapides qu'ils sont écourtés, superficiels : l'air n'a plus le temps d'entrer en assez grande abondance dans la poitrine ni d'en sortir complètement. Pour que la respiration soit efficace, il faut qu'elle soit lente, profonde et bien rythmée. Et ce sont justement ces caractères qu'acquiert la respiration de l'homme entraîné : il s'est habitué progressivement à lutter contre le besoin excessif de respirer, en résistant à la sensation pénible, à la soif d'air, qui le poussait, au début, à multiplier ses respirations. Dans cette lutte, la volonté a vaincu la sensibilité et celle-ci va perdre, de plus en plus, l'empire qu'elle avait sur la fonction.

La lutte de la volonté contre la sensibilité est le fait le plus frappant de l'entraînement, pour tout observateur qui s'intéresse aux questions de psycho-physiologie. On le retrouve dans toutes les phases de l'accoutumance au travail : et il nous montre le rôle prépondérant de l'éducation des organes, pour augmenter la résistance de l'homme entraîné à toutes les formes de la fatigue. Quand l'homme lutte contre la sensation de fatigue, sa volonté et sa sensibilité subissent un entraînement égal, mais dont les effets sont inverses pour chacune d'elles. C'est une loi de psychologie que toute sensation s'émousse par l'accoutumance, c'est-à-dire par le fait même de sa répétition, tandis que l'habitude de vouloir fortifie la volonté. C'est donc parce que sa volonté est devenue plus forte et ses sensations moins vives, que l'homme entraîné arrive à soutenir son effort plus longtemps. Mais lorsqu'il continue son exercice alors qu'un autre homme serait obligé de s'arrêter, il n'est pas tout à fait exact de dire qu'il « supporte » mieux la fatigue que l'autre; puisqu'il ne la ressent pas aussi vivement.

Quand l'entraînement est poussé aux dernières limites, il peut arriver que, la volonté étant fortifiée par la lutte et la sensibilité très atténuée par l'accoutumance, la sensation de la fatigue perd presque complètement son empire sur l'homme.

Il en résulte alors la suppression d'un avertissement prévu par la nature; et si l'homme continue son exercice intensif, il risque de tomber dans cet état qui l'expose au surmenage inconscient et qu'on appelle l'état de *surentraînement.*

Dans l'état de surentraînement, les forces baissent sans que le sujet en ait conscience : il peut rester insensible à la fatigue et n'éprouver aucune sensation d'épuisement, quand il a déjà perdu la faculté de réparer les pertes causées par le travail. Il n'est plus mis en garde par la sensation de fatigue contre le danger des efforts excessifs et trop prolongés : chez lui, le signal d'alarme ne fonctionne plus, alors qu'il fonctionne trop tôt chez l'homme qui n'a aucune habitude de l'exercice corporel, aucun entraînement.

On a vu des athlètes pousser l'exercice au delà des limites où il devient un grave danger : on en a vu tomber morts sur place, dans des exercices de vitesse ou de force. Plus fréquemment, on voit des hommes surentraînés devenir dangereusement malades, pour avoir dépassé inconsciemment la dose d'efforts qui est incompatible avec l'équilibre de la santé. Là, comme ailleurs, l'excès de bien peut devenir un mal et, si on s'applique trop à combattre la sensation de fatigue, on arrive à priver l'organisme d'un moyen de contrôle, d'un modérateur indispensable à l'équilibre vital.

Il n'en reste pas moins vrai que l'homme sagement entraîné conserve, sur l'homme qui manque d'entraînement, une supériorité qui s'affirme en toute circonstance, dès qu'il s'agit de supporter un choc matériel ou de faire un effort physique. Et, de la conscience qu'il a d'être, à la fois, plus apte à faire usage de ses forces et plus maître de ses sensations, naît un sentiment très remarquable de tranquillité et de sang-froid, en même temps qu'un esprit de décision, qui sont les caractères psychologiques de l'homme bien entraîné.

A côté de toutes ces modifications d'ordre psycho-physiologique, résultats de l'éducation simultanée des organes du corps et des facultés de l'esprit, l'entraînement en produit d'autres qui ne peuvent s'expliquer que par des effets de suggestion. La suggestion, dont l'action est toujours rapide et quelquefois instantanée, vient, à chaque instant, chez l'homme entraîné, renforcer les résultats obtenus lentement et progressivement par l'amélioration des organes, ainsi que par l'éducation des fonctions organiques et des facultés psychiques.

Parmi les effets de suggestion dus à l'entraînement, il en est un qui domine tous les autres et dont tous les autres dérivent; c'est le sentiment de l'augmentation des forces. Il se développe très vite chez l'homme qui commence à s'entraîner et favorise, dans une très grande mesure, l'efficacité de l'exercice employé comme agent de réconfort chez les sujets affaiblis. L'impression vraie d'une petite augmentation de la force nous suggère l'idée d'une augmentation plus grande et cette idée même agit sur nos muscles pour les rendre plus forts.

Chacun sait bien que la confiance en soi-même augmente les forces, que la crainte de faiblir les diminue. Mais on ne sait pas assez combien l'auto-suggestion intervient fréquemment, et non seulement en présence d'événements capables d'exciter ou de déprimer notre énergie morale, mais dans les actes les plus insignifiants de la vie.

Voici deux faits dont nous avons connu les auteurs. On pourrait en citer mille autres semblables.

Un homme parcourt, la nuit, à bicyclette, une route accidentée. Sur un point du trajet se présente une côte extrêmement raide; mais l'obscurité ne permet pas d'apercevoir le degré d'escarpement de la pente, et le cycliste la gravit sans se douter qu'il accomplit un tour de force. Deux jours après, il suit la même route, mais en plein jour. Arrivé au commencement de la montée, et la voyant si raide, l'idée lui vient que l'ascension en est au-dessus de ses forces. Il veut l'entreprendre quand même; mais il reste en panne à moitié chemin et se voit obligé de mettre pied à terre. Ici la suggestion est venue annihiler l'effort. Dans le fait suivant, elle va le rendre irrésistible.

Un athlète devait faire en public un exercice de poids. Il avait à soulever une barre à sphères d'un volume énorme. Comme il est d'usage, la barre, bien que fort lourde, était truquée : les boules de fer étaient creuses, afin de présenter un volume qui étonnât les spectateurs. Mais un rival de l'athlète avait imaginé de lui faire manquer son tour et, dans ce but, il substitua des sphères pleines de même volume, et par conséquent beaucoup plus lourdes. Sachant que l'engin truqué représentait le poids maximum que son camarade eût jamais pu enlever, il croyait le mettre en échec par cette surcharge. Mais l'athlète qui, dans ses épreuves antérieures, n'avait jamais pu réussir à enlever la barre à sphères pleines, l'enleva ce jour-là aisément, convaincu qu'il était d'avoir affaire avec celle qu'il manœuvrait tous les jours.

Ce dernier fait est caractéristique. Il en explique une foule d'autres qu'on observe journellement sur l'homme en état d'entraînement. Le souvenir d'un effort couronné de succès suffit pour assurer, dans la suite, le succès d'un effort semblable, fût-il exécuté dans des conditions plus défavorables. Aussi les entraîneurs expérimentés recommandent-ils de ne pas épuiser les forces d'un sujet, par la répétition fréquente de l'effort maximum. Il suffit que le *record* ait été établi une seule fois, pour que la faculté de le reproduire soit acquise, sous la seule condition d'entretenir les muscles en bon état de nutrition, par la répétition quotidienne d'efforts moins importants.

Il suffit que le sujet se soit prouvé à lui-même qu'il peut faire telle prouesse de force ou de vitesse, pour qu'il acquière et garde la conviction de pouvoir, en toute circonstance, la répéter. Cette idée étant bien ancrée dans son esprit, il a foi en lui-même ; et c'est bien ici le cas de dire que la Foi « soulève des montagnes ».

L'auto-suggestion de confiance en soi-même peut avoir une portée incalculable. Chez l'homme bien portant elle sera l'origine de la hardiesse, du courage, de l'esprit d'entreprise. Dans certaines maladies où le doute de soi-même est le symptôme dominant et le point de départ d'une foule de troubles nerveux, le sentiment du retour des forces peut devenir le point de départ de la guérison. Or la pratique méthodique de l'exercice peut la ramener en quelques semaines et créer l'auto-suggestion optimiste et le réconfort général qui en dérive.

C'est pourquoi l'entraînement, conduit avec toute la prudence et les précautions voulues, a mérité de prendre rang en médecine et se place, dans certaines maladies, bien au-dessus des remèdes pharmaceutiques.

Mais le point de vue éducatif est aussi intéressant que le point de vue médical, dans l'utilisation des effets de l'entraînement corporel : l'éducation morale n'étant autre chose qu'une suggestion lente et répétée, et l'éducation intellectuelle n'étant que l'entraînement de l'esprit.

Nous avons vu quelle part considérable les facultés de l'esprit prennent à l'éducation du corps. Nous pouvons dire que l'éducation physique porte toujours avec elle un certain degré d'éducation intellectuelle et morale. L'entraînement corporel pourrait être utilisé comme une sorte d'entrée en matière, chez les sujets mal doués au point de vue de l'esprit. Chez les enfants arriérés, par exemple, l'apprentissage des mouvements pourrait être une préparation à celui des matières plus difficiles des programmes scolaires. Et chez les sujets de caractère faible, on trouverait, dans l'accoutumance à faire effort, dans l'habitude de supporter la fatigue, un moyen de développer la volonté, tout en atténuant la sensibilité qui vient si souvent lui faire échec.

TROISIÈME PARTIE

LA MÉDICATION PAR LE REPOS

CHAPITRE PREMIER

LA CURE DE REPOS

Sommaire. — La médication naturelle. — Les applications de l'hygiène à la thérapeutique. — Les troubles fonctionnels. — Le repos dans les maladies aiguës. — Le repos dans les maladies chroniques. — La *cure de repos*.

Une tendance très accentuée se manifeste, depuis une quinzaine d'années, dans la médecine de tous les pays, à faire intervenir diverses pratiques de l'hygiène, non plus seulement comme moyens préventifs, mais comme agents curatifs dans le traitement des maladies.

Malgré la création incessante de nouvelles spécialités pharmaceutiques, malgré la multiplication des innombrales produits chimiques, destinés à se supplanter les uns les autres, et entre lesquels on se trouve embarrassé pour faire un choix, il est facile de constater que les préférences du médecin se portent de plus en plus vers les moyens thérapeutiques les plus simples. Même auprès du grand public, les « drogues » perdent de jour en jour leur ancien prestige. C'est peut-être parce que leurs effets curatifs, même quand ils sont réels, échappent presque toujours à une explication rationnelle et conservent un certain caractère occulte, dont notre besoin toujours grandissant de comprendre ne s'accommode pas volontiers.

Pour cette raison ou pour une autre, le traitement des maladies par l'emploi des moyens hygiéniques est aujourd'hui en grande faveur. Le public accepte volontiers l'idée d'une médication plus simple que celle de nos pères et plus aisée à vulgariser, et les médecins, qui bornaient autrefois leurs prescriptions à une liste de médicaments à prendre, oubliant le plus souvent d'indiquer le régime alimentaire à suivre ou le genre d'existence à mener, tendent de plus en plus à associer, parfois même à substituer, aux potions et pilules de leurs ordonnances, une réglementation méthodique des divers actes de la vie, ne dédaignant pas de descendre aux plus petits détails de l'alimentation et de la cuisine.

L'enseignement des maîtres s'est modifié dans le même sens que leur pratique et à côté de leurs cours sur l'emploi des médicaments dans le traitement des maladies, plusieurs de nos professeurs font des leçons et écrivent des volumes sur le rôle thérapeutique des agents physiques et naturels. La chaleur et le froid, l'électricité, le mouvement, le régime alimentaire, l'air atmosphérique, le climat, etc., ont été étudiés avec toute la rigueur des méthodes scientifiques, non seulement en vue de maintenir l'homme en santé, mais encore en vue de guérir l'homme malade.

Sans doute, à côté de ces travaux vraiment scientifiques, auxquels des hommes comme Bouchard, d'Arsonval, Landouzy, etc., ont attaché leurs noms, il a été écrit beaucoup de livres de réclame et installé beaucoup de maisons de traitement suspectes de mercantilisme et de charlatanisme. Car c'est là l'écueil des traitements d'apparence très simples et dont l'application ne semble pas, au premier abord, nécessiter une grande culture scientifique. Ils risquent de tomber aux mains du premier venu et souvent le manque d'esprit scientifique et de dignité professionnelle de ceux qui les appliquent leur attirent un discrédit immérité.

Heureusement l'étude de ces moyens « naturels » de guérison satisfait suffisamment l'esprit pour imposer la conviction de leur efficacité, même en présence des abus qui pourraient nous les faire prendre en défiance. Il ne reste qu'à en surveiller l'application après en avoir compris le principe.

Quel est donc le principe, l'idée dominante, d'où procède la conception générale de la cure « naturelle » des maladies, dont la *cure de repos* est une déduction rationnelle? Ce n'est pas, il faut bien le comprendre, la négation de toute intervention thérapeutique.

Il ne faut pas confondre l'idée de *cure naturelle* avec celle de *guérison spontanée* : cette confusion conduirait à s'abstenir de tout traitement en laissant la nature agir toute seule : ce ne serait plus qu'une sorte de contemplation de la maladie. Cette méthode expectante, du reste, a eu ses partisans, qu'on a plaisamment accusés de toujours méditer sur la mort.

La médication « naturelle » n'est nullement la négation de la thérapeutique. Sans doute, l'idée de la cure naturelle implique celle d'effort spontané de l'organisme malade pour guérir : et cet effort, cette tendance naturelle de l'être vivant à lutter contre le mal n'est nié par personne aujourd'hui. Tous les biologistes admettent que l'organisme vivant est doué de la propriété de se défendre contre tous les agents qui viennent, au cours d'une maladie, troubler la régularité de ses fonctions. Beaucoup de modifications fonctionnelles que nous appelons « morbides » et que nous considérons comme des symptômes, c'est-à-dire comme des manifestations de la maladie, ne sont pas autre chose que des actes de défense par lesquels l'être vivant cherche, soit à éliminer le principe morbide avec lequel il est en conflit, soit à opposer aux agents perturbateurs des fonctions organiques, certaines modifications de ses fonctions, qui luttent contre l'influence nuisible. On dit alors que l'organisme réagit contre les causes des maladies qui l'attaquent.

L'esprit du traitement « naturel » n'est pas de laisser la nature livrer ce combat sans lui venir en aide; mais, au contraire, de rendre plus efficaces ses moyens de défense, en plaçant l'organisme dans de certaines conditions, que l'observation a reconnues favorables à la lutte.

La médecine proprement dite recherche des moyens d'action que la nature ne peut pas mettre en œuvre pour guérir le malade, parce qu'ils ne sont pas naturellement à sa portée. Ce sont presque toujours des produits chimiques, extraits des minéraux ou des végétaux, à l'aide de procédés et d'artifices qu'on perfectionne chaque jour. On arrive ainsi à trouver des médicaments, non seulement dans des plantes ou des minéraux, où le malade ne pourrait aller les chercher sans le secours de la science et de l'industrie, mais encore dans des composés chimiques, créés de toutes pièces « par synthèse » et qui n'existent pas dans la nature. La médecine dite « naturelle », au contraire, étudie les conditions dans lesquelles les défenses spontanées de l'organisme arrivent à triompher de la maladie et celles où elles échouent et où l'organisme est vaincu

Elle reconnaît que certaines conditions dépendant du milieu dans lequel le malade est placé, de la vie qu'il mène, de ce qu'il fait, de ce qu'il boit ou mange, des impressions qu'il subit, etc., peuvent agir, soit comme des auxiliaires qui favorisent ses moyens de défense, soit comme des adversaires, qui les entravent et les font échouer.

La médecine naturelle a pour méthode l'observation

directe des faits qui se produisent sous l'œil du médecin : la médecine pharmaceutique recourt plutôt à l'expérimentation. Évidemment ces deux méthodes sont loin de s'exclure et doivent, au contraire, se compléter l'une par l'autre. Tout ce qu'on peut dire, c'est qu'il en est une dont l'importance a été trop longtemps méconnue et à laquelle on tend de nos jours à rendre justice, tandis que l'autre, qui avait été l'objet de la confiance trop exclusive des médecins, tend à se limiter à des cas spéciaux, aux affections de courte durée, d'invasion brusque, aux maladies aiguës, dans lesquelles l'urgence d'une intervention même hasardeuse est justifiée par l'imminence du danger.

C'est dans les affections de longue durée, à marche chronique, dans celles où la vie, quoique rendue pénible et douloureuse n'est pas menacée à brève échéance, que la cure « naturelle » est le plus rationnellement indiquée et, de nos jours, volontiers acceptée par la majorité des praticiens. Il faut, pour l'appliquer, que le médecin ait le temps de mettre en œuvre ses moyens d'action qui, toujours, tendent à imprimer à l'organisme, soit dans sa structure, soit dans son fonctionnement, des modifications qui en font, pour ainsi dire, un champ de bataille plus favorable à la lutte contre le mal.

Mais cette sorte de stratégie, dans laquelle le médecin n'est que l'auxiliaire de la nature, vise essentiellement à provoquer dans l'organisme des modifications qui ne peuvent se produire qu'au bout d'un temps assez long — trop long — pour répondre à l'urgence d'une intervention thérapeutique dans les maladies aiguës. Toutefois, il est certains procédés de la médecine dite naturelle, dont l'action est suffisamment prompte pour rendre les plus grands services dans les maladies aiguës. Tels sont la diète alimentaire, la chaleur, l'eau froide, etc. Tel est surtout le moyen que nous voulons étudier ici et qui est le plus simple de tous les agents naturels de guérison, le *repos*.

Il semble tellement simple de se reposer quand on est malade et l'on s'y sent si naturellement porté, qu'on juge, au premier abord, tout à fait superflu d'appuyer cette idée d'arguments scientifiques. Mais si on veut descendre aux détails de la question, on verra bien vite qu'elle n'est pas aussi simple, même en théorie, qu'elle semble l'être; on verra aussi qu'elle présente, en pratique, de sérieuses difficultés d'application, dont la solution est intéressante à chercher.

La cure de repos, en effet, telle qu'on la comprend en hygiène, n'est pas celle que la maladie impose nécessairement au malade, quand ses forces sont abattues par la violence du mal. Le repos, par exemple, dans un état aigu, dans une affection fébrile ou à la suite d'un accident, n'est pas un moyen de traitement, c'est une nécessité qui s'impose : le malade s'immobilise par force, ne pouvant marcher, ni agir. La question n'a donc pas même à être posée dans les maladies aiguës, bien que souvent le malade s'arrête par raison plutôt que par force, se sentant encore une certaine aptitude à continuer son train de vie habituel. Tout le monde sait qu'il est des affections fébriles, des grippes, voire des fièvres typhoïdes, où le malade peut marcher, mais ne doit pas marcher. Ce sont les cas intermédiaires entre ceux où la nature elle-même impose son remède par la force et ceux où l'avertissement du médecin est nécessaire pour le faire appliquer.

Ce n'est pas cependant dans ces cas, où tout le monde comprend l'utilité de la prescription, sans toujours consentir à s'y astreindre, que l'étude du traitement par le repos présente un véritable intérêt. C'est plutôt dans d'autres cas, où l'obligation de faire cesser toute activité est moins évidente et peut même sembler contestable : car il est beaucoup d'états morbides qui ne sont pas justiciables de la cure de repos. Il en est même beaucoup qui doivent, au contraire, être traités par le mouvement et l'exercice, et nous avons nous-même exposé, dans divers autres ouvrages, les principes et l'esprit du système suédois, qui fait systématiquement intervenir le mouvement corporel dans un très grand nombre de maladies.

Si l'urgence du repos s'impose à l'esprit de tous dans les affections aiguës, il n'en est donc pas de même dans les maladies chroniques et surtout dans ces états, qui ne sont pas des maladies confirmées, mais de simples modifications du tempérament où la santé n'est encore que menacée sans être réellement atteinte. D'autre part, si l'utilité du repos n'est pas toujours facile à déduire du raisonnement, elle n'est pas non plus nécessairement suggérée, comme on pourrait s'y attendre, par un sentiment instinctif.

Pour prescrire le repos, on ne peut pas toujours se baser sur la sensation de fatigue, car nos sensations sont loin d'être toujours des guides sûrs pour gouverner notre hygiène.

Notre instinct est infiniment moins sûr que celui des animaux. Si l'homme est enclin à boire sans soif et à manger sans faim, il lui arrive bien plus souvent encore d'être porté à agir, quand il aurait besoin de se reposer, et de se sentir le dégoût de l'action, quand il aurait besoin d'agir.

Le repos, considéré comme moyen de traitement, n'est pas une médication qui s'impose d'elle-même et dont chacun puisse toujours concevoir l'opportunité. Il faut quelquefois tout le tact d'un hygiéniste consommé pour en formuler les indications et les contre-indications. Il faut, en outre, bien souvent, toute une méthode de pratique très minutieuse pour en réaliser l'application efficace. C'est pourquoi la cure de repos est assujettie à des règles aussi formelles que celles de toutes les autres médications.

Ce mode de traitement n'en reste pas moins un de ceux dont la théorie et la pratique peuvent le plus aisément être comprises du grand public; car les arguments sur lesquels s'appuie le médecin pour le prescrire et le réglementer sont puisés surtout dans des faits d'observation vulgaire que chacun peut contrôler sans sortir de son milieu habituel.

CHAPITRE II

LES CONDITIONS DU REPOS

Sommaire. — Définition du repos. — Le repos et la solidarité des organes. — Le repos n'est pas seulement l'immobilisation. — L'économie des matériaux vivants. — La *réserve* des graisses. — Le repos des muscles. — Le repos du poumon. — L'exercice ne favorise pas toujours la digestion. — La « mise en train ». — Le repos et la digestion : ses avantages et ses inconvénients.

Le repos est l'état physiologique dans lequel l'activité des organes vivants est momentanément suspendue, ou abaissée au-dessous de la normale.

Le repos peut être *absolu* ou *relatif*, *partiel* ou *total*.

Il est des organes où l'on peut observer une cessation complète de la fonction pendant un temps plus ou moins long : tels sont les muscles de la vie de relation, ceux auxquels la volonté commande. Mais, dans la plupart des autres organes, le repos n'est jamais que relatif et la fonction ne peut être complètement suspendue tant que dure la vie. Pendant le plus profond sommeil, le cœur, le poumon, le cerveau même continuent à fonctionner, mais avec une moindre activité qu'à l'état de veille.

Les appareils organiques du corps étant distincts les uns

des autres, il semblerait au premier abord qu'ils puissent fonctionner avec une activité inégale, les uns restant au repos, pendant que d'autres travaillent; mais cela n'est vrai que dans une mesure très restreinte : une solidarité assez étroite unit la plupart d'entre eux et ne permet pas qu'un organe s'isole complètement dans le repos, pendant que les autres fonctionnent avec une grande activité. Inversement, le travail d'un seul trouble toujours le repos des autres. Le cerveau lui-même ne peut fonctionner isolément, puisqu'on observe, pendant le travail intellectuel, une certaine suractivité de l'appareil circulatoire, et certaines modifications de la nutrition moléculaire, telle qu'une production plus active de la chaleur vitale.

Il faut donc tenir compte, quand on veut mettre un organe au repos, du plus ou moins de solidarité qu'ont entre elles les différentes fonctions organiques. Certains organes exercent sur d'autres une telle influence qu'ils les associent complètement à leur suractivité ou à leur repos. Les muscles, par exemple, commandent à tel point le fonctionnement du poumon et du cœur, que le nombre des pulsations et des respirations augmente ou diminue parallèlement à l'augmentation ou à la diminution du travail musculaire. Mais, à leur tour, les variations en plus ou en moins des fonctions circulatoires provoquent secondairement des variations de même ordre dans le fonctionnement des autres appareils. On sait que les fonctions du système nerveux sont profondément influencées par l'état de la circulation; un excès de sang peut exalter le fonctionnement des cellules cérébrales, un défaut de sang le déprimer. Les muscles peuvent ainsi faire sentir leur action sur les fonctions d'innervation et même sur les échanges nutritifs. De même les fonctions les plus intimes de la nutrition moléculaire sont influencées par la respiration :

selon que le poumon active plus ou moins son jeu, une plus ou moins grande quantité d'oxygène est apportée à la cellule vivante, une plus ou moins grande quantité d'acide carbonique lui est soustraite.

On voit donc, au total, qu'il est difficile d'imaginer un état de repos partiel qui n'entraîne pas, dans une certaine mesure, une diminution dans l'activité générale de l'organisme, c'est-à-dire un repos général relatif.

Si on passe en revue les divers appareils organiques et si on étudie le degré d'influence qu'exerce chacun d'eux sur les autres, pour en activer ou en ralentir le fonctionnement, on voit de toute évidence que l'appareil locomoteur est, pour ainsi dire, le dispensateur de l'activité ou du repos dans tous les organes du corps vivant. Suivant que les muscles travaillent ou non, toutes les fonctions vitales sont activées ou ralenties.

L'immobilité du corps dans la position horizontale, — seule position qui permette le relâchement de tous les muscles, — est donc la condition essentielle du repos *total*. Elle assure, d'une part, le ralentissement des fonctions qui sont commandées par le fonctionnement des membres, c'est-à-dire de la circulation, de la respiration, de la calorification, etc.; elle provoque, d'autre part, une diminution de l'activité des fonctions cérébrales, de celles du moins qui président à la motricité volontaire.

Il reste encore, sans doute, malgré l'immobilité absolue du corps et le relâchement de tous les muscles, bien des conditions qui peuvent troubler le repos du cerveau et des grands appareils organiques. Ce sont toutes les impressions externes ou internes, de nature physique ou psychique, capables d'ébranler la cellule nerveuse et de provoquer des excitations réflexes dans tous les organes. C'est aussi le travail spontané des facultés intellectuelles et affectives que l'inertie des muscles n'arrête pas.

Aussi la cure de repos comporte-t-elle bien des indications autres que l'immobilisation, si on prétend l'appliquer dans toute sa rigueur et en vue d'une action aussi complète que possible sur les centres nerveux. Elle nécessite, parfois, des précautions spéciales, pour mettre la cellule nerveuse à l'abri des impressions excitantes du milieu où vit le malade. Pour cette raison, l'*isolement* devient, en certains cas, le complément de l'immobilisation, pour obtenir le repos absolu. Mais nous n'étudions ici que l'action du repos sur la nutrition et, sans méconnaître l'influence qu'exercent sur cette fonction les impressions sensitives et les actes psychiques de tout ordre, nous limiterons notre étude aux effets thérapeutiques du repos musculaire.

L'effet le plus évident du repos, celui qui se déduit de sa définition même, semble être une diminution de la force vitale dépensée. Il est logique de croire que, de cette diminution de dépense, doit résulter une économie et une mise en réserve d'une certaine quantité d'énergie disponible. On observe, en effet, qu'après un certain temps de repos, l'être vivant redevient capable de continuer le même travail qu'il avait interrompu par fatigue; « se reposer » est synonyme de « reprendre des forces ». Tel est donc l'effet le plus évident du repos : il tend à accumuler de l'énergie dans l'organisme.

Mais le repos ne produit pas seulement une économie de force : il provoque encore une économie de matériaux vivants, car l'énergie vitale procède de certains actes chimiques qui prennent naissance au sein des tissus organiques et aux dépens de ces tissus mêmes. Il se produit incessamment en nous une usure de certaines molécules vivantes, dont les éléments se dissocient pour donner lieu à diverses combinaisons, surtout à des combinaisons avec l'oxygène introduit par la respiration dans le sang. Et l'usure des tissus est d'autant plus rapide que l'activité des fonctions vitales est plus grande.

On a très justement comparé l'organisme vivant à une machine à vapeur, où l'usure du charbon est d'autant plus rapide que le travail effectué est plus grand. A un moindre travail de la machine humaine correspond donc une économie des tissus qui y jouent le rôle de combustibles. C'est ce qu'on exprime en disant que le repos tend à diminuer l'activité du mouvement de désassimilation. Il en résulte que, si les matériaux, fournis à l'organisme par les aliments, continuent à être assimilés en quantité normale, il y aura prédominance des recettes sur les dépenses et « mise en réserve » des matériaux économisés.

Cette économie de matière vivante est très souvent une condition salutaire et un résultat cherché par le médecin. Mais elle n'est pas toujours un critérium de l'augmentation des forces ni de l'amélioration de la santé; pour cette raison qu'elle ne s'exerce pas au profit des éléments mêmes de l'organe soumis au repos, mais au profit des matériaux qui ont mission d'en alimenter le fonctionnement. Si le muscle se repose, ce n'est pas le tissu musculaire qui sera « épargné » et mis en réserve : ce sera le tissu que le muscle utilise et dépense pour faire les frais de son travail, ce sera la graisse. Et l'engraissement n'est pas toujours une condition de force et de résistance.

Il suffit d'observer les effets du repos partiel sur un membre soumis à l'immobilisation, pour se convaincre que le repos très prolongé est loin d'augmenter toujours la valeur physiologique des parties immobilisées. C'est pourtant dans l'immobilisation complète, telle que peut la donner un appareil contentif, que nous trouvons la condition type du repos musculaire parfait. Voyons donc quelles en sont les conséquences au point de vue de la nutrition du membre.

Supposons une fracture de cuisse traitée, suivant les anciennes méthodes, par l'immobilisation absolue du membre, pendant 40 jours, dans un appareil inamovible. On sera frappé de voir qu'au lieu d'augmenter de volume, à la suite de ce repos prolongé, le membre aura constamment diminué. Il pourra cependant être constaté un certain « engraissement » des parties immobilisées, en ce sens que la couche cellulaire sous-cutanée pourra avoir augmenté d'épaisseur. Mais la diminution du volume des muscles sera telle que l'augmentation de la graisse ne pourra pas la compenser. Si on mesure la grosseur comparative des deux membres, on verra que la circonférence de la jambe immobilisée et tenue au repos absolu est inférieure, sur certains points, de plusieurs centimètres à celle de la jambe laissée libre et qui a, par conséquent, pu exécuter une certaine dose de travail musculaire en se déplaçant.

Ainsi l'« économie » de tissus vivants résultant du repos ne porte pas sur les organes mêmes dont l'immobilisation supprime la fonction, sur les muscles. Loin de faire prédominer les recettes sur les dépenses, l'immobilité forcée semble avoir mis obstacle à l'apport des matériaux extérieurs qui devaient réparer l'usure de la vie. Dans le muscle au repos, le mouvement de désassimilation l'emporte sur le mouvement d'assimilation.

Il n'est, dans l'organisme, qu'un seul tissu qui augmente par le repos : le tissu graisseux. Et l'on sait que ce tissu ne fait pas partie intégrante de l'organisme, pas plus que le charbon d'une machine à vapeur n'entre dans la structure de ses rouages et n'en peut assurer la solidité et l'intégrité.

La graisse est comme le combustible de la machine humaine. C'est une *réserve* provenant de l'utilisation incomplète des principes introduits par l'alimentation dans l'organisme. Le repos, sans aucun doute, est une condition qui permet d'augmenter cette réserve de combustible organique, parce que l'organisme, au repos, brûle moins qu'en activité. Chez l'homme immobile, le « tirage » du foyer vital se ralentit, puisque les physiologistes ont démontré que l'homme couché consomme 5 fois moins d'oxygène que l'homme en marche.

Le repos économise donc les tissus de réserve, parce qu'il ralentit le mouvement de désassimilation qui les détruit, sans ralentir le mouvement d'assimilation qui les construit. Mais l'observation des faits cliniques les plus vulgaires nous montre bien que le repos n'empêche pas la dénutrition des *tissus propres*, dans les organes dont on ralentit le fonctionnement. Loin d'en augmenter le volume et la résistance, l'immobilisation les diminue.

La nutrition du poumon n'est pas plus améliorée que celle du muscle, par l'effet du repos forcé. La diminution de l'aptitude respiratoire résulte même très vite de l'immobilisation prolongée du corps, laquelle a pour conséquence le ralentissement des mouvements respiratoires, c'est-à-dire le « repos » du poumon. Mais ce n'est pas seulement la diminution de l'aptitude fonctionnelle, c'est aussi la déchéance de la nutrition, c'est la moindre résistance de l'organe aux influences nocives, que peut entraîner un ralentissement permanent de la fonction. On peut citer, comme exemple des effets nuisibles d'un fonctionnement trop réduit du poumon, la fréquence, si souvent signalée, de la tuberculose pulmonaire chez les sourds-muets, privés de cette gymnastique respiratoire continuelle qu'est la parole articulée. La privation de la parole est pour le poumon du sourd-muet une fâcheuse condition de « repos » forcé, qui nuit évidemment à la bonne nutrition du tissu pulmonaire et en diminue la résistance à l'invasion des bacilles. Au reste la contre-épreuve a été faite par les résultats de la nouvelle méthode d'éducation de ces enfants, dite méthode phonétique, par laquelle on leur apprend à articuler des sons et à prononcer à haute voix des paroles qu'eux-mêmes n'entendent pas. Depuis que cette nouvelle méthode a forcé leur poumon à sortir du repos qui en diminuait le fonctionnement, les cas de tuberculose ne sont pas plus fréquents chez les sourds-muets que chez les autres enfants.

Il est donc certain que le repos très prolongé ne tend pas toujours à améliorer la nutrition de l'appareil organique qui s'y trouve soumis. C'est dans un autre mode d'action, c'est dans des effets *dynamiques* résultant d'une économie de force nerveuse, chez les sujets immobilisés, qu'il faut chercher le mécanisme thérapeutique de la cure de repos.

Le repos des muscles peut exercer une action modificatrice non seulement sur les membres immobilisés, mais encore sur tous les organes, sur tous les tissus vivants et sur toutes les phases de la fonction de nutrition.

Voyons d'abord dans quel sens la diminution passagère ou durable de l'activité musculaire peut modifier la fonction initiale de la nutrition, la *digestion*.

L'opinion la plus généralement admise, c'est que l'immobilité après le repas ralentit la digestion, tandis que l'exercice l'accélère. On cite une expérience célèbre, celle de deux chiens de même taille, auxquels on fait faire un même repas et dont l'un est aussitôt enfermé au chenil, pendant qu'on emmène l'autre à la chasse. Au bout de trois heures, les deux animaux étant abattus, on trouve que la digestion stomacale est déjà complètement achevée chez celui qui a chassé aussitôt après le repas; qu'elle est encore en plein travail chez celui qui a dormi.

Les faits d'observation courante cadrent, en général, très bien avec cette expérience. On sait que la vie sédentaire expose les hommes de bureau à toutes les formes de la dyspepsie. On s'accorde aussi à attribuer à l'immobilité du corps, pendant le travail de la digestion, les troubles digestifs, très fréquents dans les professions intellectuelles. Aucun conseil ne semble donc, au premier abord, plus justifié que la prescription de l'exercice musculaire après le repas.

Pourtant l'étude clinique des affections digestives nous montre quantité de malades auxquels ce conseil banal de l'exercice après le repas est bien loin d'être salutaire. La plupart des neurasthéniques dyspeptiques s'en trouvent fort mal et un grand nombre d'affections gastriques, à forme douloureuse aussi bien qu'à forme atonique, exigent l'immobilité absolue du malade au sortir de table.

C'est que, dans l'emploi du repos, comme, du reste, dans l'emploi de toute médication, il faut tenir compte du *dosage* et aussi du *moment* qui conviennent pour chaque cas.

On peut dire, d'une manière générale, que pour tout le monde, même pour les sujets sains et vigoureux, le repos convient mieux que l'exercice, immédiatement après le repas. C'est commettre une faute d'hygiène que de se livrer à un travail musculaire ou à un exercice de corps au sortir de table. Mais les fautes d'hygiène passent inaperçues pour beaucoup de sujets dont l'équilibre digestif est tellement stable que rien ne le trouble. Tels sont d'ordinaire les hommes entraînés aux exercices violents et aussi les animaux accoutumés à la fatigue, comme les chiens de chasse, sur lesquels a été faite l'expérience ci-dessus rappelée. Leur organisme, par le fait d'un entraînement continuel, est pourvu de moyens de défense suffisants pour braver impunément certains écarts d'hygiène. Ceux-là sont donc des exemples mal choisis pour la démonstration : ce sont des réactifs trop peu sensibles aux agents capables de modifier les fonctions vitales.

Au reste, même avec des sujets vigoureux et habitués au travail, même avec des animaux vivant dans l'entraînement de la vie sauvage, l'exercice après les repas peut causer des troubles, s'il est d'une extrême violence. Un homme de cheval expérimenté ne demande jamais à sa bête une allure de grande vitesse quand il s'en sert aussitôt après lui avoir donné sa ration alimentaire. Les veneurs aussi savent bien que, s'il leur arrive de surprendre un sanglier peu de temps après qu'il s'est repu de glands, l'animal, attaqué en pleine digestion, sera rapidement forcé.

Il faut donc conclure qu'un exercice *excessif* est toujours nuisible aux fonctions digestives. Mais le terme « excessif » représente une mesure qui est éminemment variable, puisqu'elle est basée sur la comparaison entre un travail donné et l'aptitude du sujet à l'exécuter. C'est pourquoi tel travail musculaire qui ne trouble pas la digestion du loup ou du chien de meute, peut provoquer de grandes perturbations dans les fonctions gastriques d'un homme de tempérament moyen. Et il est superflu de faire observer que l'estomac de certains dyspeptiques est aussi inférieur, au point de vue de la puissance digestive, à celui d'un homme de santé moyenne, que l'estomac de celui-ci à l'estomac d'un loup.

Il faut donc se garder de tirer des déductions pratiques trop rigoureuses de ce fait dont, pourtant, l'énoncé général est vrai, à savoir que l'exercice musculaire « favorise la digestion ».

L'exercice ne favorise la digestion que s'il est pris à des doses d'autant plus modérées que le moment du repas est plus proche. Cette vérité est démontrée d'abord par l'observation directe des sujets à digestion troublée, qui sont des réactifs plus sensibles que les sujets sains, pour tous les agents modificateurs de la fonction digestive. Elle se confirme par l'observation directe des animaux livrés à eux-mêmes, qui peuvent suivre les indications de l'instinct : on les voit tous, aussitôt après le repas, rechercher l'immobilité plutôt que le mouvement, et se coucher, aussitôt repus, si rien ne les en empêche.

L'estomac, quand il va commencer le travail digestif, semble avoir besoin de faire appel à toute son aptitude fonctionnelle; et l'on dirait que toutes les forces disponibles de l'organisme ont besoin de se concentrer sur l'organe pour le mettre en train, pour « amorcer » sa fonction.

Remarquons que ce n'est pas là une particularité qui soit propre à la fonction digestive. Tous les organes du corps ont besoin, au début de leur entrée en fonction, de recevoir un surcroît d'innervation, car l'amorçage de toute fonction exige un effort supplémentaire. De même, le cheval a besoin de donner un plus vigoureux coup de collier quand il « démarre » une voiture immobile, que pour continuer à la déplacer, une fois mise en marche. Tout muscle, pour passer de l'immobilité à l'action, doit être actionné avec un supplément d'énergie, à défaut duquel le premier temps d'un exercice quelconque est toujours plus laborieux, moins vif, moins précis. C'est pour éviter cet effort initial excessif et pour arriver, plus lentement mais plus aisément, à la « mise en train » progressive de l'appareil locomoteur, qu'on a l'habitude de faire précéder les exercices de force, de vitesse ou de précision, par quelques mouvements préliminaires plus faciles et plus lents. Les escrimeurs tirent « le mur » avant de commencer leur assaut, les pianistes préludent à leur grand morceau par quelques gammes. De même, le poumon ne peut passer brusquement de la respiration calme et lente aux mouvements profonds et rapides, sans être promptement troublé : il faut que le coureur, s'il veut arriver au but, ait soin de se « mettre en haleine » en ménageant ses mouvements au début de la course ; tandis qu'une fois en train, la fonction respiratoire s'accommode sans peine aux exigences des mouvements les plus violents.

C'est donc une loi générale et il est facile d'en déduire le mode d'action du repos sur les débuts de la fonction digestive. En effet, l'énergie vitale mise à la disposition de chaque organe étant limitée, tout organe dont le fonctionnement exige un surcroît d'énergie, doit emprunter ce supplément sur le fond commun ; aussi observe-t-on que la suractivité d'un organe semble momentanément épuiser l'énergie des autres et rendre leur mise en train plus difficile. C'est ainsi que les grands efforts musculaires épuisent momentanément l'énergie intellectuelle et disposent fort mal le cerveau à faire un travail d'esprit difficile aussitôt après un exercice violent : l'influx nerveux ne peut affluer simultanément en grande quantité au cerveau et aux muscles ; il ne pourra pas davantage être abondamment distribué aux organes digestifs, pendant que les muscles travaillent.

D'une manière générale on peut donc dire que le fonctionnement simultané de deux organes implique toujours une diminution dans la ration d'énergie reçue par l'un ou par l'autre. Et, dans le cas qui nous occupe, c'est l'appareil digestif qui se trouve en quelque sorte spolié par les muscles, quand ceux-ci fonctionnent en même temps que lui.

Ce n'est pas seulement l'influx nerveux que les muscles accaparent au détriment de l'estomac quand ils travaillent après le repas : c'est encore le sang. Et c'est là, encore, une condition aussi capable que l'autre d'entraver la digestion.

Dans tout organe qui fonctionne, la circulation devient plus active. Ce surcroît d'afflux sanguin a été constaté, sur l'animal vivant, par l'observation directe. On a pu observer au microscope une énorme dilatation des capillaires de la muqueuse gastrique, aussitôt après l'ingestion d'un aliment. L'hyperhémie de cette muqueuse est la condition essentielle d'une digestion régulière. Or, d'autre part, la même vaso-dilatation s'observe dans tout muscle en travail. Il est aisé de comprendre, la masse sanguine totale restant la même, que l'afflux sanguin est provoqué vers l'estomac par la présence des aliments. Le travail des muscles, s'il acquiert une certaine énergie, peut produire une véritable *dérivation* du sang, d'où résultera une anémie relative de l'estomac, très défavorable à son travail.

Ainsi, spoliation d'une certaine quantité d'influx nerveux, spoliation d'une certaine quantité de sang, telles sont pour l'estomac les conséquences du travail musculaire pendant la digestion. Ce déficit passera peut-être inaperçu dans un budget vital très riche et dans un appareil digestif de capacité fonctionnelle plus que normale. Mais il pourra aboutir à un certain degré d'insuffisance fonctionnelle pour les estomacs d'énergie moyenne et sera très péniblement supporté par les sujets à force nerveuse insuffisante et par les estomacs déjà malades.

De là l'utilité du repos chez certains dyspeptiques et chez presque tous les neurasthéniques dans la première heure du travail digestif; à ce moment où l'estomac a besoin de toute sa provision d'influx nerveux et de sang « pour amorcer » et « mettre en train » le travail de la digestion.

Mais ce n'est pas seulement aussitôt après l'ingestion des aliments que le repos peut devenir un auxiliaire de la digestion. Il est beaucoup de dyspeptiques qui digèrent mieux quand on les immobilise quelque temps *avant* le repas.

Cette pratique est trop peu recommandée; elle serait pourtant féconde en résultats chez les dyspeptiques nerveux : Glénard en a obtenu de fréquents succès dans le traitement des troubles gastro-intestinaux, chez certains neurasthéniques. Nous avions d'ailleurs, depuis longtemps déjà, signalé l'inconvénient des exercices violents, non seulement aussitôt après le repas, mais aussitôt avant.

Tout le monde sait bien qu'un excès de fatigue peut ôter l'appétit; mais on a moins remarqué l'importance du *moment* où l'exercice est pratiqué que celle de sa violence, pour provoquer l'inappétence et troubler la fonction digestive. En tenant compte des exceptions ci-dessus signalées et qui visent les hommes doués de facultés digestives irréprochables ou très entraînés aux exercices violents, on peut dire que tout travail musculaire qui précède immédiatement le repas le rend plus laborieux, pour les mêmes raisons que nous donnions tout à l'heure, c'est-à-dire à cause de la dépense d'influx nerveux et de la dérivation sanguine qui en résultent. Si les aliments sont ingérés avant que les conditions normales de circulation et d'innervation ne soient rétablies, l'estomac présentera un certain degré d'atonie et d'*ischémie*, au moment même où il aurait besoin, pour « amorcer » la digestion, d'un supplément d'influx nerveux et d'un surcroît de circulation sanguine.

Le repos, avant et après le repas, est donc une condition dont l'efficacité thérapeutique peut s'expliquer d'une manière satisfaisante, chez tous les sujets à système nerveux épuisé et à fonctions gastriques troublées. Et plus la capacité fonctionnelle de l'estomac sera faible, plus le mot repos devra prendre une signification stricte et absolue. Chez beaucoup de dyspeptiques neurasthéniques, c'est l'immobilisation complète, soit au lit, soit sur la chaise longue, qu'on devra exiger.

Mais, à côté de tous ces faits, d'où ressort l'indication du repos pour favoriser la fonction digestive, on en peut citer nombre d'autres qui semblent les contredire et prouver que le mouvement et l'exercice sont utiles, indispensables même à la régularité du travail digestif.

S'il est des sujets qui ne peuvent, sans troubler profondément la digestion, se livrer à un exercice quelconque, ni même se tenir quelque temps debout au sortir de table, il en est d'autres qui ne peuvent digérer régulièrement, s'ils restent longtemps immobiles après le repas. Beaucoup, par exemple, ont leurs nuits troublées par des malaises gastriques, des cauchemars, s'ils se couchent tôt après le dîner; tandis que le travail digestif devient normal et facile s'il marchent et agissent, en prolongeant la veillée jusqu'à la fin de la digestion.

C'est encore un fait d'observation courante, que les estomacs paresseux digèrent mieux, en général, le repas du matin que celui du soir; on sait même que les meilleurs estomacs peuvent être incommodés s'ils mangent le soir, à souper, tel mets indigeste qui eût bien passé au déjeuner, dans l'activité habituelle de l'après-midi.

On peut citer beaucoup d'autres faits encore, d'où il semble résulter que l'exercice favorise, bien plus que le repos, le travail digestif. Tout le monde a entendu des malades dont la digestion est laborieuse et troublée quand ils restent chez eux, dans leurs habitudes sédentaires, déclarer qu'ils peuvent « digérer des cailloux » dès qu'ils sont en déplacement de chasse, en voyage d'excursion, ou dans toute autre condition qui les force à exagérer l'activité physique.

Weir-Mittchel, l'instigateur et l'apôtre de la cure de repos chez les neurasthéniques, et qui ne peut être suspect de partialité en faveur de l'exercice, signale l'entrave qu'apporte l'immobilisation à la régularité des fonctions digestives. — « En mettant le patient au lit, en lui défendant de se lever ou de faire un usage quelconque de ses muscles, nous diminuons immédiatement l'appétit, nous affaiblissons la digestion et nous constipons l'intestin[1]. » Et, pour conjurer les dangers de l'immobilisation prolongée, il conseille d'appliquer au malade des massages, des mouvements passifs et actifs; enfin un exercice physique, de forme compatible avec la position horizontale.

Tous ces faits contradictoires, dont les uns plaident pour le repos, les autres pour le mouvement, seraient bien capables de jeter le trouble dans l'esprit du praticien, si celui-ci ne remarquait pas qu'il est aisé de mettre d'accord les opinions les plus divergentes, en faisant intervenir simplement la notion du *moment* où l'exercice est utile et celui où le repos doit lui être préféré, pendant la durée du travail digestif.

En principe, le mouvement musculaire est un *adjuvant* de la digestion et il suffit de dire, d'une manière générale, que, chez l'homme sain, les habitudes d'activité physique créent et entretiennent la régularité des fonctions digestives. Mais, chez le dyspeptique, réactif plus sensible aux modificateurs de la fonction digestive, le moment d'application du mouvement doit être plus strictement déterminé.

Aussitôt après l'ingestion des aliments, pendant cette période de préparation et de mise en œuvre de l'estomac, où nous avons montré l'urgence d'une innervation intense et

1. Weir-Mittchel, *Le Traitement méthodique de la Neurasthénie.*

d'une circulation suractivée, il ne faut pas que d'autres organes viennent dériver à leur profit l'influx nerveux et le liquide sanguin. Donc, à ce moment, pas de travail des muscles; — d'autant plus qu'à cette période du travail gastrique, ce sont surtout les actes chimiques de la digestion que l'estomac prépare, et le mouvement musculaire ne peut guère l'y aider. La fonction digestive débute par la sécrétion du suc gastrique et les aliments doivent être tenus longtemps en contact avec ce liquide pour en subir l'action : le bol alimentaire, alors, n'a pas besoin, comme un peu plus tard, d'être aidé dans son déplacement : l'immobilité n'apporte aucune entrave à la fonction.

Plus tard, quand la digestion gastrique s'achève et que le contenu de l'estomac doit franchir le pylore, pour cheminer ensuite progressivement à travers toutes les circonvolutions et toutes les sinuosités de l'intestin grêle, les actes mécaniques effectués par les tuniques musculaires gastro-intestinales prennent une importance plus grande. Le mouvement péristaltique, qui pousse le bol alimentaire dans la direction voulue, a besoin d'être secondé par l'action des muscles de la paroi abdominale, par les déplacements généraux du corps, par les secousses imprimées à l'intestin pendant la marche, par les pressions, qu'exercent sur toute la masse viscérale les mouvements de flexion et de latéralité du buste et du bassin.

Toute cette série d'actes mécaniques, auxiliaires des mouvements péristaltiques de l'intestin, est annulée par le repos et par la position horizontale. Et c'est dans le but d'y suppléer que Weir-Mittchel et ses élèves ont dû recourir au massage abdominal et aux mouvements passifs méthodiques.

Voilà donc comment peuvent s'accorder les faits et les opinions qui semblent, au premier abord, si contradictoires, à propos de l'emploi respectif de l'exercice et du repos dans l'hygiène des dyspeptiques. Le mouvement et l'immobilisation peuvent être également recommandables pour aider à la digestion, mais doivent intervenir à des phases différentes de cette fonction.

Et l'on peut, de l'observation clinique aussi bien que des enseignements de la physiologie, déduire cette conclusion que le repos est utile pour commencer le travail de la digestion et l'exercice pour le terminer.

Les partisans de l'exercice quand même, aussi bien que ceux du repos à outrance, se trompent donc également. Mais il faut bien convenir que, pour des malades atteints de troubles digestifs, l'erreur de ceux qui préconisent exclusivement l'exercice est plus dangereuse que celle des partisans exagérés du repos. On peut faire plus de mal à un dyspeptique, et surtout à un neurasthénique, en exigeant qu'il prenne de l'exercice au sortir de table, qu'en le mettant au repos deux ou trois heures après au moment où il aurait besoin de mouvement. Si l'une des deux fautes d'hygiène devait être commise, mieux vaudrait encore, pour certains malades, se résigner à terminer la digestion dans l'immobilité qu'à la commencer en faisant de l'exercice.

Ce serait aussi commettre une erreur grave, que d'intervertir l'ordre dans lequel le repos et l'exercice doivent être utilisés. Mieux vaudrait renoncer à tout exercice après le repas que d'en faire au sortir de table, sous prétexte de compenser l'immobilité que peuvent imposer certaines exigences, dans la période qui suivra. Aussi ne peut-on que donner raison à la formule généralement admise et basée, sans aucun doute, sur une longue observation des faits vulgaires, en vertu de laquelle on doit mettre les enfants au lit en sortant de table, plutôt que de les coucher une heure après le repas.

CHAPITRE III

LA PHYSIOLOGIE DU REPOS

Sommaire. — L'appareil locomoteur seul est sous la dépendance de la volonté. — Les autres appareils organiques ne dépendent d'elle que par des voies détournées. — Le repos des muscles est la condition essentielle du repos de l'organisme. — Le cerveau n'est qu'en partie sous la dépendance de la volonté. — Il s'associe aux muscles pour procurer le repos. — L'immobilisation et le repos. — *L'isolement.*

Effets physiologiques du repos musculaire. — La fatigue des muscles et le cerveau. — Les temps d'arrêt. — L'énergie disponible.

Il n'est qu'un seul appareil dans l'organisme que notre volonté puisse mettre directement en activité ou en repos, c'est l'appareil locomoteur. Nous sommes maîtres de nos muscles et nous pouvons, à notre gré, commander aux leviers osseux qu'ils actionnent, le mouvement ou l'immobilité; mais notre autorité sur les organes vivants ne va pas au delà. Les autres organes entrent en jeu, avec plus ou moins d'activité, en dehors de notre commandement et peuvent, malgré nous, exagérer ou diminuer leur activité. Nous ne pouvons, à notre gré, arrêter, précipiter ou ralentir les battements du cœur, accélérer le travail de l'estomac ou de l'intestin; encore moins influencer dans un sens quelconque ce travail intime d'échanges moléculaires en vertu duquel les cellules du corps vivant se nourrissent et se renouvellent au contact des matériaux apportés par le sang.

Le poumon, qui semble, au premier abord, soumis à la volonté, fonctionne en dehors d'elle, puisqu'on respire en dormant, et subit, malgré nous, mille influences d'origine intérieure ou extérieure, de nature physique ou morale, qui modifient le rythme ou la forme de ses mouvements.

Ainsi il suffit de *vouloir*, pour provoquer le repos relatif ou absolu des muscles; mais non pas celui des autres organes. Le fonctionnement de ceux-ci obéit à des centres nerveux qui sont soustraits aux influences volontaires et qui fonctionnent automatiquement.

Le fonctionnement automatique des divers organes est réglé de façon à s'accommoder aux exigences variables de la fonction. C'est ainsi, par exemple, que le jeu du poumon est accéléré quand le sang se trouve surchargé d'acide carbonique : la présence même de ce gaz, dont l'organisme a besoin de se débarrasser, provoque sur le bulbe rachidien une impression excitante, qui accélère, par effet réflexe, les mouvements respiratoires.

Les autres organes, aussi bien que le poumon, travaillent avec plus ou moins d'énergie, suivant les impressions qui atteignent les centres nerveux; et ces impressions dépendent de certaines conditions accidentelles ou périodiques, d'origine interne ou externe. L'appareil circulatoire, par exemple, peut être excité par des conditions accidentelles. Dans une étuve à 60° les battements du cœur s'élèvent, malgré nous, à 100 ou 120 par minute. De même, en dehors de notre volonté, il se produit dans l'appareil digestif des mouvements péristaltiques, provoqués par l'impression des aliments.

Ce qui importe à notre sujet, c'est que les impressions d'où proviennent les réflexes fonctionnels des organes peuvent avoir leur point de départ dans le fonctionnement d'un organe voisin ou éloigné : en un mot, c'est que certains organes en « commandent » d'autres, comme la volonté commande les muscles. Par exemple, l'appareil locomoteur commande l'appareil circulatoire : les battements du cœur s'accélèrent quand le fonctionnement des muscles atteint un certain degré d'énergie. Mais l'appareil circulatoire lui-même commande, dans une certaine mesure, l'appareil respiratoire; il y a toujours corrélation entre le nombre des pulsations et celui des respirations. Le cerveau lui-même et ses fonctions les plus élevées subissent l'influence d'organes beaucoup moins nobles : le moindre trouble de l'estomac ou de l'intestin peut causer de l'excitation cérébrale, provoquer l'insomnie, l'agitation et le délire.

Si l'activité de chaque organe peut subir à ce point l'influence excitante d'un autre organe, il va de soi que le calme et le ralentissement d'une fonction peuvent aboutir à la diminution du fonctionnement, — c'est-à-dire au repos, — d'un ou plusieurs organes qui en seraient solidaires.

Or, on peut dire que si tous les appareils organiques ont entre eux une certaine solidarité, il en est un qui exerce sur tous les autres une autorité pour ainsi dire tyrannique, en ce sens qu'aucun d'eux ne peut s'y soustraire et que tous sont obligés de se mettre, en quelque sorte, à l'unisson avec lui : c'est l'appareil locomoteur. Tous les organes du corps tendent à activer ou à ralentir leur fonctionnement suivant que les muscles sont en activité ou en repos. Les fonctions, même les plus intimes de la nutrition, les échanges cellulaires et les actes chimiques, qui y résident, sont profondément modifiés suivant l'état du repos ou du travail musculaire, et leur activité varie dans le même sens que celle des muscles.

C'est pourquoi le repos des muscles est la condition essentielle et capitale du repos de l'organisme humain dans son ensemble. Et c'est ainsi que nous sommes maîtres, dans une certaine mesure, et par voie indirecte, de mettre au repos les organes sur lesquels notre volonté n'a aucune prise directe.

Toutefois la volonté ne commande pas seule aux organes qui lui sont soumis. On sait que les muscles mêmes ne sont pas toujours nos esclaves dociles et peuvent fonctionner malgré nous. Dans la chorée et dans les autres maladies caractérisées soit par des mouvements, soit par des contractures involontaires, il ne dépend pas du patient de supprimer le travail de la fibre motrice.

Il est un autre organe dont le fonctionnement, pourtant soumis à l'action directe de la volonté, peut s'en affranchir très aisément, même à l'état de santé parfaite, c'est le cerveau. Le repos du cerveau est, dans un grand nombre de maladies, une condition thérapeutique de la plus haute importance, et il n'est pas toujours facile de l'obtenir. Aucun organe, en effet, n'est soumis autant que celui-là à l'influence des impressions de tout ordre, capables de produire des réflexes et d'y provoquer un travail automatique : sensations physiques, émotions morales, impressions venues du dehors ou du dedans et causées par un incident organique, ou bien par une idée, par l'imagination, par un souvenir, par une obsession, etc. Et toutes ces impressions, capables de donner aux fonctions cérébrales une activité excessive, sont indépendantes de l'état de repos ou d'activité des muscles.

Ainsi l'immobilité du corps qui assure le repos des muscles ne sera pas la seule condition à réaliser, si on veut que le repos s'étende à toutes les fonctions. Beaucoup de conditions secondaires doivent intervenir quand la médication par le repos vise un appareil déterminé autre que l'appareil locomoteur, et surtout quand elle vise le système nerveux et le cerveau.

Mais il n'en reste pas moins établi que l'immobilisation totale est une condition en dehors de laquelle le repos d'aucun organe ne saurait être complet, pas même celui des organes affectés aux fonctions psychiques; car le mouvement musculaire fait subir son influence aux idées et peut exciter le cerveau en y activant la circulation, en y provoquant des impressions sensitives et des réflexes.

Nous chercherons, tout à l'heure, à déterminer les conditions qui doivent être réunies pour assurer le maximum de repos à l'ensemble des fonctions organiques et physiques. Étudions d'abord celles, plus faciles à réaliser, du repos partiel des organes et appareils organiques.

L'appareil organique le plus facile à mettre au repos est, nous l'avons dit, l'appareil locomoteur. On peut aisément et sans qu'il soit besoin de procéder bien méthodiquement supprimer le travail d'un groupe de muscles et même celui de tous les muscles du corps. Il suffit pour cela que la volonté cesse de les actionner, puisque les muscles ne se mettent pas spontanément en exercice. Toutefois certains actes musculaires sont, par l'habitude, devenus à peu près inconscients et automatiques et une certaine attention est nécessaire pour les éviter. De plus, le travail des muscles ne se traduit pas toujours par le mouvement. On sait que l'immobilité n'est pas toujours une condition de repos : la position debout et même la position assise impliquent toujours le travail de nombreux muscles qui luttent au prix d'un effort continu contre la pesanteur.

La position couchée, où toutes les parties du corps sont supportées par un appui, est la seule qui assure le relâchement de tous les muscles. C'est pourquoi le séjour au lit est la condition essentielle de la cure de repos, quand le repos de l'appareil locomoteur doit être général.

Mais comment assurer le repos des autres appareils sur lesquels la volonté n'a aucun empire, ou n'exerce qu'une autorité insuffisante, comme le cœur et le poumon, la moelle épinière et le cerveau? Comment arrivera-t-on à réduire au minimum le fonctionnement de ces organes et quelle prise aura-t-on, enfin, sur les fonctions plus intimes du corps vivant, telles que la calorification et les échanges moléculaires? On sait combien urgente serait parfois l'indication thérapeutique de diminuer la suractivité maladive des centres nerveux chez certains malades excités et combien précieux serait le moyen de ralentir l'activité des échanges organiques et la production de chaleur vitale chez ceux dont le mouvement de dénutrition est trop rapide, chez les tuberculeux, par exemple. Il n'est pas, en effet, un seul organe vivant, pas une cellule organique, dont le fonctionnement ne soit modifié, dans une certaine mesure, suivant l'état d'exercice des muscles ou leur état de repos. Augmenter le travail musculaire par un exercice violent, c'est activer du même coup l'activité du cœur et des parois artérielles, c'est augmenter le nombre et l'amplitude des mouvements du poumon, c'est accroître dans de grandes proportions la production de chaleur vitale, c'est accélérer le travail d' « échange », qui se fait entre les matériaux de réparation et les déchets de nutrition : en un mot, c'est donner plus d'activité à l'assimilation et à la désassimilation.

Les centres nerveux sont toujours associés au travail des muscles, par leurs cellules motrices qui commandent les mouvements volontaires. En outre, les cellules sensitives ne peuvent pas s'isoler de l'excitation que cause le travail musculaire dans les éléments nervo-moteurs, car tout mouvement cause une impression sensitive, en vertu de laquelle il est perçu. Enfin, le travail des muscles ébranlant tous les organes dans leur ensemble, ceux-ci font inévitablement sentir au cerveau le contre-coup de leur suractivité : le cœur, dont les pulsations sont plus nombreuses, y envoie une plus grande quantité de sang, et d'un sang plus excitant qu'à l'état de repos, car il est le véhicule de tous les déchets rejetés par les cellules dont la désassimilation est augmentée par le travail des muscles. Parmi ces déchets, il en est qui provoquent la suractivité de certains centres nerveux spéciaux, tout en excitant les facultés cérébrales dans leur ensemble : tel est l'acide carbonique qui éveille dans le bulbe d'énergiques réflexes respiratoires et qui fait sentir, en outre, son action excitante à tout le cerveau.

Tel est le mécanisme par lequel le cerveau s'associe au travail des muscles. L'observation des faits vulgaires ne permet pas de douter de cette excitation produite non seulement sur les fonctions motrices et organiques, auxquelles le cerveau préside, mais encore sur les facultés psychiques. Tout le monde sait que le mouvement produit chez l'homme une excitation cérébrale passagère : l'homme de sport « s'anime » d'autant plus dans son exercice, que cet exercice est plus violent.

Si tels sont les effets du mouvement musculaire sur le cerveau, ceux du repos seront inverses : c'est-à-dire que l'immobilité du corps tendra à diminuer l'excitation des centres nerveux et à modérer la circulation cérébrale.

On peut donc dire que l'immobilisation du corps est une première condition qui favorise le repos du cerveau. Ce qui ne veut pas dire qu'elle l'assure : car le cerveau est un organe qui travaille spontanément et le repos du corps ne supprime, n'empêche, que le travail d'association fonctionnelle, celui qui est communiqué aux cellules cérébrales par la suractivité des muscles.

Le repos cérébral, quoique favorisé par le repos des muscles, n'est pas assuré par l'immobilisation. Celle-ci n'est qu'une condition adjuvante : il y en a d'autres plus essentielles et dont l'indication sort un peu du domaine de la physiologie pour toucher à celui de la psychologie. Nous devons les rechercher cependant, car, d'abord, la cure de repos s'applique à nombre de maladies où les troubles psychiques dominent; puis, parce que ce qu'on appelle « l'état d'esprit » du sujet a une influence considérable sur la marche de toutes les maladies nerveuses et même d'un grand nombre de maladies de la nutrition.

Les causes de la suractivité du cerveau sont d'abord dans le sujet lui-même, puisque notre volonté a une action dominante sur certaines fonctions cérébrales, telles que l'attention. Mais elles sont aussi en dehors de lui, dans le milieu ambiant, puisqu'il y a des modes d'activité cérébrale absolument involontaires. Les impressions perçues et subies par le cerveau ne sont pas de moindres conditions d'excitation et de suractivité cérébrales que les actes intellectuels voulus. Sans doute, parmi les causes d'excitation qui atteignent et ébranlent les cellules sensitives, il en est beaucoup, et des plus violentes, qui peuvent avoir leur point de départ en nous-mêmes, dans le souvenir, dans l'imagination; tels sont les chagrins, les soucis réels ou imaginaires. Mais les excitations du milieu provoquent souvent, ou du moins éveillent et activent les idées d'où procèdent les souvenirs obsédants ou les conceptions douloureuses du patient.

C'est pourquoi on a cherché des conditions de repos cérébral, non seulement dans l'immobilisation du corps et dans la prohibition du travail intellectuel, mais encore dans des précautions qui tendent à soustraire le malade aux causes d'excitation de son milieu habituel, en l'*isolant*.

L'isolement est donc une condition très importante de repos absolu ; on en a si bien compris l'urgence dans le cas où le repos du cerveau doit s'ajouter à celui du corps, qu'on est arrivé à confondre cette pratique avec celle de l'immobilisation et à faire de « cure d'isolement » le synonyme de « cure de repos ». Ce serait là un abus de mots, et nombre de malades qui n'ont nul besoin d'être isolés, sont cependant justiciables de la cure de repos : par exemple certains tuberculeux et certains cardiaques.

Il faut donc faire une distinction dans les conditions à rechercher pour la cure de repos, suivant que ce moyen thérapeutique devra viser simultanément le corps et l'esprit, ou bien l'un des deux à l'exclusion de l'autre. Toutefois l'immobilisation du corps sera presque toujours une utile condition adjuvante du repos cérébral : tandis que, dans bien des cas, il serait inutile, parfois même nuisible, de réduire l'esprit à l'inaction complète et d'isoler le malade en même temps qu'on met ses organes au repos.

Avant d'étudier l'action thérapeutique du repos musculaire dans la maladie, envisageons d'abord les modifications qu'il apporte dans les organes et dans les fonctions vitales chez l'homme sain.

Le repos peut être partiel ou total, passager ou prolongé. Ses effets varient suivant la durée de son application, suivant l'importance des groupes musculaires réduits à l'inaction et aussi suivant la rigueur avec laquelle les corps ou les membres sont immobilisés.

Supposons le cas le plus simple, le repos *instinctif*, celui auquel tout être vivant est porté à se soumettre spontanément, après avoir fait exécuter à ses muscles un travail d'une certaine énergie ou d'une certaine durée. Chez le forgeron, qui a fatigué ses bras à battre le fer, chez l'alpiniste qui a fatigué ses jambes à escalader des pentes escarpées, les membres employés au travail peuvent avoir produit une telle somme d'efforts qu'ils arrivent à ne plus pouvoir continuer. Le sujet a le sentiment de l'impuissance; s'il veut persister dans son travail, il ne peut le faire qu'au prix d'une sensation douloureuse et n'obtient plus de ses muscles qu'un fonctionnement insuffisant. S'il faut absolument qu'il poursuive, et s'il parvient, sous le coup d'une nécessité impérieuse à continuer quelques instants encore, il a l'impression de faire une énorme dépense de lui-même, pour obtenir encore de ses muscles le même travail qu'ils donnaient « sans effort » au début; il doit les stimuler, les fouetter en quelque sorte, comme on fouette un cheval qui refuse d'avancer : c'est une lutte entre la volonté qui commande et l'organe qui ne peut obéir, car il a épuisé toute sa provision d'énergie disponible.

Cette « énergie » qui actionne le muscle et le met en action, comme l'énergie électrique actionne les roues d'une automobile, semble avoir été dépensée dans les efforts effectués par l'homme : les membres ne peuvent pas plus obéir que les roues ne peuvent tourner quand les accumulateurs sont déchargés. Et quand nous obtenons d'un membre fatigué qu'il continue encore à fonctionner, nous avons conscience d'emprunter à un autre organe plus central l'énergie que nous lui communiquons. A ce moment, la sensation pénible de l'effort ne se limite plus au membre fatigué : elle envahit l'organisme tout entier, comme si toutes nos forces étaient dérivées vers l'organe en détresse.

En cas d'efforts « désespérés », comme ceux que fait le naufragé quand sa vie dépend de la pression des doigts cramponnés à l'épave, l'énergie motrice, dépensée pour actionner jusqu'à l'extrême limite les muscles défaillants, semble empruntée aux sources mêmes de la vie, la sensation de fatigue se propage jusqu'aux centres nerveux et le cerveau même arrive à s'épuiser. L'effort local des bras, s'il est trop énergique et trop prolongé, peut aller jusqu'à provoquer la suspension momentanée de toutes les fonctions vitales : la syncope par épuisement peut se produire.

Telle est la marche des symptômes *immédiats* de la fatigue poussée à ses dernières limites. Elle a d'autres symptômes *consécutifs*, sur lesquels nous nous sommes déjà expliqué. Pour le moment, il faut insister sur cet effet immédiat de la fatigue que nous venons de décrire et qui est l'*épuisement nerveux*.

Quand l'homme « se sent fatigué », c'est qu'il a dépensé la quantité d'énergie motrice que ses muscles avaient à leur disposition pour subvenir aux frais de leur travail. Et s'il continue à travailler malgré la fatigue, il doit dépenser un supplément d'énergie qui semble ne pas appartenir en propre à ses muscles et qu'il est obligé d'emprunter à ses centres nerveux. Il en résulte que, suivant les degrés de la fatigue, l'épuisement nerveux peut se limiter au muscle qui travaille ou s'étendre jusqu'au cerveau. C'est là une vérité admise par tous les physiologistes : la fatigue musculaire *absolue*, c'est-à-dire poussée jusqu'à l'épuisement complet de la force motrice, a son siège dans le cerveau.

Cela établi, voyons l'effet du repos sur l'homme fatigué. Si le repos intervient dans ce qu'on pourrait appeler le premier degré de la fatigue, c'est-à-dire dès que l'homme qui travaille « se sent » fatigué, on observe qu'un temps très [illegible] d'interruption peut rendre au muscle toute son aptitude [illegible] travail. Si le forgeron qui bat le fer, l'alpiniste qui escal[illegible] de la montagne, s'arrêtent à la première impression de fatigue, quelques minutes suffisent pour rendre à leurs muscles toute leur vigueur première. En entrecoupant leur travail de temps d'arrêt, ils pourront le continuer une journée entière sans avoir besoin de faire de grands efforts de volonté : ils ne seront nullement épuisés par 7 ou 8 heures de travail coupé par des temps de repos bien ménagés, alors qu'un travail de 4 à 5 heures, sans aucune interruption, pourrait les amener aux limites extrêmes de l'épuisement.

Que se passe-t-il pendant ces courts temps d'arrêt qui rendent aux muscles fatigués leur aptitude à travailler? Il est impossible de le dire autrement que sous forme d'hypothèse et à l'aide d'une image qu'autorise l'analogie de l'énergie nerveuse avec l'énergie mécanique. Les choses se passent comme si la production de l'énergie qui actionne les muscles était incessante, mais de quantité limitée pour chaque unité de temps : tel serait, par exemple, le débit, toujours uniforme d'un réservoir. Supposons que la masse d'eau du réservoir soit utilisée à faire tourner une roue. Si les vannes du réservoir sont largement ouvertes, de manière à ce qu'il en sorte dans l'unité de temps plus d'eau qu'il n'y en entre, la roue sera actionnée, mais le niveau de l'eau baissant constamment, un moment arrivera où la pression ne sera plus suffisante : le mouvement de la roue se ralentira et, si l'eau continue à s'écouler, la roue s'arrêtera. L'eau du réservoir sera épuisée.

Que faudrait-il alors pour maintenir la roue en mouvement? Ils suffirait d'augmenter le débit du tuyau qui apporte l'eau au réservoir. On arriverait ainsi à relever le niveau du liquide et la chute d'eau reprendrait l'énergie suffisante pour actionner la roue.

Et c'est, en effet, — si l'on veut continuer la comparaison, — ce qui se passe dans l'appareil moteur de l'être vivant. Le muscle est doué d'une provision d'énergie que le nerf lui apporte et renouvelle incessamment, mais à doses limitées. Quand la dépense du muscle dépasse l'apport du nerf — c'est-à-dire quand le travail musculaire est trop intense — la réserve du muscle s'épuise et il faut de deux choses l'une : ou bien que le mouvement cesse pendant le temps nécessaire à l'accumulation d'une nouvelle provision de force; ou bien, si le travail continue, que le « débit » de l'énergie motrice apportée au muscle soit augmenté.

C'est justement cette augmentation forcée de la dépense nerveuse qui produit la sensation de fatigue. Le fonctionnement du muscle qui était, pour ainsi dire, inconscient quand la production habituelle d'influx nerveux suffisait à ses besoins, devient d'abord conscient et nécessite un « effort de volonté », puis finit par devenir douloureux et, enfin, tout à fait impossible.

Le travail du muscle subit donc trois phases distinctes avant de s'arrêter par défaut d'énergie disponible. La première phase est celle qui est normale dans toutes les fonctions de la vie : c'est la phase d'indifférence, le défaut de conscience de l'effort. Il est normal que le fonctionnement d'un organe quelconque passe inaperçu pour nous; nous n'en avons conscience que si l'organe souffre. C'est ainsi que le dyspeptique, suivant une expression familière, sent « qu'il a un estomac ». L'homme qui travaille sans fatigue ne ressent aucune sensation de ses muscles, tandis que son attention est irrésistiblement appelée sur les membres en travail, dès que ceux-ci commencent à se fatiguer. A ce moment, s'il s'observe lui-même, il sent nettement qu'un véritable travail psychique vient s'ajouter à l'effort des muscles. Le cerveau entre en action et toutes les forces de la volonté semblent se concentrer sur la fibre musculaire pour lui transmettre une excitation plus impérieuse. Et le muscle obéit douloureusement, comme fait le cheval de course exténué que le cavalier éperonne et cravache, pour en obtenir une dernière foulée de course et l'amener au poteau.

Cette suprême sensation de fatigue, quand l'homme, à bout de forces, doit travailler encore, est une des plus pénibles souffrances que puisse ressentir l'être vivant. Elle est liée sans doute à un état grave d'épuisement et on peut la considérer comme un de ces avertissements que nous donne toujours la nature dans tout acte dont la continuation deviendrait un danger. Toujours est-il que tous les physiologistes s'accordent à en placer le siège non dans le muscle, mais dans le cerveau. Quand la fatigue musculaire est portée à l'extrême, c'est le cerveau qui la ressent.

C'est que le cerveau est le centre de l'énergie volontaire; c'est l'organe où se trouve en réserve cette force de nature encore inconnue, mais comparable, pour ses effets, à l'énergie électrique, qu'on appelle « force vitale » ou « influx nerveux ».

Il ne faut pas voir dans cette conception de l'épuisement du cerveau par le travail des muscles une simple hypothèse; pour en démontrer la réalité, il suffit de rappeler l'état d'impuissance fonctionnelle du cerveau qui suit toujours les grands efforts musculaires et les fatigues physiques prolongées — impuissance cérébrale qui peut persister, chez les sujets prédisposés, pendant des mois et des années. C'est ainsi que s'établit souvent la neurasthénie par surmenage musculaire.

Il était nécessaire de rappeler à grands traits les effets de la fatigue, car on peut en déduire ceux du repos, qui sont diamétralement inverses. Si le repos musculaire économise l'énergie du muscle et lui permet de mettre de la force en réserve, il permet aussi de conserver intacte la provision d'énergie emmagasinée dans le réservoir cérébral pour subvenir aux dépenses inattendues. Et l'expérience nous montre qu'il y a transformation d'une forme d'énergie dans une autre, aussi bien dans les appareils nerveux que dans les machines utilisées par l'industrie. L'énergie cérébrale destinée aux muscles, quand elle n'est pas débitée au profit de ceux-ci et ne sert pas à faire du travail mécanique, est gardée en réserve et peut être utilisée pour d'autres besognes. Du moins l'observation des faits nous force à le croire, puisque l'aptitude au travail intellectuel est infiniment plus grande après le repos corporel qu'après la fatigue musculaire.

Ce n'est pas seulement au fonctionnement plus aisé des facultés intellectuelles, mais aussi à l'équilibre plus parfait des facultés sensitives que peut contribuer l'énergie nerveuse économisée pendant le repos corporel. On est forcé de l'admettre, quand on voit un véritable dérèglement de la sensibilité se produire chez l'homme le mieux équilibré à la suite de fatigues musculaires excessives.

Tout le monde sait qu'après un grand excès de travail corporel, la sensibilité s'exalte, la volonté faiblit : le sujet tombe dans un état de « faiblesse irritable », qui est le caractère essentiel des états morbides dus au surmenage. Par contre, le repos prolongé du corps calme l'irritation nerveuse, atténue les impulsions spontanées et tend à remettre le sujet en possession de lui-même; en un mot, l'homme reprend par le repos corporel le calme et la sérénité, qui sont le meilleur indice d'un parfait équilibre moral.

Ainsi, on pourrait résumer en deux mots les faits d'observation courante que nous venons de rappeler, en disant que les effets du repos musculaire sont à la fois *toniques* et *sédatifs*, aussi bien pour l'esprit que pour le corps.

Nous verrons plus tard combien cette double action peut devenir féconde en résultats thérapeutiques dans les maladies du système nerveux et aussi dans les troubles des fonctions de nutrition, sur lesquelles le système nerveux exerce un empire si absolu.

CHAPITRE IV[1]

LE REPOS DES ORGANES

Sommaire. — Le repos dans les appareils organiques. — Les fonctions cardiaques. — L'inspiration et l'expiration dans l'acte respiratoire. — L'appareil digestif. — Le foie et ses trois lobes. — Le rein. — Les différentes glandes. — La moelle épinière. — Les glandes sexuelles.

Nous avons étudié surtout, dans les chapitres précédents, le repos dans l'appareil locomoteur et dans les fonctions du cerveau en rapport avec la motilité. Là, le repos est assuré par l'avertissement que nous donne la fatigue. Il suffirait d'écouter cet avertissement, dès qu'il se produit, non seulement pour échapper à la fatigue, mais encore pour la prévenir.

Mais les organes dont le fonctionnement est involontaire semblent ne pas pouvoir bénéficier de ce moyen de défense contre la fatigue : d'abord parce qu'ils ne nous avertissent pas aussi régulièrement que nos muscles ; ensuite, parce qu'ils ne nous obéissent pas toujours quand nous voulons les commander. Ces divers appareils, tels le cœur, le poumon, le tube gastro-intestinal, les glandes, le foie, les reins, etc., sont soustraits d'une manière absolue à l'action de la volonté et la

1. Rédigé par le Dr de Grandmaison.

disposition même de leur système nerveux explique leur automatisme.

On sait en effet que, dans ces appareils, le mouvement et la fonction sont commandés par des plexus nerveux excessivement fins, présentant aux points d'anastomoses de leurs filets des amas cellulaires, véritables ganglions qui semblent emmagasiner la force nerveuse susceptible de les mettre en branle. Faut-il rappeler, par exemple, que, chez un animal qu'on vient de sacrifier, le cœur, isolé du système nerveux central et de sa loge anatomique, placé sur une table, continue de battre? Chez ce même animal, les anses intestinales conservent pendant quelques instants leur péristaltisme.

Pour ces organes à fonctionnement automatique, nous observons une autre condition qui semble les exposer à se fatiguer outre mesure, c'est que leur fonctionnement est incessant, — ou du moins nous paraît tel. Le *cœur* et le *poumon* continuent à fonctionner même pendant le sommeil. Et cependant ils ne se fatiguent jamais, si d'autres organes auxquels ils sont associés, comme les muscles, ne viennent pas exagérer leur activité, à moins que des maladies spéciales ne leur imposent un travail excessif.

C'est que la continuité de leur travail n'est qu'apparente. Leur fonctionnement comporte une interruption régulière et périodique, à laquelle on ne prend pas garde tout d'abord, parce qu'elle fait partie de leur rythme.

Si on étudie de très près le fonctionnement des organes, on voit que cette intervention très fréquente du repos dans le fonctionnement des organes vivants est une loi générale, qui ne se limite pas aux organes automatiques, dont nous ne sommes pas maîtres d'arrêter l'activité, mais s'observe aussi dans ceux auxquels nous commandons. Les muscles, qui semblent travailler sans interruption à notre commandement, pendant des heures entières, subissent, comme les organes automatiques, des arrêts de travail à intervalles très rapprochés, sans que nous ayons conscience de faire cesser leur effort, et cela grâce à la participation que prennent toujours à tout mouvement plusieurs muscles différents, dont l'action est diverse.

Nous allons étudier dans quelles conditions peut être réalisé le repos dans les divers appareils de la vie organique ou végétative.

Le cœur, malgré son fonctionnement automatique incessant, présente des temps de repos. On sait qu'en auscultant cet organe, quand il fonctionne dans des conditions normales, on entend successivement : un petit bruit, un petit silence, un second bruit et une assez longue période de repos, qu'on appelle le grand silence. Les silences correspondent précisément aux contractions du myocarde, qui se laisse distendre et se contracte ensuite pour chasser le sang qui l'a distendu. Ces périodes de silence correspondent donc au moment où le muscle cardiaque est en activité. Les bruits sont produits par le claquement des valvules auriculo-ventriculaires et artérielles. A ce moment, les fibres myocardiaques sont donc dans un état de repos partiel ou relatif, elles sont alors susceptibles, par la répétition de ces demi-pauses, de recouvrer une nouvelle énergie contractile.

Il ne nous appartient pas de prolonger ou de raccourcir à volonté les temps de repos du cœur : mais nous pouvons jusqu'à un certain point diminuer son travail et concourir à lui procurer un certain repos. Si les obèses ont si facilement de la fatigue cardiaque c'est que la graisse, en comprimant les vaisseaux à sang noir, produit des barrages qui, dans les veines, gênent l'action de la *vis à tergo*. Le sang artériel exige du myocarde une contraction plus énergique pour vaincre cet obstacle; que l'obèse maigrisse et s'entraîne méthodiquement à l'exercice, les barrages vasculaires disparaîtront et le cœur, se fatiguant moins, trouvera un repos relatif.

L'exercice, lui-même, quand il est pris sans entraînement, provoque également la fatigue du cœur, en multipliant ses contractions pour suffire aux besoins plus impérieux de l'hématose. L'entraînement bien compris peut donc alors, en ralentissant la fréquence des contractions cardiaques, contribuer à reposer le cœur.

Enfin le sommeil, en ralentissant les mouvements du myocarde, le fait aussi se reposer.

Dans l'*appareil respiratoire*, dont le fonctionnement est incessant, il se produit également des repos relatifs, car tous les organes qui le constituent ne fonctionnent pas en même temps dans l'acte de la respiration. Demandons-nous ce qui se passe au cours de l'inspiration et de l'expiration et nous comprendrons vite le mécanisme qui, là, préside au repos.

L'air pénètre d'abord avec l'inspiration dans le larynx, la trachée et les grosses bronches, puis il suit les divisions des bronches lobulaires et arrive jusqu'au lobule où il hématose les globules sanguins; quand les échanges sont accomplis, l'acide carbonique et l'air qui doivent être rejetés suivent une marche précisément inverse de celle qu'a suivie l'air inspiré; ce travail mécanique constitue l'expiration.

Tandis qu'on compte en moyenne soixante-dix révolutions cardiaques par minute, on ne compte guère que seize à dix-huit mouvements respiratoires, ce qui donne, pour chacun d'eux, un peu plus de trois secondes. Pendant ce temps, les différents segments de l'arbre broncho-pulmonaire agissent successivement et se partagent le travail, si bien que les uns se reposent tandis que les autres fonctionnent. La gymnastique respiratoire a précisément pour but de faciliter ces repos successifs. C'est pour cette raison que la respiration est jugée d'autant meilleure et plus complète qu'elle est plus lente; tandis que les mouvements précipités du thorax, caractéristiques de la dyspnée, sont d'autant plus rapides et plus superficiels que les organes respiratoires sont plus fatigués, c'est-à-dire ont moins de repos relatif.

C'est peut-être dans l'*appareil digestif* que s'observent le mieux ces repos successifs dans le fonctionnement des différentes parties qui le constituent. La chose ne paraît pas surprenante, quand on réfléchit qu'il faut plus de douze heures au bol alimentaire pour accomplir sa traversée digestive, depuis l'orifice buccal jusqu'à celui de l'anus. Quand on analyse la digestion, on constate que les matières amylacées commencent à subir leur désintégration et leur première transformation en maltose dans la cavité buccale, pour la terminer dans l'intestin grêle, après avoir traversé la poche gastrique sans subir de modifications. Les substances albuminoïdes, au contraire, ne commencent réellement à être transformées que dans l'estomac, où elles sont peptonisées, pour aller se transformer dans l'intestin grêle, au contact de la trypsine. Pendant cette première partie de la digestion, dans les deux cas, les parties supérieures du tube digestif fonctionnent tandis que l'intestin grêle se repose et se prépare à l'acte physiologique qu'il va accomplir. Puis, quand le bol alimentaire a franchi le pylore et que le travail du grêle commence, c'est au tour de l'estomac à se reposer. Finalement le bol alimentaire franchit la valvule iléo-cæcale et le gros intestin commence son œuvre alors que le jéjunum et l'iléon ont terminé la leur. On voit donc bien que, dans tout le tractus disgestif, il se fait, selon les segments, des alternatives de repos et de travail. Certes, le repos n'est jamais que relatif, mais il existe cependant, et c'en est assez pour permettre à l'appareil digestif de régulariser ses fonctions.

Glénard a bien établi cliniquement que le foie était en réalité composé de trois lobes, un lobe biliaire, un lobe gauche et un lobe droit, ayant des relations vasculaires et des fonctions différentes. Sérégé, par des recherches anatomo-physiologiques, minutieusement réglées et conduites, a démontré que le lobe gauche était surtout antitoxique, tandis que le lobe droit est surtout trophique; le premier est en relation directe avec l'estomac et la fin du gros intestin qui contiennent ou charrient des poisons alimentaires; le second reçoit les vaisseaux de l'intestin grêle, siège de l'absorption. Toutes ces différentes parties du foie ne fonctionnent donc pas en même temps et, tandis que les unes agissent, les autres se reposent.

On admet aujourd'hui que si le *rein* fonctionne d'une manière incessante, ses différents lobules ne travaillent pas tous à la fois. Il en est toujours un certain nombre qui se reposent, et c'est là ce qui nous permet de comprendre comment certains organes, envahis et presque détruits par la sclérose, conservent des parties susceptibles de s'hypertrophier par compensation et d'assurer pendant un certain temps la dépuration urinaire. Ces lobules, qui ne fonctionnent pas, sont au repos.

Ce que nous disons du foie, du rein, nous pourrions le dire de toutes les glandes, de tous les appareils, de la moelle épinière elle-même dont les divers centres réflexes sont sollicités successivement. On peut le dire, à plus forte raison, des glandes sexuelles dont les périodes de repos sont assez prolongées.

Nous avions donc raison de dire que, même dans les appareils qui fonctionnent automatiquement, on peut observer des temps de repos partiel et, ces temps de repos, nous pouvons par notre volonté les accentuer ou les diminuer, suivant le travail que nous imposons à nos divers appareils organiques.

Tout ce que nous venons de dire sur le repos des organes nous permet de comprendre par quels procédés nous pouvons les faire reposer. En diminuant les efforts musculaires, nous ralentirons les fonctions respiratoires; en restreignant l'alimentation, nous obtiendrons le repos des divers segments de l'appareil digestif, du pancréas, du foie; en diminuant la quantité des boissons ingérées, nous restreindrons le travail du filtre rénal. En un mot, par la réflexion, mise au service d'une volonté énergique, nous sommes capables, quand il le faut, de reposer tous nos organes, dans une certaine mesure.

CHAPITRE V

LE REPOS DE L'ESPRIT

Sommaire. — L'activité de la cellule nerveuse. — Son *épuisement*. — Son auto-intoxication. — La fatigue cérébrale. — Le travail actif. — Le travail passif. — La localisation de l'effort. — Le travail automatique du cerveau. — Le surmenage. — La distraction.

On admet — sans pouvoir toutefois en faire la démonstration directe — que le travail des éléments nerveux, comme celui des fibres musculaires, se traduit dans l'organe en activité par une vibration, par un mouvement moléculaire. Ce mouvement, aussi limité, aussi imperceptible soit-il, est soumis, comme tous les actes organiques, aux lois de la mécanique : il suppose, comme toute production de travail, une dépense d'énergie.

Nous savons, d'autre part, que l'énergie *vitale*, cette force qui fait les frais du fonctionnement des organes vivants, résulte d'une série de transformations successives des matériaux alimentaires, introduits dans le sang par les voies digestives et mis en contact avec l'oxygène apporté du dehors par les voies respiratoires.

Inutile de revenir sur les actes chimiques qui résultent de la transformation des aliments solides, liquides ou gazeux.

Rappelons seulement que ces actes, d'où résulte la chaleur animale, sont d'autant plus actifs, toutes choses égales d'ailleurs, que l'activité des fonctions vitales est plus grande.

La *cellule nerveuse* n'échappe pas à la loi commune : plus le fonctionnement en est intense et plus les phénomènes chimiques de la nutrition y prennent d'activité. Or ces phénomènes supposent toujours un apport de matériaux usés, que le sang veineux emporte. Un excès de fonctionnement de la cellule nerveuse a pour conséquence une exagération de ce double phénomène de décomposition et de recomposition. La cellule dépense plus vite ses éléments et doit se réparer plus vite.

Mais ce ne sont là que des notions théoriques, auxquelles ne répond pas toujours la réalité des faits. On observe, en effet, que les deux phases de la nutrition, destruction et réparation, ne sont pas toujours parallèles. Si le mouvement de décomposition est trop intense, la reconstitution peut n'être pas assez rapide. Les matériaux qui devraient renouveler les tissus et leur procurer une nouvelle provision d'énergie vitale ne sont pas assimilés assez promptement ou assez parfaitement pour compenser les dépenses subies par la cellule soumise à un travail excessif. Le mouvement de décomposition est alors plus intense que le mouvement de réparation, et la cellule se fatigue, soit qu'elle ne parvienne pas à restaurer ses éléments anatomiques, soit qu'elle ne puisse remplacer par une quantité suffisante d'énergie nouvelle les provisions de force dépensée.

C'est ainsi que la cellule nerveuse *s'épuise*. Mais l'épuisement, l'insuffisance de l'énergie n'est pas le seul facteur de cet état d'impuissance fonctionnelle qui suit les grandes fatigues : il faut faire entrer en ligne de compte un autre facteur, c'est l'encombrement de la cellule par ses propres produits de désassimilation, par les déchets de la nutrition. Ces produits excrémentitiels, véritables « ordures ménagères » de l'organisme vivant, ne peuvent pas être régulièrement éliminés, quand la production en est trop abondante et trop rapide. Ils séjournent sur place et s'accumulent. De là une sorte d'empoisonnement par ses propres produits.

Cette auto-intoxication est aujourd'hui reconnue par tous les auteurs comme une cause redoutable de maladie. Les états de surmenage cérébral peuvent se caractériser, comme les affections dues au surmenage physique, par des maladies d'allure infectieuse, rappelant les diverses formes du typhus.

Le surmenage cérébral n'aboutit que très rarement à ces formes graves de l'auto-intoxication. Il produit d'ordinaire des effets plus atténués, mais où l'on trouve néanmoins les deux éléments pathogéniques que nous venons de distinguer : épuisement de l'énergie nerveuse et auto-intoxication.

Nous aurons à revenir avec plus de détails sur ces troubles de la fonction nerveuse, dus à l'excès de travail et, par conséquent, justiciables de la cure de repos : mais nous devons d'abord préciser les conditions dans lesquelles se produit la *fatigue cérébrale*. On comprend qu'il sera nécessaire de les éviter si on veut mettre le cerveau au repos.

Chercher les conditions dans lesquelles le cerveau se fatigue, c'est se demander d'abord comment le cerveau travaille. Or la moindre attention portée sur nous-mêmes nous amène bien vite à remarquer que le travail du cerveau présente avec celui des membres ce caractère d'être tantôt *actif*, tantôt *passif*.

Le fonctionnement des centres nerveux psychiques peut avoir lieu sous l'influence de la volonté ou bien être tout à fait involontaire, et il faut remarquer que le fonctionnement involontaire ou passif de la cellule cérébrale s'observe aussi bien dans le domaine de l'intelligence que dans celui de la sensibilité. Nous ne sommes guère plus maîtres d'arrêter, en certains cas, la production des idées que de nous soustraire aux sensations et aux sentiments. Le travail intellectuel peut, dans une certaine mesure, devenir automatique et passif, aussi bien que les impressions sensitives.

De l'automatisme du cerveau résulte d'abord cette conclusion que la cessation du travail intellectuel volontaire n'est pas un critérium absolu du repos d'esprit. Non seulement diverses sensations ou divers sentiments peuvent faire vibrer la cellule cérébrale en dehors de toute fixation de l'esprit sur une idée; mais encore l'esprit peut, malgré nous, se fixer sur une pensée qui le met en travail; le sujet peut être travaillé par une idée. De là l'utilité de divers moyens d'hygiène cérébrale, tels que l'isolement dans certains cas, la distraction dans certains autres : ce sont des adjuvants du repos d'esprit.

Les conditions du repos intellectuel se déduisent de la notion exacte des conditions dans lesquelles l'esprit travaille, lorsqu'il se fatigue activement, ou des conditions dans lesquelles il est « travaillé », quand il se fatigue passivement et automatiquement.

Le travail intellectuel volontaire et actif aboutit à la fatigue cérébrale, quand il est trop prolongé, trop intense ou trop hâté.

On remarque, au seul énoncé de ces trois conditions, leur analogie avec les conditions où se produit la fatigue musculaire et qui sont : la durée du travail, l'intensité de l'effort et la vitesse du mouvement.

Si on ne tenait pas compte des variations que peut subir le mode d'emploi de l'énergie intellectuelle, on ne comprendrait pas plus la fatigue cérébrale que la fatigue physique. Par exemple, en se basant uniquement sur la durée du temps occupé à lire, à écrire ou à calculer, il serait impossible de prévoir, même en tenant compte des différences individuelles, quel sera le degré de fatigue du sujet, et cela pour cette raison bien simple, qu'on ne connaîtra pas la quantité de travail effectuée par lui. Comme Molière l'a si bien dit : « Le temps ne fait rien à l'affaire ». Si le travail à exécuter est facile et lent, il pourra durer fort longtemps sans fatigue : il provoquera, au contraire, rapidement le surmenage s'il exige un grand effort d'attention. La chose sera encore plus certaine si l'obligation de mener ce travail à bien, dans un temps déterminé, nous contraint à répéter cet effort un grand nombre de fois coup sur coup; par exemple, pour résoudre successivement et sans arrêt plusieurs problèmes difficiles.

Tout cela est aussi évident que les conditions de la fatigue musculaire. Un homme qui marche à pas tranquille et en plaine peut faire travailler ses jambes tout le jour sans se fatiguer. Il se fatiguera davantage, sans avoir besoin d'accélérer son allure, s'il porte un fardeau, en marchant le même temps : son travail sera augmenté par le supplément de poids qu'il déplace à chaque pas. Mais combien la fatigue ne sera-t-elle pas accrue si, tout en portant son fardeau, il court au lieu de marcher!

Tout cela, ainsi présenté, est d'une telle évidence qu'il semble enfantin de le dire. Et pourtant, dans la pratique, combien n'est-il pas fréquent d'entendre évaluer le travail d'un écolier en se basant sur le nombre d'heures qu'il passe sur ses livres. Comme si tous les écoliers travaillaient du même train et si toutes les matières des différents cours provoquaient en lui le même effort d'attention.

Une autre condition de fatigue est commune au cerveau et aux muscles soumis au travail, c'est la *localisation de l'effort* sur un même point. Ici la démonstration sera moins facile que tout à l'heure, parce que le mécanisme du travail cérébral est moins apparent et moins connu que celui du travail musculaire; mais la conclusion sera aussi légitime. En tout cas, tout le monde sait que, si un travail prolongé est effectué par un groupe de muscles toujours les mêmes, la fatigue se produit beaucoup plus promptement et avec plus d'intensité que si des groupes musculaires différents sont alternativement utilisés. Quelque chose d'analogue, quoique de moins précis, se passe dans le cerveau. On sait que, dans bien des cas, le cerveau se délasse en passant d'un sujet d'étude à un autre, comme un ouvrier qui « change de bras » en exécutant un travail manuel. La diversité dans les matières du travail intellectuel peut donc devenir une condition de repos cérébral ou, du moins, de diminution de la fatigue d'esprit.

Les conditions du repos se déduisent de celles de la fatigue, dont elles doivent être l'inverse. Ainsi le cerveau se reposera par la fréquence des temps d'arrêt dans le travail, par la suppression des grands efforts d'attention, par la latitude donnée à l'Esprit d'accomplir sa tâche, dans une période de temps suffisamment longue pour éviter toute hâte; enfin par l'alternance de travaux variés, qui puissent diversifier la nature des idées.

Mais ces conditions, qui seraient suffisantes pour réglementer le travail intellectuel volontaire, ne le sont plus quand le repos est troublé par le fonctionnement automatique du cerveau. Et c'est là un point qui mérite d'être exposé avec quelques détails.

Nous appelons travail cérébral « automatique » celui qui se produit en nous, dans certaines conditions, indépendamment de notre volonté et même malgré elle. C'est un fonctionnement conscient mais involontaire du cerveau, dans les moments, justement, où le repos lui serait le plus nécessaire, sous l'empire de l'excitation déterminée par la fatigue. Tous les grands travailleurs ont éprouvé cette sorte d'obsession qui fait qu'à la suite d'un long effort d'attention, on est, en quelque sorte, persécuté par son sujet, au point de ne pouvoir chasser les idées qui s'y rapportent. On a beau quitter la plume ou fermer le livre, le travail de la pensée continue, comme si la volonté était devenue impossible à arrêter le travail du cerveau; et l'esprit continue à se fatiguer encore au milieu des conditions apparentes du repos complet.

Ce travail automatique, ce « mouvement passif » des cellules cérébrales s'observe surtout à la suite des grands efforts d'attention, quand le cerveau est stimulé par le besoin de faire beaucoup en peu de temps. Il représente la condition la plus grave du surmenage intellectuel et peut rendre tout à fait illusoire l'action du repos, si on n'y joint pas un élément hygiénique trop souvent dédaigné, la *distraction*, dont nous avons déjà parlé dans la deuxième partie de cet ouvrage.

Après cet énoncé des grandes lignes qui nous permettent de comprendre ce qu'est l'activité du cerveau, nous allons pouvoir pénétrer plus avant dans l'étude des conditions du repos de l'esprit.

CHAPITRE VI

LES CONDITIONS DU REPOS DE L'ESPRIT

Sommaire. — L'attention intellectuelle et l'effort physique. — Les rapports de la fatigue cérébrale et de la fatigue corporelle. — La localisation de l'effort cérébral. — Son analogie avec l'effort musculaire. — Le changement de forme du travail cérébral. — Le repos de l'esprit. — Les travaux reposants. — La distraction. — Le surmenage moral. — Le travail *passif*. — L'ébranlement cérébral passif. — Le surmenage émotionnel. — L'idée fixe. — Les règles de l'hygiène de la douleur morale. — La diversion.

Les conditions dans lesquelles l'esprit se repose se déduisent tout naturellement de celles dans lesquelles il travaille. Pour mettre l'esprit au repos, il faut chercher à le placer dans les conditions inverses de celles qui provoquent son activité.

Mais cette indication si rationnelle, et dont l'énoncé paraît si simple, est souvent bien difficile à satisfaire dans la pratique. C'est que l'esprit travaille et se fatigue dans deux ordres de conditions, dont les unes — comme nous l'avons déjà dit — sont dépendantes de la volonté et les autres, absolument involontaires. Le fonctionnement de l'esprit peut être *actif* ou *passif*.

Le travail intellectuel *actif* résulte de la fixation de l'esprit sur un sujet déterminé : il a pour caractère essentiel cette action consciente de la volonté sur les organes de l'entendement, qu'on appelle *attention.* Les degrés de l'attention peuvent varier à l'infini : mais il n'y a pas de travail actif de l'esprit sans un certain degré d'attention, de même qu'il n'y a pas de travail musculaire actif sans un certain degré d'*effort*.

Quelle que soit l'école philosophique à laquelle on se rattache, il est impossible de méconnaître une analogie des plus frappantes entre les conditions de l'activité intellectuelle et celles de l'activité musculaire. Beaucoup d'actes de l'esprit exigent si peu d'attention qu'ils peuvent s'exécuter inconsciemment. Il en est de même de certains mouvements corporels, qui s'exécutent automatiquement et sans que la volonté semble intervenir pour les provoquer. Pour de tels actes, aussi bien dans le domaine du cerveau que dans celui du muscle, l'effort semble nul. Il est réel pourtant en ce sens que la volonté a dû toujours intervenir, tout au moins pour exciter, pour « mettre en branle » l'organe qui préside, dans un cas au mouvement, dans l'autre cas à la pensée : seulement l'effort est alors tellement atténué qu'il passe inaperçu.

Cette propriété du travail automatique de causer un moindre effort que le travail accompagné d'attention a déjà été signalée par nous, à propos des mouvements corporels, comme une cause d'atténuation de la fatigue. A travail mécanique égal, on se fatigue moins en faisant un travail corporel automatique tel que la marche ou la course, qu'un exercice demandant, comme l'escrime, par exemple, une tension permanente de la volonté et une attention soutenue. De même, répéter machinalement des choses depuis longtemps apprises fatigue moins l'esprit que lire attentivement un article scientifique qu'on ne connaît pas.

La condition la plus essentielle de la fatigue cérébrale, c'est l'intensité de l'attention, de même que la condition essentielle de la fatigue du corps se trouve dans l'intensité de l'effort musculaire. Ces deux actes sont absolument similaires, au point de vue de la dépense de l'énergie; ils règlent, l'un la dépense de l'énergie corporelle, et l'autre, de l'énergie psychique. Au reste, s'il faut deux mots pour différencier les deux modalités de l'énergie vitale, et si l'on distingue l'effort physique, on sait qu'au point de vue mécanique, la source des deux formes d'énergie est toujours la même, qu'il s'agisse des fonctions physiologiques ou psychiques de l'être vivant. Il en est de nos centres nerveux comme d'une source quelconque d'énergie électrique qui peut se dépenser, soit en chaleur, soit en lumière, soit en travail mécanique, etc.

A condition individuelle égale, c'est-à-dire sur deux sujets de même résistance, la fatigue cérébrale est donc en proportion de l'intensité des efforts d'attention et de leur durée. Cette vérité est élémentaire. Mais il est une autre condition de la fatigue, dont l'efficacité est moins apparente au premier abord que celle de l'intensité de l'effort cérébral, c'est la *localisation de cet effort*, dont nous avons déjà dit quelques mots au chapitre précédent et que nous allons maintenant approfondir.

Nous entendons par *localisation de l'effort cérébral* la fixation de l'attention sur une même idée ou sur un même ordre d'idées. Il est permis de croire, bien qu'on ne puisse pas en donner la preuve anatomique, que les cellules cérébrales se groupent pour le travail intellectuel comme les muscles pour le travail corporel. Nous savons que tout mouvement partiel, tel, par exemple, que la flexion de l'avant-bras, s'exécute à l'aide d'un groupe musculaire spécialement affecté à ce mouvement, sans que les autres muscles aient besoin d'intervenir. Il en résulte que, si ce mouvement de flexion est continué sans interruption, ne fût-il pas d'une très grande énergie, la fatigue se localise rapidement sur la région correspondante.

Supposons un effort musculaire quelconque, dont le résultat soit facile à traduire en travail mécanique; par exemple, le mouvement qui consisterait à tourner une roue actionnant une pompe à eau. Supposons que l'homme n'emploie à ce travail que le bras droit et qu'il soutienne son effort jusqu'au moment où le sentiment de la fatigue l'invite à s'arrêter. La fatigue l'arrête : à ce moment, la pompe aura débité un certain nombre de litres d'eau. Si l'homme s'obstine à pomper malgré la fatigue, il pourra sans doute, au prix d'un très grand effort de volonté, actionner encore l'appareil et lui faire débiter quelques litres de plus. Mais ce travail, exécuté au moment où le bras est à bout de forces, lui causera des sensations extrêmement pénibles et mettra ses muscles en état complet d'épuisement.

Si l'homme, au lieu d'utiliser toujours le même bras, emploie alternativement le bras droit et le bras gauche, la fatigue sera infiniment moindre, le travail pourra être doublé sans que les muscles arrivent à l'épuisement. Et l'effort pourrait être soutenu beaucoup plus longtemps sans fatigue, si le dispositif de la pompe permettait de faire intervenir alternativement les jambes et les bras dans l'exécution du travail. C'est que, dans ce cas, l'alternance dans l'emploi des divers groupes musculaires entraînés aurait permis à chacun d'eux de se reposer tour à tour pendant le travail des autres.

Dans le travail cérébral, il est permis d'admettre *a priori* que les résultats de l'alternance seraient les mêmes. Certes, il n'est pas en notre pouvoir d'utiliser volontairement, au même travail d'esprit, tantôt un groupe de cellules nerveuses, tantôt un autre, comme nous employons tour à tour différents groupes de muscles à une même besogne; mais il y a pourtant des conditions d'alternance dans le travail qui, pour nous être inconnues, au point de vue du groupement des éléments anatomiques mis en jeu, n'en sont pas moins réelles. Tout ce qu'on peut dire, c'est que, dans l'ordre intellectuel, un changement dans la forme du travail *semble* entraîner un changement dans l'orientation de l'effort et dans sa localisation anatomique.

Si nous faisons, par exemple, un travail de chiffres, il n'est pas en notre pouvoir d'employer, pour le calcul, tantôt un département du cerveau, tantôt un autre; tant que dure notre travail, nous avons conscience que l'effort d'attention est supporté par les mêmes parties de l'organe de la pensée; et nous sommes, au point de vue de la fatigue, dans les mêmes conditions où se trouverait l'homme qui pompe, s'il ne pouvait pas changer de bras. Tout cela n'est sans doute qu'une image, mais cette image ne prétend qu'à bien rappeler un fait. Les choses se passent, pendant le travail de l'esprit, comme elles se passeraient si les cellules affectées au travail de la pensée avaient une action pour ainsi dire spécifique et ne pouvaient pas se suppléer, ainsi que font les muscles dans l'exécution d'un même mouvement. D'où impossibilité de parer à la fatigue par une suppléance d'organe.

Mais nous avons une autre manière de diminuer la sensation de fatigue sans arrêter complètement le fonctionnement du cerveau, c'est le changement de forme de son travail, c'est-à-dire le passage d'un sujet d'étude à un autre. Si l'homme, fatigué par les chiffres, abandonne ses problèmes de mathématique pour lire une page de littérature ou bien pour regarder un tableau, écouter un morceau de musique, etc., il pourra sans fatigue fixer assez fortement son attention sur des sujets nouveaux pendant un certain temps : comme si, en changeant la direction de son effort intellectuel, il avait substitué aux cellules cérébrales fatiguées par les chiffres d'autres cellules bien reposées.

Répétons encore que nous n'avons nulle prétention à présenter ici une théorie du travail intellectuel et de son mécanisme. Nous voulons seulement rappeler des faits que chacun a pu observer par soi-même, parce que de ces faits ressort avec la dernière évidence la loi qui préside aux conditions de la fatigue et du repos dans le travail de l'esprit. Si on ne saisit pas encore, pour le travail du cerveau, les causes anatomiques de la diminution de la fatigue par le changement de la forme du travail; il n'en reste pas moins établi que certains organes de la pensée peuvent être mis en action pendant que les autres restent au repos et que ceux-ci, à leur tour, peuvent travailler sans que leur travail entrave absolument le repos de ceux qui cessent de fonctionner.

Ainsi, les organes qui président à l'effort cérébral peuvent, dans une certaine mesure, se suppléer les uns les autres, tout comme ceux qui président à l'effort musculaire. Mais bien que le mécanisme intime de cette suppléance ne nous soit pas connu, comme il l'est pour le travail des muscles, il est absolument certain que l'alternance des sujets, sur lesquels l'attention se fixe, est une des conditions de délassement cérébral, aussi bien que l'emploi alternatif de différents groupes musculaires au travail est une condition de délassement corporel.

Il importe de remarquer que cette condition du repos, l'alternance des forces utilisées au travail, a une portée bien plus grande pour le cerveau que pour les muscles. En effet, il y a pour les muscles une condition de repos autrement efficace que l'alternance du fonctionnement et la suppléance des groupes musculaires : c'est l'immobilisation, qui a pour conséquence la cessation absolue du travail. On peut à volonté mettre les muscles au repos absolu, en arrêtant leur fonctionnement. Il n'en va pas de même pour le cerveau ; on ne saurait, même un court instant, arrêter le fonctionnement de la pensée ; à l'état de veille, le travail de l'esprit est incessant. On ne peut même pas affirmer que, pendant le sommeil, le travail du cerveau soit complètement arrêté, tout au plus pouvons-nous affirmer qu'il est considérablement diminué, inconscient et qu'il ne provoque pas la fatigue. Encore est-il des circonstances où ce travail devient conscient, puisqu'il nous laisse, au réveil, le souvenir des rêves, et où il peut même devenir fatigant, quand il revêt une forme pénible et devient cauchemar.

Il n'y a, en somme, en dehors du sommeil, que deux conditions efficaces de repos pour le cerveau : la première est la diminution de l'effort d'esprit et la seconde le déplacement de l'attention, ou, en d'autres termes, la diversité des sujets sur lesquels on fixe l'esprit. Nous reposons l'organe en passant d'une idée à une autre et non en supprimant toute pensée. Le mathématicien qui abandonne son problème, l'écrivain qui dépose sa plume, le lecteur qui ferme son livre, n'arrêtent pas pour cela le travail de leur esprit ; ils en changent seulement la forme en reportant leur pensée sur un autre sujet. Ils ne font pas autre chose que l'ouvrier qui substitue la main droite à la main gauche, quand la fatigue se fait sentir.

Le repos du cerveau n'est donc jamais absolu : nous ne pouvons pas l'arrêter, mais seulement le faire varier. Toutefois il est en notre pouvoir, en le faisant varier de forme, de le faire aussi varier d'intensité. Et c'est là justement que nous trouvons la seule condition efficace du repos de l'esprit, qui est la substitution d'un travail agréable et facile à un travail difficile et ardu. Nous avons la faculté de reporter notre pensée sur des sujets *reposants*, où l'effort d'attention s'atténue, « se relâche ».

De lui-même l'esprit choisit, pour ainsi dire automatiquement, des sujets reposants, dès que l'effort d'attention se relâche. Le cerveau d'un homme qui interrompt un travail difficile se détend d'ordinaire instantanément et l'esprit se laisse, pour ainsi dire, entraîner passivement aux pensées qui lui sont familières. La sensation de fatigue disparaît alors et il en résulte pour nous, bien que le cerveau agisse encore, la sensation de repos de l'esprit, aussi nettement que nous ressentons le repos physique, quand les muscles cessent d'agir.

Voilà donc deux conditions, qui peuvent permettre d'obtenir, à des degrés divers, le repos de l'esprit : l'une qui donne le maximum de repos, c'est le relâchement de l'attention; l'autre, qui soulage l'esprit fatigué, sans le mettre au repos absolu, c'est le changement de direction de l'idée.

La première de ces conditions est, naturellement, celle qu'on doit rechercher de préférence pour tout sujet auquel il importe d'assurer le repos cérébral complet : mais elle n'est pas facile à réaliser, quand certains travaux s'imposent d'urgence. Bien plus, elle est quelquefois irréalisable, comme nous allons le dire tout à l'heure, même chez des sujets absolument inoccupés. Quoique la chose paraisse au premier abord paradoxale, c'est encore par l'alternance des occupations imposées à l'esprit qu'on arrive le plus sûrement à obtenir le repos cérébral.

Et d'abord, ceux pour lesquels des exigences, professionnelles ou autres, rendent impossible la cessation complète de l'effort d'attention, peuvent presque toujours trouver un délassement réel dans le fait de passer d'un sujet à un autre, quand le travail imposé n'est pas d'une uniformité absolue. Par exemple, dans la préparation d'un examen ou d'un concours, on aura chance d'éprouver moins de fatigue à travail égal, si on sait distribuer méthodiquement les matériaux d'étude, de façon à les faire passer de l'un à l'autre dans une même séance, au lieu de concentrer l'attention, sans répit, sur une même question. Cette alternance placera le cerveau dans une condition de repos relatif, comparable à celle où on place le corps, quand on change de main dans l'exécution d'un travail manuel.

Il est évident que l'alternance du travail de la pensée sera beaucoup plus efficace pour reposer l'esprit, si on peut faire succéder un sujet agréable et facile à un autre qui était difficile et ardu. Tel travail, qu'on fait avec goût et sans effort, pourra même provoquer, dans toute sa plénitude, la sensation de repos pour l'esprit et remplacer la souffrance de la fatigue par une sensation agréable. On dit alors que cette nouvelle occupation de l'esprit devient une *distraction*.

Ce mot, appliqué au travail intellectuel, est une des expressions les plus heureuses de la langue française, car il représente une image absolument vraie. Distraire, au sens propre du mot, veut dire détourner. La *distraction* consiste bien dans ce déplacement de l'attention, qui se transporte d'une pensée laborieuse et pénible sur une autre pensée facile, agréable et « reposante ».

La substitution d'un travail cérébral à un autre peut être, dans certains cas, une condition de repos supérieure à la cessation volontaire de tout travail. Il suffit d'avoir observé sur soi-même les effets d'un effort intellectuel très intense et poussé trop loin, pour savoir que, dans certaines formes de fatigue, la cessation volontaire de l'effort d'attention ne parvient pas à nous donner l'impression de l'état de repos. Par le surmenage de l'esprit, il se produit, dans certains cas, une sorte d'obsession, plus forte que la volonté, et en vertu de laquelle le cerveau continue automatiquement à travailler malgré nous. Nous sommes persécutés par l'idée dominante du travail que nous abandonnons : les chiffres du calcul, les termes du problème nous restent « dans la tête » ; ou bien notre esprit, malgré nous, discute les idées exprimées dans notre écrit, en critique le style, en ressasse les phrases. Bref, le travail, interrompu sur le papier, se poursuit dans notre pensée.

Cette obsession de l'idée, que connaissent bien tous les grands travailleurs, est une des plus pénibles manifestations du surmenage cérébral. Elle est souvent un obstacle invincible au repos du cerveau et va jusqu'à causer l'insomnie. Ce travail involontaire du cerveau surmené rappelle en quelques points un phénomène, qui se produit parfois à la suite d'un exercice corporel trop violent et trop prolongé.

La contraction musculaire, qui est la manifestation de l'effort physique volontaire, peut apparaître, à la suite du surmenage corporel, d'une manière tout à fait involontaire et douloureuse, sous forme de contractures et de crampes. C'est toujours dans les muscles où l'effort a été localisé, que s'observe cette pénible manifestation de la fatigue : après une longue marche, c'est dans les jambes que se localisent les crampes ; dans les reins et les bras, à la suite d'un violent exercice d'aviron, etc.

Si on étudie comparativement ces manifestations de la fatigue physique et du surmenage cérébral, dans leurs formes graves, on est frappé de voir l'analogie se continuer. La fatigue continuelle d'une même région du corps, d'un même groupe de muscles, peut amener des maladies très singulières caractérisées par l'entrée en contraction, avec douleurs vives, des muscles habituellement surmenés, dès qu'on cherche à esquisser seulement la forme du mouvement dont on a abusé. Ce sont des maladies connues sous les noms de *crampe des écrivains, crampe des violonistes, crampe des escrimeurs*; il y a même la *crampe des chanteurs* ou des *orateurs*, pour ceux qui ont fatigué leur larynx outre mesure.

La fatigue d'un même groupe de cellules cérébrales, associées par l'effort d'attention pour un travail trop constant et trop uniforme, peut provoquer des souffrances tout à fait comparables à celles des crampes professionnelles. Il arrive parfois que, chez l'homme obsédé par son travail intellectuel, le simple rappel du sujet de travail jette le cerveau dans une sorte d'effort convulsif de la pensée. Il se fait involontairement et automatiquement comme « un déclanchement » de l'idée persécutrice et les cellules cérébrales semblent entrer en vibration pour répéter douloureusement le travail, d'où le surmenage provient. Pour certains neurasthéniques épuisés, une allusion même discrète aux préoccupations, qui ont fatigué leurs facultés psychiques, évoque instantanément une pénible impression de fatigue, qui retentit douloureusement sur le cerveau.

Nous allons voir ces effets devenir bien plus apparents et plus intenses, quand, au lieu de travaux intellectuels, ce sont des impressions morales qui les ont provoqués; parce qu'alors la volonté ne peut rien pour diminuer l'intensité du travail qui ébranle le cerveau, ce travail étant *passif*.

On appelle travail corporel *passif* celui qui résulte du déplacement du corps ou des membres par une force extérieure indépendante de la volonté. Les mouvements, qui sont le résultat du travail passif, peuvent être communiqués au corps tout entier ou bien circonscrits à une région plus ou moins limitée. Le chemin de fer, la voiture, le cheval de selle provoquent des déplacements du corps tout entier et généralisent les effets du travail passif. La gymnastique suédoise provoque méthodiquement soit par la main d'un aide, soit par des machines spéciales, des mouvements passifs qui font subir les effets du travail à une région déterminée et plus ou moins circonscrite des membres et du corps.

On pourra critiquer l'expression de « travail corporel passif », que nous employons pour la commodité de la démonstration; elle serait incorrecte, si on la prenait au sens que lui donne le langage scientifique de la mécanique. Pour les mécaniciens, travail veut dire emploi d'une force ou déplacement d'une masse. Dans les mouvements passifs, ce n'est pas le corps qui emploie sa propre force pour déplacer soit un de ses membres, soit la totalité de sa masse; il n'y a donc pas travail corporel, au sens mécanique du mot, mais au sens physiologique. Et tel est le sens que nous donnons à l'expression travail corporel passif : il faut entendre par là le travail subi par le corps. Or ce travail, quoiqu'il n'ait pas pour origine une dépense de l'énergie vitale, peut aboutir cependant, quand il acquiert une certaine intensité, à une déperdition de forces et à la fatigue.

Rien ne peut mieux faire comprendre les effets de ce que nous étudions ici sous le nom de travail cérébral passif, que l'exposé des phénomènes physiologiques provoqués dans le corps vivant par les mouvements communiqués.

Quand on analyse attentivement les effets d'un mouvement corporel communiqué à l'homme par une force extérieure, telle qu'un appareil de gymnastique, un cheval, une voiture, etc., on voit aussitôt que le corps humain, sous l'influence du déplacement total ou partiel qu'il subit, entre lui-même en travail — travail réel et actif, celui-là — et répond à la force qui agit sur lui par une réaction. Or cette réaction nécessite la mise en œuvre d'une certaine dose d'énergie.

Dans les corps inertes, il y a aussi une réaction sous l'influence du travail subi. L'enclume, bien qu'elle ait un rôle passif dans le travail du forgeron, repousse et fait rebondir le marteau qui la frappe. Ce travail de réaction est produit par une force inhérente à la matière du fer, l'*élasticité*.

Le corps humain, sous l'influence d'une force extérieure qui y provoque des mouvements, réagit comme l'enclume, mais sa réaction est d'autre nature; elle est due à la mise en jeu d'une force vitale. Tout mouvement passif provoque un effort de réaction habituellement involontaire et souvent inconscient, mais qui est actif et suppose une dépense de force. A la suite des mouvements communiqués, soit au corps tout entier, comme dans l'équitation, soit aux bras ou aux jambes par la main d'un autre homme, comme dans la gymnastique suédoise, on peut voir la température du sang s'élever, le rythme du cœur s'accélérer, la respiration devenir plus profonde. Souvent, si le mouvement communiqué au corps est d'une extrême violence, la réaction produite par cette sorte d'ébranlement des organes dépasse comme intensité les effets d'un travail musculaire actif et provoque une fatigue corporelle plus grande. C'est ainsi que, pour un cavalier novice, une heure d'équitation, sur un cheval très dur, est beaucoup plus fatigante qu'une heure de marche.

Le lecteur trouvera, s'il est nécessaire, dans un autre ouvrage[1], des développements plus étendus sur les effets

1. F. Lagrange, *La médication par l'exercice*, Alcan, édit.

physiologiques et thérapeutiques des mouvements corporels passifs. Ce que nous en avons dit ici est suffisant pour montrer la similitude du mécanisme de la fatigue corporelle et de la fatigue cérébrale, quand le travail qui la provoque est indépendant de la volonté.

En effet, l'esprit comme le corps peut être ébranlé par des forces extérieures : d'abord, par tous les agents physiques capables de faire naître des sensations agréables ou douloureuses; puis par les facteurs d'ordre physique qui provoquent des sentiments et des émotions. Une douleur résultant d'une brûlure, aussi bien qu'une émotion due à l'annonce d'un malheur, représentent, pour nos centres nerveux, de véritables « mouvements passifs ». Sous leur influence, non seulement une impression consciente est ressentie, mais une réaction se produit; tantôt involontaire et automatique, tantôt consciente et voulue.

Il importe de bien dissocier ces deux éléments de la réaction physique à la suite des impressions sensitives. Cette analyse est indispensable pour comprendre le mécanisme du surmenage émotionnel et pour en déduire les conditions de la mise au repos des centres nerveux dans les maladies causées ou entretenues par la fatigue du cerveau.

Si nous prenons pour type de l'ébranlement cérébral passif la douleur que cause un événement malheureux, une nouvelle terrible ou triste, nous voyons qu'une dépense considérable d'énergie vitale est accomplie, par le fait même de la souffrance morale et indépendamment de tout travail de réaction. Cette dépense se traduit, quand la douleur est violente et profonde, par un accablement général, par une prostration comparable à celle qui succède à une longue maladie, où les souffrances ont été cruelles et continues.

Jusqu'ici, l'analogie est telle entre l'effet de la souffrance morale et la douleur physique, qu'elle va jusqu'à l'identité absolue. Si on ne peut expliquer physiologiquement le mécanisme de cette dépense de l'énergie vitale chez l'homme qui souffre, en tout cas, les expressions et les images par lesquelles on cherche à en représenter les effets, attestent combien est évidente pour tous les observateurs cette brusque diminution des forces, cette perte rapide d'un élément vital, connu ou non, où les organes du corps et les facultés de l'esprit puisent l'énergie nécessaire à leur fonctionnement. Les mots de *prostration*, *épuisement*, *effondrement*, par lesquels on représente l'état de l'homme sain, vaincu par une émotion douloureuse ou un chagrin prolongé, sont, à ce point de vue, des plus significatifs. Il en est de même dans le domaine de la souffrance physique. Il me revient un mot de Dupuytren, que mon père, autrefois son externe, se plaisait à répéter. Le célèbre chirurgien cherchait à faire comprendre à ses élèves la terrible puissance de la douleur et à leur expliquer les effets de l'épuisement nerveux, qui peut aller jusqu'à la mort à la suite de certaines lésions peu profondes, où la souffrance est pour ainsi dire toute la maladie; tel est le cas des brûlures très superficielles et très étendues, qui n'atteignent aucun organe essentiel, mais provoquent d'horribles douleurs. « La mort, disait Dupuytren, se produit, dans une grande brûlure, par une véritable *hémorragie de la sensibilité*, qui épuise toutes nos provisions de force vitale, comme le ferait la perte de tout le sang des artères. »

Le mot de Dupuytren n'est, si l'on veut, qu'une figure de rhétorique, une image; mais c'est une image aussi que nous présentent les physiologistes d'aujourd'hui, quand ils admettent que toute impression morale, aussi bien que toute sensation physique, est produite par une vibration de la cellule.

Nous ne connaissons pas la nature intime du travail intense

et douloureux que produit, sur tel point du cerveau, la perte d'un être cher, ou encore une grande déception d'ambition, une grande inquiétude, un désastre financier, etc. Les auteurs disent que la cellule nerveuse « vibre » sous l'influence d'un choc moral et comparent cette vibration à celles par lesquelles se manifestent l'électricité, la lumière, le son, etc. Peu importe la théorie. Que ce soit seulement une forme imagée du langage ou bien l'expression exacte d'un fait, on peut dire qu'une grande émotion provoque dans certains éléments de nos centres nerveux un « ébranlement » comparable à celui d'une décharge électrique ou, si l'on veut, à celui d'un choc sur un timbre métallique. Sous l'influence du « choc moral » ressenti, la cellule nerveuse *entre en travail*, et son travail se traduit par une sensation douloureuse.

Ici le travail de l'élément nerveux est tout à fait automatique et involontaire, mais très conscient puisqu'il est douloureux. Ce qu'il importe de comprendre, c'est qu'il est, pour le système nerveux, l'occasion d'une « dépense », comme tout travail qui s'effectue dans l'organisme humain. A ce travail succédera naturellement une fatigue proportionnée à l'intensité de la douleur. Si l'impression douloureuse est très intense, très persistante et très prolongée, il en résultera un état comparable à celui où le système nerveux peut être jeté par l'excès de fatigue musculaire ou l'excès de travail intellectuel. Ce sera toujours un surmenage et, pour en rappeler la cause, on dira surmenage « émotionnel ».

Le surmenage émotionnel peut revêtir des formes diverses et multiples, beaucoup plus variées que celles du surmenage musculaire et du surmenage intellectuel, par la raison qu'il y a beaucoup plus de variétés dans les formes de la souffrance morale que dans celles du travail intellectuel et de l'effort physique. Mais il se produit et s'aggrave dans des conditions qui présentent une analogie très étroite avec celles de la fatigue musculaire et du surmenage intellectuel.

La fatigue qui résulte des émotions pénibles et toutes les conséquences pathogéniques qui peuvent en dériver sont en proportion des souffrances morales, de leur durée et de leur degré de fixité. Il est inutile d'insister sur les deux premières conditions aggravantes du surmenage émotionnel. Il est évident que l'épuisement nerveux sera d'autant plus grand que l'ébranlement cérébral, dont il résulte, aura été plus violent et plus durable. L'autre condition, le degré de fixité de la douleur morale, a besoin d'être expliquée. Elle est absolument comparable à celle qui se comprend si bien dans l'ordre physique, la localisation du travail sur un point circonscrit de l'appareil musculaire.

Nous ne pouvons évidemment pas nous représenter sous une forme concrète la localisation d'une impression douloureuse sur un point déterminé de ce qu'on peut appeler le « champ » de la sensibilité morale. Ce champ est vaste, en ce sens qu'il y a en nous mille points sensibles qui sont vulnérables à mille impressions diverses; et il n'est pas téméraire de supposer que, dans le domaine des éléments anatomiques, mis en jeu par les sentiments, certains groupes de cellules cérébrales sont plus spécialement atteints que d'autres par certaines émotions.

En tout cas, nous savons que la souffrance, provoquée par une secousse morale quelconque, est d'autant plus douloureuse et surtout plus épuisante pour les centres nerveux, qu'elle concentre plus strictement l'attention du sujet sur une étroite série de pensées douloureuses, toujours les mêmes, sur des « idées fixes ».

L'idée fixe, nous l'avons dit, peut naître à la suite du surmenage actif du cerveau, par excès d'effort de l'attention.

Mais elle s'installe dans l'esprit surmené et le domine bien plus tyranniquement, quand le travail, d'où naît la fatigue, n'est pas produit volontairement, mais subi passivement par la cellule nerveuse, puisque l'homme ne peut pas faire cesser à son gré le chagrin, comme il suspend le travail intellectuel. Et si la volonté n'est pas assez forte, dans certains cas, pour nous débarrasser d'une idée créée volontairement par notre esprit, c'est une bien autre obsession, quand l'idée qui ébranle notre cerveau y a pénétré de force, à la suite d'un choc extérieur subi et non voulu.

A la suite des mouvements communiqués à la cellule sensitive par les émotions douloureuses, on peut observer le phénomène, que nous décrivions tout à l'heure, à propos des mouvements corporels passifs. Outre l'impression directe subie par l'élément nerveux, il se produit une *réaction* qui excite le fonctionnement des autres facultés psychiques, comme le mouvement passif des membres et du corps excite le fonctionnement du cœur et des poumons. Cette réaction de l'esprit, sous le coup de la douleur, se traduit par la formation d'idées qui présentent le même caractère d'exagération que les mouvements respiratoires et les battements cardiaques, sous l'influence de mouvements corporels trop violents.

On sait quel étroit enchaînement unit les actes intellectuels aux impressions sensitives. Toute peine morale évoque et associe à l'impression douloureuse mille idées tristes, qui n'ont pas toujours un rapport direct avec la cause de notre chagrin, mais qui sont commandées par l'état de prostration, où la fatigue, due au travail émotionnel, a mis la cellule cérébrale. L'organe de la pensée, déprimé par le choc moral, semble ne plus pouvoir fonctionner que dans le sens pessimiste. A l'inverse de l'homme, dominé par une émotion joyeuse et qui voit tout en beau, l'homme en proie au chagrin « voit tout en noir ».

C'est ainsi que des pensées uniformément tristes peuvent s'établir d'une manière permanente, pendant un très long laps de temps, à la suite d'un choc moral dont la durée a été très courte. La commotion douloureuse a déchaîné des idées « noires », sur lesquelles l'esprit fixe et concentre incessamment son attention et qui provoquent rapidement l'épuisement du cerveau, non seulement parce qu'elles sont douloureuses, mais encore parce qu'elles sont toujours les mêmes. La persistance et la monotonie de ces pensées, dont le patient ne peut pas détacher son esprit, sont des éléments d'épuisement aussi efficaces que leur nature dépressive pour provoquer une dépense exagérée d'influx nerveux. Et cette dépense frappe toujours sur la même série des cellules cérébrales, comme un travail qui serait exécuté constamment par le même membre et tiendrait constamment en effort le même groupe de muscles.

Un véritable surmenage de la pensée vient donc toujours s'ajouter à la douleur proprement dite, pour décupler la fatigue cérébrale et l'épuisement nerveux, chez l'homme profondément affligé. Si on imagine un cerveau déjà très impressionnable et peu résistant, ce double ébranlement cérébral, auquel participent à la fois les éléments sensitifs et les éléments intellectuels, pourra provoquer de graves états morbides. Ainsi prennent naissance ces neurasthénies de cause morale, bien autrement fréquentes et graves que les neurasthénies résultant du surmenage intellectuel par travail actif du cerveau.

A la suite des fatigues cérébrales d'un tel ordre, les conditions du repos de l'esprit sont, le plus souvent, bien difficiles à réaliser; mais on peut du moins en trouver la formule, dire ce qu'il est indiqué de chercher. Il y a des règles pour l'Hygiène de la douleur morale : ce sont celles justement que d'instinct la compassion nous porte à appliquer à nos amis malheureux. Et parmi ces règles, la plus efficace est celle que nous avons déjà formulée à propos de la fatigue intellectuelle : c'est la diversion aux idées dominantes par le déplacement de l'attention, c'est la distraction.

Détourner l'attention du patient des idées tristes sur lesquelles elle demeure obstinément fixée, telle est l'indication capitale dans le surmenage moral. Il vaudrait encore mieux, sans doute, supprimer la cause même du chagrin, d'où dérivent les idées fixes; mais cela est bien rarement du ressort du médecin. Et il faut dire, du reste, que cela ne suffirait pas dans tous les cas; car les effets du chagrin ne disparaissent pas toujours en même temps que sa cause. Dans un cerveau longtemps opprimé par la douleur, les idées fixes dépressives peuvent persister, avec toutes leurs conséquences désastreuses pour le système nerveux, après que les événements de la vie ont modifié la situation d'où procédait le chagrin ou le souci, causes premières de la maladie. De même, l'obsession d'un sujet d'étude, qui a fatigué le cerveau, persécute parfois le travailleur pendant un temps plus ou moins long, après qu'il a fermé le livre ou jeté la plume. Arrivé à l'apogée de la fatigue, l'homme n'est pas toujours capable d'écarter l'idée fixe, n'eût-elle plus d'objectif réel et cela aussi bien dans le domaine moral que dans le domaine intellectuel.

En pareil cas, le travail automatique de l'esprit continue, et avec lui les symptômes de surmenage jusqu'à ce qu'on ait réalisé cette condition essentielle du repos d'esprit, la diversion. Cette diversion à l'idée fixe peut être obtenue, non seulement par des événements heureux, mais quelquefois même par un événement malheureux, différent de celui qui a causé la maladie. Un chagrin nouveau, mais d'un autre ordre que le premier, peut quelquefois suivant l'expression vulgaire si juste, « changer le cours des idées » et diminuer, sinon le sentiment de douleur, du moins l'impression d'épuisement et de fatigue. Le patient « peine » toujours, mais il semble que ce soit une autre partie du cerveau qui supporte le fardeau. Le groupe de cellule, qui jusqu'alors avait été surmené semble entrer en repos, pendant qu'un nouveau groupe travaille. Ainsi se repose le bras droit, quand on lui substitue le bras gauche pour supporter un travail fatigant.

On a vu certains neurasthéniques déprimés guérir à la suite d'événements malheureux, dont la gravité dépassait de beaucoup celle des soucis auxquels ils attribuaient leur mal. C'est que l'attention, violemment déplacée, cessait de se concentrer sur l'idée fixe et, par conséquent, laissait en repos les organes jusqu'alors surmenés par un effort incessant. Hippocrate a formulé une loi de la « révulsion » d'une douleur par une autre dans cet aphorisme célèbre : « Quand deux douleurs se produisent en même temps, la plus forte atténue l'autre ». Il est des cas où la douleur qui survient n'a pas besoin d'être plus forte pour déplacer l'attention et faire disparaître la précédente : il suffit qu'elle soit d'autre nature.

CHAPITRE VII

LA MISE AU REPOS DU CERVEAU

Sommaire. — Les moyens de repos dans le surmenage intellectuel. — Le travail automatique du cerveau. — La nécessité des pauses et des périodes de repos. — Le repos doit être pris dès que la fatigue cérébrale se fait sentir. — La durée de la tension cérébrale varie suivant les individus. — Il faut choisir pour chacun le moment opportun du repos. — Les divers modes de repos intellectuel. — Les neurasthéniques. — Les écoliers.

Les moyens de repos dans le surmenage émotionnel. — Difficultés d'obtenir le repos cérébral. — Le changement de milieu. — L'isolement.

Placer l'esprit dans les conditions voulues pour qu'il se repose, c'est le placer dans les conditions inverses de celles qui provoquent la fatigue cérébrale. Nous savons que les conditions dans lesquelles se produit la fatigue peuvent se résumer en un seul mot, l'excès de fonctionnement du cerveau : excès d'efforts d'attention, quand il s'agit du travail cérébral actif, de la fatigue intellectuelle proprement dite, et excès d'intensité des impressions sensitives, quand il s'agit du surmenage passif ou émotionnel.

Mettre l'esprit au repos est quelquefois un problème insoluble, quand il s'agit d'un surmenage émotionnel, où le travail subi par la cellule sensitive est provoqué par des causes extérieures, indépendantes de la volonté. Nous savons pourtant déjà qu'il y a des conditions capables, sinon d'arrêter, au moins d'atténuer les vibrations des cellules sensitives, et nous allons chercher tout à l'heure quels sont les moyens de réaliser ces conditions. Il est plus facile d'appliquer les règles du repos à la fatigue intellectuelle, puisque celle-ci a pour point de départ un travail cérébral provoqué par la volonté.

Les moyens de repos dans le surmenage intellectuel.

Rien ne paraît plus simple, au premier abord, que de porter remède à la fatigue intellectuelle, puisqu'il dépend de notre volonté de suspendre ou de continuer le travail actif de l'esprit. Mais, d'abord, des nécessités urgentes peuvent nous imposer l'obligation d'accomplir une tâche déterminée et, par conséquent, s'opposer à la cessation du travail. De plus, nous avons dit qu'un cerveau, arrivé à un certain degré de fatigue, n'obéit pas toujours aux injonctions de la volonté; l'intention formelle de cesser le travail n'est pas, dans tous les cas, une condition suffisante pour assurer le repos, puisque l'esprit fatigué est parfois incapable de se soustraire à l'obsession de l'idée. Le cerveau peut travailler automatiquement, involontairement et en dépit de notre effort pour le réduire au repos.

Voilà donc deux questions très différentes : l'une pourrait s'appeler l'hygiène du travail; l'autre, le traitement de la fatigue. Il s'agit, en somme, pour l'homme obligé d'effectuer un travail déterminé, de l'effectuer intégralement, tout en prenant un maximum de repos, ou, ce qui revient au même, en subissant un minimum de fatigue. Cela revient à dire qu'il s'agirait d'obtenir du cerveau, assimilé à une machine, le « rendement » le plus avantageux possible pour un travail déterminé.

Si l'on ne méconnaissait pas les lois du fonctionnement du cerveau, on pourrait, dans l'immense majorité des cas, en obtenir, pour un temps donné, une production plus grande de travail avec une plus grande économie de force, c'est-à-dire en lui ménageant des périodes de repos plus longues et plus réparatrices. Malheureusement, on semble s'intéresser davantage aux conditions qui assurent le meilleur rendement des machines, qu'à celles qui permettent au cerveau de travailler « économiquement », c'est-à-dire de faire le travail voulu tout en prenant le repos nécessaire.

L'observation des faits nous montre une étroite analogie, entre les conditions du travail intellectuel et celles du travail corporel, et rien n'est plus utile pour apprendre les lois de l'hygiène cérébrale que de connaître bien celles de l'hygiène musculaire. Pour le cerveau, comme pour les muscles, ce n'est pas seulement l'excès de l'effort qui cause la fatigue, mais aussi la mauvaise répartition du travail. Il est une règle dont on ne devrait jamais se départir, c'est de couper tout travail prolongé par des temps de repos, sans attendre que la fatigue ait produit l'impuissance absolue du muscle ou du cerveau. Dès que la fatigue se fait sentir, les conditions du travail sont immédiatement changées pour l'organisme, et on peut formuler le changement qui se produit en disant que *dans tout organe fatigué le « rendement » diminue*; ce qui veut dire qu'à effort égal le travail produit est moindre. Par conséquent, si la somme de travail à effectuer est déterminée d'avance, on peut être assuré que ce travail coûtera, toutes choses égales d'ailleurs, une somme d'efforts plus grande à un organe fatigué qu'à un organe reposé : et le fait est vrai aussi bien pour l'organe de la pensée que pour le muscle. On peut donc dire que travailler avec un cerveau fatigué, c'est gaspiller ses forces ; c'est payer double le résultat de l'effort.

Point n'est besoin d'expériences de laboratoire pour vérifier les faits : il suffit de s'observer soi-même, car cette infraction aux lois de la bonne économie cérébrale est journellement commise par tous. Tous, nous avons remarqué combien notre fatigue se trouve brusquement décuplée, si, au moment où nous la sentons venir, il faut fournir une nouvelle somme de travail. La sensation d'effort qui résulte de ce fonctionnement du cerveau sous le coup de fouet de la volonté est hors de toute proportion avec celle que causerait, à un autre moment, un travail identique. Si vous êtes médecin, rappelez-vous la pénible tension d'esprit que vous cause un dernier examen de malade, réclamé d'urgence, au moment où, vaincu par la fatigue, vous alliez quitter le cabinet de consultation. Si chacun payait en proportion de la dépense de force qu'il vous cause, ce dernier client, aussi facile que fût son cas, ne vous devrait-il pas double honoraire.

L'écolier tient douze heures par jour à la tâche, ainsi que l'exigent nos programmes universitaires. Il ne résisterait pas au surmenage cérébral s'il soutenait jusqu'à la dernière heure l'effort d'attention qui lui est commandé. Il s'en affranchit aisément par la conversation des camarades voisins, par la rêverie qui est une forme du repos d'esprit et où il trouve la détente nécessaire. Quand des examens ou des concours l'obligent à passer dans un effort continu d'attention tout le temps du séjour à la salle d'études, il est rare qu'il n'en résulte pas un état sérieux de fatigue, se faisant sentir parfois bien après le moment où la conquête des prix ou du diplôme a mis l'esprit au repos. Il suffirait, parfois, d'une diminution insignifiante dans le temps consacré à l'effort pour prévenir les désastreuses conséquences du surmenage cérébral. L'enfant auquel, par exemple, un travail ininterrompu de quatre heures va causer un grand excès de fatigue, pourra sentir son cerveau frais et dispos à la fin d'une séance limitée à trois heures et demie.

Et ce n'est pas tout. Si, en dehors de toute considération hygiénique, on s'en tient au seul bénéfice du « rendement » de son travail, c'est-à-dire au profit qu'il en retire pour son instruction et ses succès scolaires, on verra que cette demi-heure, donnée au repos, augmente très notablement les résultats utiles de l'effort cérébral quotidien. C'est que l'effort intellectuel aura été arrêté au moment où la machine commençait à ne plus « rendre » et exigeait une dépense d'énergie double pour la même unité de travail intellectuel. Ce repos, donné en temps voulu, aura évité, outre les maladies de la fatigue et les dangers du surmenage consécutif, un *gaspillage* de force. L'économie qui en résulte assure, pour la prochaine séance de travail, une plus grande dose d'énergie disponible et un fonctionnement plus productif.

Il est malheureusement impossible de traduire en chiffres et en équation le rendement de la machine qui préside au travail intellectuel. On ne peut donc pas démontrer, à l'aide de graphiques et de courbes, le surcroît de dépense que coûte au cerveau, à travail égal, le défaut de repos en temps voulu. On peut s'en rendre compte, à défaut d'autre moyen de mesure, par la sensation d'épuisement qui suit l'effort, quand l'homme est obligé de fouetter, en quelque sorte, son cerveau pour lui faire produire du travail.

Régler les périodes du travail de façon à les couper par des temps de repos, *juste au moment opportun*, telle serait la formule qui permettrait d'assurer un maximum de rendement au cerveau, avec un minimum de fatigue. Mais ce « moment opportun » qu'il faut savoir saisir à point pour que le repos soit efficace, ne peut être fixé mathématiquement pour chacun. En effet, chacun a son coefficient personnel de fatigue : les uns peuvent et doivent travailler de longues heures sans arrêt; d'autres sont obligés de couper leur travail de temps de repos très rapprochés. Pour certains, le repos doit être relativement long, pour d'autres quelques minutes suffisent : mais, pour tous, le moment opportun est nettement indiqué par la sensation de fatigue et par l'impression nette de ne pouvoir continuer le même travail sans augmenter l'effort. La machine alors fonctionne plus difficilement, il lui faut fournir un supplément d'énergie pour en obtenir le même service.

Les images courantes du langage témoignent que, de tout temps, on a constaté la réalité de ce surcroît de dépense que cause le travail à l'homme fatigué. On dit de l'homme surmontant la fatigue pour agir qu'il fait « appel à toute son énergie »; et c'est cet « appel » au fond de réserve de l'énergie cérébrale qui arrive bien vite, s'il se renouvelle, à épuiser, le capital des forces, que le repos seul peut économiser ou réparer. Si le repos intervient à temps et si, aussitôt fatigué, l'homme s'arrête, le réservoir d'énergie se remplit à nouveau, par le seul fait de l'arrêt de l'effort pendant le temps qui s'écoule entre la cessation et la reprise du travail.

L'effet réconfortant du repos, quand la durée en est si courte, est vraiment l'un des problèmes les plus intéressants de la physiologie. Comment un quart d'heure d'arrêt dans le travail peut-il faire disparaître la sensation qui rendait l'effort intellectuel si laborieux? Comment une nouvelle somme d'énergie peut-elle s'amasser si promptement et permettre aux cellules cérébrales de reprendre un fonctionnement aisé? On ne saurait l'expliquer d'une manière satisfaisante, mais on le constate. La plupart du temps, une courte interruption du travail fait renaître l'aptitude fonctionnelle de l'esprit et le travail peut être repris à la même allure, avec l'impression d'un moindre effort.

Il faut se rappeler que la durée du temps des repos nécessaires à la réparation des forces, pas plus que la durée du temps de travail qui peut être supporté sans fatigue, ne sont les mêmes pour tous les sujets. Pour quelques-uns, le besoin de repos se fera sentir après deux heures d'attention soutenue et quelques minutes suffiront pour rendre à l'esprit son aptitude au travail. D'autres peuvent fournir un travail de cinq ou six heures, sans que la fatigue se manifeste. Il en est même pour lesquels un arrêt dans le cours du travail, au lieu de produire le bénéfice du repos, serait cause d'une déperdition de force et diminuerait le rendement du travail : ce sont ceux dont le cerveau a besoin, pour bien fonctionner, d'une sorte de mise en train. Il semble que, pour ceux-là, la pensée ne puisse se mettre en marche, après un temps d'arrêt, que sous la poussée d'une vigoureuse impulsion, comparable au coup de collier du cheval qui « démarre » une voiture. Si le cheval d'omnibus s'use vite, malgré la brièveté relative du trajet qu'on lui impose, c'est que ce trajet est coupé d'arrêts très courts et très fréquents. A chaque arrêt, la voiture perd la vitesse acquise et, à chaque remise en marche, le cheval doit dépenser un supplément de forces, pour lui rendre cette vitesse; tandis qu'une fois lancée, elle n'exige qu'un effort comparativement faible pour être maintenue à la même allure.

Nous avons là, une fois de plus, une analogie frappante entre les lois du travail mécanique et celles du travail intellectuel. L'arrêt du travail au moment où la pensée est « en train » constitue une déperdition de force qui doit être mise en balance avec les bénéfices du repos, quand on veut économiser la dépense de l'énergie cérébrale. Dans l'effort qu'il fait pour se remettre au travail, l'organe de la pensée ne doit pas avoir à dépenser plus qu'il n'a gagné en s'arrêtant, sans quoi le repos ne serait qu'une entrave au travail. Or la dépense de la « remise en train » n'est pas la même pour tous les travailleurs. Il en est dont l'esprit, très alerte, reprend rapidement son allure; d'autres, plus lents, ont peine à reprendre le cours des idées; il leur faut du temps pour s'adapter de nouveau à leur sujet et retrouver la vitesse acquise que leur a fait perdre l'interruption du travail. Ce sont des machines plus lentes, mais souvent plus aptes à soutenir longtemps l'effort. Enfin, il en est dont la vulnérabilité à la fatigue est extrême et pour lesquels la fréquence des temps de repos s'impose, coûte que coûte. C'est pour ces derniers, doués souvent d'un esprit de qualité supérieure, mais pauvres en énergie vitale, que l'hygiène du repos demande à être minutieusement réglée, si on veut éviter d'épuiser leur faible provision d'influx nerveux.

Nous avons vu, en parlant des neurasthéniques, combien il faut d'observation attentive et de tact pour arriver à régler les alternances de repos et de travail. Chez ces malades, la fatigabilité de l'esprit est telle que le besoin de repos se produit avec une promptitude et une soudaineté déconcertantes. Au milieu d'une causerie, où il faisait preuve d'une vive intelligence, quelquefois avant la fin d'une phrase étincelante d'esprit, le sujet se sent brusquement envahi par la plus intense sensation de fatigue. La vivacité des impressions qui fouettent le cerveau fait illusion et communique au malade une énergie factice : il semble capable de soutenir une discussion prolongée ou de suivre jusqu'au bout une démonstration avec l'effort d'attention le plus intense; mais le courant de l'énergie cérébrale qui alimente son esprit est sujet à s'arrêter brusquement. Il s'arrête court, sa tête se trouble, la pensée devient vague comme si une syncope commençait.

C'est pour ces sujets à cerveau émotif, chez lesquels la mise en train est vive et prompte, mais la dépense de force extrêmement rapide, que la brièveté des temps de travail et la présence des temps de repos sont des conditions urgentes. Pour eux le travail cérébral est une fonction d'un réglage des plus délicats; non seulement, ils ne doivent pas méconnaître l'avertissement que donne la fatigue, mais ils doivent le devancer et s'imposer une période de repos, avant que la fatigue ne se soit fait sentir. Chez un neurasthénique, l'effort d'attention, soutenu au delà des limites de la fatigue par une tension violente de la volonté, pourrait compromettre, en quelques heures, les progrès obtenus par de longues semaines de soins attentifs.

Quelle que soit, au point de vue de l'hygiène, l'utilité des périodes de repos, pour couper le travail intellectuel, certaines exigences peuvent nous forcer parfois à passer outre et à ne rien perdre du temps dont nous disposons, en vue d'un résultat pressé. S'il s'agit, par exemple, d'un examen ou d'un concours, d'un livre à terminer, d'un compte à régler, etc.; si les intérêts en jeu l'emportent sur les considérations hygiéniques, au point de nous forcer à un travail ininterrompu, il nous reste presque toujours un moyen d'atténuer beaucoup les suites de l'excès d'effort intellectuel; c'est l'alternance des sujets de travail.

Nous avons montré le soulagement qui résulte pour le cerveau du fait de passer d'un sujet à un autre, le sujet fût-il aussi difficile et aussi ardu que le premier. Il faudra donc, pour la bonne économie du travail, disposer les matériaux d'étude dans un ordre qui permette de soulager le cerveau en passant d'un genre d'idées à un autre. Il est presque toujours possible, entre deux sujets difficiles, d'en intercaler un autre exigeant un moindre effort d'attention; et, dans ce cas, la détente cérébrale sera presque aussi complète que si l'on cessait tout à fait le travail. A un travail de composition, par exemple, il convient d'opposer un travail de lecture, ou bien, s'il est possible, une occupation mécanique, comme de classer des fiches, mettre des papiers en ordre, couper les feuillets d'un livre, etc. Aussi court soit le temps d'arrêt, il suffit, chez certains sujets, pour provoquer la détente cérébrale. Il en est qui l'obtiennent par les quelques minutes nécessaires pour fumer une cigarette; quelques-uns se promènent de long en large dans leur cabinet d'étude; d'autres obtiennent mieux l'arrêt de la pensée en jetant un instant les yeux sur la rue et en portant leur attention sur les allées et venues des passants. Tous ces petits moyens ont leur efficacité; ils suspendent momentanément l'effort cérébral et soulagent l'esprit, comme une courte halte sur le talus de la route soulage le marcheur.

La sensation de repos est beaucoup plus complète et l'interruption du travail produit des effets bien plus réconfortants, quand le temps d'arrêt est employé à une occupation récréative. Pour les uns, ce sera une conversation sur des sujets faciles et amusants, avec des personnes amies ou avec des personnes familières. Pour d'autres, c'est le mouvement corporel qui produit le maximum de repos d'esprit en un temps très court, d'où la pratique répandue, dans beaucoup de maisons d'éducation, de couper la durée des études par un quart d'heure d'exercices physiques. Dans les écoles primaires de Suède, j'ai vu les enfants soumis, pendant cette interruption de travail, à des mouvements méthodiques, choisis parmi ceux qui peuvent rectifier la tenue et apprendre aux enfants à tenir la tête et la colonne vertébrale dans une attitude correcte. Ces exercices ont, sans aucun doute, une grande utilité, au point de vue de l'hygiène du développement physique; mais, au point de vue du repos de l'esprit, des mouvements plus récréatifs et moins scientifiques, tels que les divers jeux plus ou moins violents de l'enfance, seraient beaucoup plus recommandables.

La nécessité de fréquents temps d'arrêt, dans le travail de l'esprit, est trop souvent méconnue par les éducateurs de l'enfant. On ne saurait trop s'élever contre l'absurdité de cette réglementation des études, qui impose à des cerveaux de dix ans un effort d'attention de douze heures, quand la durée totale des récréations ne dépasse pas deux heures par jour : aucun cerveau d'enfant ne résisterait à un tel surmenage, si le règlement était effectif. On n'a pas encore trouvé le moyen de contraindre l'esprit à faire, malgré lui, un effort continu, et le temps qui dépasse la limite de la capacité d'attention n'est fort heureusement que du temps perdu. Quand le cerveau est fatigué, l'attention se relâche, et si les yeux de l'enfant restent fixés sur le livre, son esprit s'abandonne passivement à la rêverie qui lui tient lieu de récréation. Mieux vaudrait lui accorder libéralement ce repos qu'il dérobe et qui lui profite si mal. Ce temps perdu à flâner sur les livres, s'il était utilisé en récréations et en jeux, le bénéfice en serait autrement important, aussi bien pour le développement du corps que pour l'hygiène de l'esprit.

Les moyens de repos dans le surmenage émotionnel[1].

Le repos cérébral est beaucoup plus difficile à réaliser dans le surmenage émotionnel que dans le surmenage intellectuel, pour cette raison que les idées fixes, éveillées et entretenues

1. Depuis ce titre jusqu'à la fin du chapitre, la rédaction a été faite par le Dr de Grandmaison.

par les sensations douloureuses et par les secousses morales, sont beaucoup plus tenaces et plus rebelles. La diversion, qu'on obtient encore assez facile, bien qu'incomplète, dans les travaux de l'intelligence, est presque impossible à réaliser dans le domaine de la sensibilité.

Les émotifs sont comme *intoxiqués* par leurs souffrances morales, et cette intoxication est d'autant plus profonde que les sujets sont plus impressionnables. Ils déploient même une certaine coquetterie à entretenir leur état d'âme, parce qu'ils éprouvent une certaine joie, une certaine satisfaction à souffrir.

Dans ces conditions, il devient presque impossible de réaliser les périodes de repos, les temps d'arrêt préconisés par Lagrange dans le surmenage intellectuel. On peut arriver cependant à obtenir une diversion soit par le *changement de milieu*, soit par l'*isolement*.

Le *changement de milieu* suffit souvent à atténuer, quelquefois même à dissiper le surmenage émotionnel. Malgré que nos émotions soient généralement représentées par des idées fixes, elles empruntent aux circonstances dans lesquelles elles éclatent, aux lieux où elles se produisent, aux personnes devant qui nous les ressentons, des causes d'aggravation.

Une mère qui vient de perdre un enfant et que la douleur a prostrée, sent son chagrin se raviver à la vue des objets, des jouets, des vêtements ayant appartenu à l'être qu'elle pleure; la vue de ses frères ou de ses sœurs, la vue même d'un serviteur, d'un ami, sont des causes de recrudescence pour sa douleur.

Dans ces conditions, il y a grand intérêt pour sa santé à la soustraire à son milieu habituel, à la transplanter dans un lieu différent, où elle ne retrouvera plus les témoins de sa peine. Ce *changement de milieu* donne souvent d'excellents résultats à l'occasion des grandes secousses morales; mais il est insuffisant dans les états émotionnels prolongés, tels ceux que crée la *neurasthénie*.

Dans ces cas, il faut recourir à l'*isolement* plus ou moins absolu, qu'on pratique très volontiers maintenant. Il doit être prolongé tant que le surmenage émotionnel n'est pas calmé, et ne doit être quitté qu'après des essais répétés de reprise de contact du malade avec le monde extérieur. En somme, on le voit, on tâche de réaliser avec le surmenage émotionnel la méthode déjà préconisée pour le surmenage intellectuel.

CHAPITRE VIII

LE REPOS DANS LES AFFECTIONS DU FOIE

Sommaire. — L'activité *directe* et *indirecte* du foie. — Le ralentissement de la circulation par le repos musculaire. — L'excitabilité vasculaire des organes. — Les conditions spéciales de circulation du foie. — Le repos est indispensable chez beaucoup d'hépatiques. — Leur fatigabilité. — Elle s'aggrave par la *cholémie*. — La nécessité et les conditions du repos. — Le repos du corps. — Le repos de l'esprit. — Les secousses psychiques et le foie.

Le foie — comme tous les organes, — a une activité *directe*, qui se manifeste dans l'accomplissement des fonctions spécialement dévolues à ses éléments glandulaires. Mais il a aussi une forme d'activité qu'on peut appeler *indirecte*, en ce sens qu'elle est indépendante de ses fonctions spéciales, et résulte de son association au fonctionnement des autres organes.

De là, deux conditions bien distinctes, qu'il faut réaliser pour obtenir le repos complet du foie : 1° écarter, dans la mesure du possible, les conditions qui sollicitent l'entrée en jeu de ses éléments propres; 2° faire cesser ou du moins diminuer le fonctionnement des organes, dont le foie est solidaire. Nous dirons tout à l'heure quels sont ces organes.

On sait que l'activité propre du foie se manifeste, au point de vue des fonctions digestives, dans l'élaboration de certaines substances alimentaires, pour les rendre aptes à être absorbées. Elle se manifeste encore, au point de vue des fonctions assimilatrices, dans une sorte de triage, qu'opère le foie sur les produits digestifs introduits dans la circulation par la veine porte. Beaucoup de ces produits, qui seraient toxiques s'ils pénétraient tels quels dans l'organisme, sont retenus au passage par le foie, comme par un filtre, ou détruits par lui et transformés en produits inoffensifs.

Les conditions, qui peuvent diminuer directement le travail fonctionnel du foie dépendent donc surtout du régime alimentaire. On mettra l'organe au repos en supprimant les aliments qu'il est chargé de digérer, comme les graisses, ainsi que ceux qui portent avec eux des toxines qu'il est chargé de détruire ou d'arrêter au passage, comme les viandes.

Mais, ces conditions fussent-elles rigoureusement réalisées, il en reste d'autres qui pourraient provoquer dans l'organe un travail physiologique indirect. Disons tout de suite que les conditions capables de troubler indirectement le repos du foie résultent de la solidarité qui relie cet organe aux fonctions de *circulation* et d'*innervation*. Il est impossible que le repos du foie soit complet, si l'une ou l'autre de ces deux fonctions s'accomplit avec un grand surcroît d'activité. L'excitation du cœur et des vaisseaux, aussi bien que le travail excessif du cerveau et les violentes commotions du système nerveux, retentissent toujours sur les cellules hépatiques.

Il est donc urgent d'introduire, dans l'hygiène des affections du foie, deux éléments qu'on oublie trop souvent d'y faire entrer : le *repos musculaire*, qui ralentit la circulation du sang, et le *repos cérébral*, qui calme le système nerveux.

Ces deux agents hygiéniques sont aussi importants pour les hépatiques que le régime alimentaire.

L'appareil circulatoire est, de tous les appareils organiques, celui sur lequel se montre, de la façon la plus évidente, l'action excitante et perturbatrice des mouvements corporels. On sait l'augmentation de fréquence et de force que subissent les battements du cœur à la suite d'une marche forcée, d'un assaut d'escrime, etc. Mais on sait aussi que l'impulsion violente donnée au sang par cette excitation du cœur et des vaisseaux se fait sentir à tous les organes du corps, tous étant traversés par le courant sanguin.

Quand on s'arrête, après avoir fourni une course rapide, il n'est pas une région du corps, aussi limitée qu'on la suppose, qui ne soit ébranlée par la violente poussée de l'ondée sanguine. Les secousses provoquées par l'énergie excessive des mouvements du cœur et par la réaction des vaisseaux sanguins sont particulièrement évidentes dans certaines régions du corps et dans certains organes. Le coureur sent les battements des artères cérébrales et perçoit les mouvements désordonnés du cœur et des poumons. Il a moins conscience des réactions que subissent, du fait du mouvement musculaire, d'autres organes, tels que l'estomac, l'intestin, le foie.

Nos organes, pourtant, sont aussi directement associés que le cerveau et le poumon aux variations de la circulation centrale. Sur eux comme sur toutes les autres parties du corps, l'excitation du cœur, qui résulte du travail musculaire, provoque une excitation réactionnelle des vaisseaux grands et petits; d'où suractivité de la circulation périphérique, en même temps que de la circulation centrale. Pour que cet accroissement de la circulation devienne très apparent sur un point donné du corps, il suffit que ce point soit le siège d'une inflammation même légère : une petite éruption cutanée, un furoncle, une excitation superficielle, une simple rougeur de la peau, présenteront toujours, à la suite d'un exercice violent, une recrudescence de la poussée inflammatoire, par suite d'un plus grand afflux de sang. Il en serait de même des organes internes.

Si l'exercice n'est pas, à proprement parler, violent, mais seulement un peu prolongé, les phénomènes seront les mêmes, à l'intensité près. Le travail des muscles fût-il très modéré, on trouvera toujours, sur le point supposé le siège d'une poussée inflammatoire, au moins une tendance à l'aggravation des symptômes.

Cette excitation vasculaire, proportionnée à l'intensité de la réaction circulatoire générale, pendant le fonctionnement des muscles, est la manifestation d'une loi physiologique, à laquelle ne peut échapper aucun de nos organes. Et si l'un d'eux présente une prédisposition morbide, ou simplement une « moindre résistance », une vulnérabilité particulière, l'excitation vasculaire se traduira par une congestion active plus ou moins accentuée. De là une contre-indication générale de l'exercice, toutes les fois qu'il y a tendance à la congestion active d'un organe quelconque.

Pour le *foie*, des conditions spéciales de circulation rendent les troubles circulatoires provoqués par l'exercice musculaire particulièrement nuisibles. Cet organe, en effet, ne reçoit pas seulement, comme les autres organes du corps, le sang artériel nécessaire à sa nutrition; on sait qu'il est traversé par un courant de sang veineux d'un volume très considérable, celui qui vient de toute la masse du tube digestif et de ses annexes, et qui doit être modifié par la glande hépatique, avant de se rendre au cœur. C'est la *veine porte* qui préside à cette circulation supplémentaire. Elle se comporte, au point de vue de la distribution, à la manière des artères, en ce sens qu'elle se ramifie dans l'intérieur du foie en branches de plus en plus étroites, où le courant sanguin se dirige des grosses ramifications vers les petites; tandis que, dans le reste du système veineux, la direction du courant est orientée des petites ramifications vers les grosses. Aux branches de terminaison de la veine porte succèdent les branches d'origine des veines sus-hépatiques; et ainsi se trouve établie, dans le foie, une disposition qui n'existe dans aucun autre organe : le sang y est apporté par des veines et en est remporté vers le cœur par d'autres veines. C'est un système de circulation supplémentaire, en rapport avec la glande, qui donne au foie une richesse de vascularisation tout à fait spéciale et, par conséquent, aux troubles de circulation qui peuvent s'y produire, une importance toute particulière. Il ne faudra donc pas s'étonner si les modifications de circulation dues à l'excercice, et qui se traduisent, sur n'importe quel point du corps, par une poussée congestive plus ou moins accentuée, prennent beaucoup plus d'importance ici qu'ailleurs.

Enfin, il y a encore une condition anatomo-physiologique qui rend plus facile la congestion passive du foie dans les exercices violents : c'est la situation de l'organe par rapport au cœur. Cette situation est telle qu'aucun organe intermédiaire ne sépare le cœur du foie; les veines sus-hépatiques vont s'aboucher directement dans la veine cave inférieure, laquelle n'est, en quelque sorte, qu'un prolongement du ventricule droit. Or, ce ventricule subit presque instantanément, du fait d'un excercice musculaire violent, les variations de la pression sanguine, qui se communiquent à la veine cave inférieure et, par son intermédiaire, aux veines sus-hépatiques et au foie.

Au cours d'un exercice violent, il y a dilatation passagère

du ventricule droit, à cause de la difficulté que cette cavité éprouve à se vider, la circulation pulmonaire étant encombrée. Par suite, il y a ralentissement du liquide dans la veine cave, puis dans les veines sus-hépatiques qui s'y abouchent. De proche en proche, la stase sanguine gagne les veines intra-hépatiques et il en résulte un degré plus ou moins accentué de congestion *passive* du foie.

Pour se rendre exactement compte du processus suivant lequel l'exercice musculaire provoque la congestion passive du foie, il faut l'observer sur des sujets qui ont poussé le travail des muscles à un degré extrême d'énergie et de vitesse; à ce point où la fatigue du cœur et l'essoufflement nous offrent le tableau complet d'un état d'*asystolie* passagère. Au cours d'un exercice très violent, quand l'essoufflement est porté à son comble, la tension artérielle est considérablement diminuée : les artères se vident trop vite. Les veines, au contraire, sont remplies et tendues à l'excès. On peut observer alors des stases sanguines dans les organes les plus proches du cœur, et notamment la stase des vaisseaux hépatiques, d'où augmentation très notable du volume du foie.

Quand l'exercice est moins violent, les symptômes sont naturellement beaucoup moins accentués. S'il est très modéré, les symptômes peuvent être imperceptibles; mais ils existent tout au moins à l'état de tendance. L'état de congestion passive du foie tendra toujours à se produire, au cours d'un exercice musculaire, avec une intensité proportionnée à sa violence.

Ainsi, il est impossible d'effectuer un travail corporel d'une grande énergie, sans que le foie n'en ressente une double perturbation circulatoire : 1° congestion *active*, par l'excitation des vaisseaux sanguins nourriciers de l'organe et la vaso-dilatation qui en résulte; 2° congestion *passive*, par difficulté du retour au cœur du sang du système porte.

Cliniquement, les preuves de la congestion du foie, au cours de l'exercice et après, sont fournies par la palpation qui révèle un certain degré de sensibilité à la pression, en même temps qu'une augmentation de volume de l'organe.

Si l'on complète l'examen par le contrôle de l'analyse urinaire, on découvrira d'autres symptômes évidents de congestion, des modifications de la composition de l'urine caractérisées par l'augmentation du taux de l'*urobiline*, de l'*urée* et de l'*acide urique*.

Tel est l'effet inévitable de l'exercice musculaire poussé jusqu'à l'extrême fatigue chez l'homme sain. Le danger d'une poussée congestive, même passagère, dans les affections du foie, est trop évident pour qu'on puisse hésiter à proscrire, chez les hépatiques, tout exercice violent, tel que marches forcées, escrime, bicyclette.

Mais il ne semble pas, au premier abord, qu'on puisse déduire de là l'urgence du repos corporel absolu. Si l'exercice violent a du danger, l'exercice modéré ne peut-il être permis? On va voir que, dans la plupart des cas, si l'on veut éviter la fatigue, il faut défendre aux hépatiques, non seulement les exercices violents de la gymnastique et du sport, mais aussi beaucoup de mouvements faciles et d'exercices modérés que comportent les actes usuels de la vie. Chez nombre de ces malades, la guérison est au prix d'une immobilisation complète et absolue, car la fatigue, même légère, peut devenir pour eux un danger.

Or, la fatigue n'est pas toujours en proportion de la quantité de travail effectué; mais plutôt du degré de résistance de l'organisme. C'est l'état du sujet qui en règle l'apparition et non la nature et la dose de l'exercice.

Chez les hépatiques, l'un des symptômes les plus constamment observés est justement le défaut de résistance à la fatigue, la *fatigabilité* excessive. Même dans les formes légères des maladies du foie, il est des malades auxquels le mouvement le plus insignifiant cause une insurmontable lassitude. Tous, en tous cas, quoique à degrés divers, éprouvent un besoin évident de repos. C'est là une indication nettement donnée par l'instinct, et on exposerait le malade à de graves dangers si on le poussait à réagir contre ce sentiment de torpeur et de paresse, comme on serait quelquefois tenté de le faire, quand la maladie semble sans gravité.

En effet, la fatigue n'est pas seulement un phénomène *subjectif*, une impression : c'est un état *objectif*, caractérisé par une modification profonde dans l'état physiologique du corps : modification encore mal connue dans sa nature intime, mais caractérisée par une diminution d'énergie de tous les organes et une dépression de toutes les forces qui président aux défenses naturelles de l'organisme. Le mécanisme de cette sorte d'inhibition des facultés qu'a le corps vivant de lutter contre les agents morbides de tout ordre ne peut guère être expliqué, dans l'état actuel de la science, que par des hypothèses; mais le fait est connu de tous les cliniciens : l'homme atteint par la sensation de fatigue se trouve, de ce fait, dans un état d'infériorité pour résister aux maladies.

L'homme fatigué est particulièrement vulnérable aux germes infectieux venus de l'extérieur. Il est surtout apte à subir l'action des poisons qui se forment constamment dans l'organisme : c'est l'*auto*-intoxication qui représente le danger capital du surmenage. Mais ce danger est plus particulièrement redoutable chez les hépatiques, parce que, chez eux, le foie, normalement chargé d'arrêter et de détruire les poisons organiques, se trouve, du fait de la maladie, dans un état plus ou moins accentué d'insuffisance fonctionnelle.

L'insuffisance du foie à remplir son rôle d'agent destructeur des toxines devient un danger pressant chez l'homme qui s'est surmené. L'état de surmenage est physiologiquement caractérisé par une accumulation dans l'organisme des produits toxiques résultant de la désassimilation trop rapide des tissus vivants. Et il faut se rappeler que le mouvement de désassimilation provoqué par le travail des muscles dans les tissus vivants est en proportion, non de la quantité de travail effectué, mais du défaut de résistance, de la *fatigabilité* du sujet. La sensation de fatigue coïncide avec le passage dans le sang des déchets organiques qui résultent du travail musculaire, et quand cette sensation se produit, avec une facilité anormale, après une très faible dose de travail, c'est la preuve que cette faible dose de travail a suffi, chez le sujet prédisposé, pour provoquer un mouvement de désassimilation capable de saturer le sang de produits organiques toxiques.

En un mot, un lien assez étroit associe, entre eux, les symptômes subjectifs et les phénomènes objectifs de la fatigue; les uns sont la condition essentielle des autres. La *sensation de fatigue*, symptôme ressenti par le sujet, est toujours provoquée par des modifications objectives, dont les unes sont physiologiques et les autres cliniques : les unes consistant dans la diminution de l'énergie nerveuse trop rapidement épuisée; les autres dans la saturation du sang par des déchets organiques, produits d'une désassimilation trop facile. Chez les sujets fatigables à l'excès comme sont les hépatiques, il n'y a donc pas seulement excès de sensibilité, en présence d'une impression de fatigue d'intensité moyenne; il y a, en outre, augmentation des phénomènes objectifs qui ont provoqué cette impression et, par conséquent, aggravation réelle de l'ébranlement nerveux et des perturbations de la nutrition qui en sont la suite.

Aussi, la sensation de fatigue, quelle que soit la modération de l'effort auquel elle succède, a-t-elle toujours la signification d'un véritable cri d'alarme : elle nous avertit d'un danger. Quand nous la ressentons, c'est que notre organisme se trouve ébranlé par les efforts effectués, au point d'avoir perdu cette stabilité de l'équilibre fonctionnel, faute duquel sa résistance aux diverses causes de maladies est diminuée. La fatigue amène une sorte d'inhibition de toutes nos facultés de défense et nous expose à une défaite presque certaine, dans la lutte contre nos ennemis du dehors ou du dedans. A l'état subjectif de malaise dont nous avons conscience correspond toujours un état objectif très réel, une viciation du sang par des produits organiques anormaux, accompagnée d'une perte de l'énergie nerveuse et d'une défaillance des facultés vitales les plus utiles à la conservation de l'être vivant.

Mais, trop souvent, on méconnaît l'urgence de l'avertissement que représente la sensation de fatigue : on ne lui attribue pas sa signification légitime, parce qu'on la trouve hors de proportion avec la faible quantité de travail qui lui a donné naissance. On perd ainsi de vue cette vérité que la fatigue est fonction du degré de résistance de l'organisme, bien plus que de la quantité de travail et de l'intensité de l'effort. — Et, chez les hépatiques, le degré de résistance à la fatigue est toujours notablement abaissé.

Deux conditions, qui sont deux formes différentes de l'auto-intoxication, peuvent être invoquées pour expliquer l'état d'extrême *fatigabilité* qui égale, chez certains hépatiques, celle des grands neurasthéniques. La première est due à la pénétration dans l'organisme des poisons venus de l'appareil digestif et que la cellule hépatique, devenue insuffisante, ne peut plus arrêter au passage. Ici, la « porte d'entrée » de l'organisme est trop largement ouverte à tous les produits qui veulent y pénétrer. La seconde tient à l'arrêt du cours de la bile et à la résorption des *excreta* que ce liquide devrait rejeter dans l'intestin. C'est alors la « porte de sortie » qui se trouve fermée aux produits excrémentitiels que le foie devrait rejeter au dehors.

De ces deux causes d'auto-intoxication, il est probable que la seconde est la plus grave. En effet, les expériences de laboratoire nous montrent quelle est la redoutable toxicité de la bile, quand on l'injecte dans le sang d'un animal. Un lapin succombe en quelques minutes à l'injection de 4 ou 5 centimètres cubes de bile pure dans les veines.

Est-ce à l'intoxication par rétention dans le sang des produits excrémentitiels de la bile qu'il faut attribuer ce fait que la vulnérabilité à la fatigue est plus grande chez les hépatiques qui présentent de l'ictère que chez ceux qui n'en présentent pas? ou bien est-ce que les sujets atteints de jaunisse subissent deux causes d'intoxication au lieu d'une : — 1° rétention de toxines qui devraient sortir de l'organisme, et 2° pénétration de toxines qui ne devraient pas y entrer, — tandis que, chez les sujets dont les voies biliaires éliminent normalement les produits excrémentitiels, l'intoxication ne se produit, dans le début du moins, que par la voie d'entrée. Ce ne sont là que de simples hypothèses. Mais le fait est constant : dans les affections, même bénignes, accompagnées d'ictère, la vulnérabilité à la fatigue s'observe au maximum : le moindre travail musculaire amène un très grand malaise, et les mouvements qui demandent une grande somme d'énergie sont impossibles.

Il m'est resté dans l'esprit, depuis l'enfance, le souvenir d'un camarade de collège, de force herculéenne pour son âge, qui faisait notre admiration dans les mouvements les plus difficiles de la gymnastique aux agrès. Un jour, il fut pris d'une jaunisse bénigne, si bénigne qu'on ne jugea pas à propos de l'admettre à l'infirmerie. Il continuait donc à suivre les classes et les études; rien en lui ne donnait l'idée d'un état maladif, sauf son teint jaune foncé, dont il était le premier à plaisanter. Vint le jour de la leçon de gymnastique et il se joignit à nous pour y prendre part. Il s'approcha, à son tour, de la barre fixe, où il avait coutume de nous émerveiller par sa vigueur et son agilité. Mais, à notre grand étonnement, quand il eût saisi le bâton, il lui fut impossible de se hisser au-dessus. Étonné lui-même, il fit un effort suprême pour réussir un « rétablissement ». Il ne parvint pas même à élever sa tête jusqu'au niveau de la barre. Après plusieurs tentatives sans résultat, il dut laisser la place à un autre et se retira exténué. Mais, à partir de ce moment, sa maladie fut subitement aggravée. Dès le soir il fut pris de fièvre, tomba dans une prostration profonde, et dut se rendre à l'infirmerie. Là, son ictère prit les proportions d'une maladie inquiétante et nécessita son transport dans sa famille.

Ce fait, comme il arrive de ceux qu'on a observés dans l'enfance, m'est toujours resté gravé dans l'esprit. Il m'a servi plus d'une fois d'enseignement et de guide. Averti par ce souvenir, j'ai observé plus attentivement le symptôme fatigue chez les malades atteints d'affections hépatiques, et constaté, chez tous ceux qui présentaient de l'ictère, cette excessive *fatigabilité*. Maintes fois, aussi, j'ai enregistré, comme tout médecin a pu le faire, de graves complications chez les malades qui méconnaissaient l'avertissement donné par la sensation de fatigue, et cherchaient à vaincre leur torpeur physique par leur coup de fouet de la volonté.

Ainsi la fatigue se fait sentir, avec une intensité plus grande et pour un plus faible effort qu'à l'état normal, chez tous les sujets atteints d'une maladie organique ou d'un trouble fonctionnel du foie ou des voies biliaires. C'est un symptôme qui ne manque jamais dans ces affections, mais qui est incomparablement plus accentué, à gravité égale de maladie, quand celle-ci s'accompagne de *cholémie*. Il est plus accentué dans la cirrhose biliaire qui s'accompagne d'ictère que dans la cirrhose veineuse qui n'en provoque pas. On l'observe, de même, beaucoup plus nettement dans la simple jaunisse, sans gonflement du foie que dans les congestions actives ou passives avec augmentation de volume de l'organe. Les conséquences des excès de travail musculaire semblent aussi être beaucoup plus redoutables chez les sujets atteints d'ictère que chez ceux qui n'en présentent pas.

L'hygiène du repos s'impose donc d'urgence à tous les malades atteints d'ictère, — même quand la maladie évolue sans fièvre, sans douleur et sans grand malaise. — Beaucoup de symptômes graves, qui seraient évités par le repos complet et l'immobilisation, pourront faire subitement explosion et modifier brusquement l'allure de la maladie, si le malade se livre à des exercices fatigants ou simplement, dans bien des cas, aux actes usuels de la vie commune. Sortir, faire des promenades ou des visites, vaquer à ses occupations professionnelles ou aux travaux habituels de la maison sont des imprudences capables de transformer, dans certains cas, une simple jaunisse catarrhale en un état infectieux dont on ne peut prévoir la gravité.

Dans la lithiase biliaire, quand les phases de la crise hépatique n'ont pas complètement évolué; pour peu qu'il reste un peu d'obstruction des canaux éliminateurs, soit par un gravier, soit par des sables biliaires, du mucus, soit même par un simple état spasmodique des canaux, la reprise trop prompte des habitudes de la vie courante est souvent l'unique cause des graves complications de cholécystite, dont on cherche en vain le point de départ. Deux jours de plus de repos, au lit ou à la chambre, auraient peut-être suffi pour éviter une maladie longue et de dénoument incertain.

Dans les maladies infectieuses des voies biliaires, toute infraction faite à la loi du repos aggrave le pronostic, au point de compromettre la vie du malade. C'est que la fatigue est, par elle-même, un état infectieux, — en ce sens qu'elle s'accompagne toujours d'un état d'auto-intoxication, d'une résorption de déchets organiques, dont le pouvoir toxique vient s'associer à celui des toxines microbiennes, pour porter au maximum l'empoisonnement du sang et la réaction fébrile qui en est l'indice.

Dans les stations thermales où l'on soigne le foie, nos malades nous donnent assez fréquemment des alertes, dont la cause vraie nous échappe parfois, parce que nous sommes habitués à la chercher toujours là où il est classique qu'elle doive prendre naissance, dans l'effet des Eaux. Mais si le traitement de Vichy, comme celui de Carlsbad, peut provoquer des crises biliaires et des poussées de congestion hépatique, il y a, dans la vie qu'on mène aux Eaux, d'autres facteurs plus redoutables encore d'incidents morbides : ce sont les écarts de fatigue. Hors de chez soi, à l'hôtel où le séjour en chambre a peu d'attraits, dans un milieu où le mouvement général entraîne tout le monde, avec une force quasi irrésistible, à vivre au dehors et à suivre le courant mondain, combien d'infractions sont faites à la loi du repos! Telle crise thermale qui aurait duré quelques heures, sous la forme d'une colique hépatique évacuatrice, suivie d'un léger ictère, pourra être compliquée de poussées congestives du foie, avec fièvre et cholécystite, si le malade, au lieu de garder la chambre jusqu'à la fin de l'ictère, a profité de la cessation des douleurs pour sortir, faire une promenade trop longue, s'attarder le soir au théâtre, etc.

Une de mes malades, atteinte de lithiase biliaire avec ictère permanent et poussées intermittentes de coliques hépatiques, vint à Vichy et y trouva dès la première semaine un grand soulagement. Elle en profita pour se remettre, malgré mes instances, à ce qu'elle appelait « ses devoirs envers le monde », c'est-à-dire à passer ses journées avec ses amis et ses soirées au Casino. Il en résulta un retour des accidents, frissons, abattement des forces, douleurs permanentes à la pression et gonflement congestif du foie. Les accidents persistèrent sous forme de poussées irrégulières, dont les manifestations variaient de fréquence, suivant que la malade se laissait aller au surmenage de ses prétendus devoirs mondains, ou bien qu'elle consentait à garder le lit. En quittant Vichy, elle retrouva chez elle les mêmes occasions de fatigue, en recevant à la campagne et en participant aux distractions des invités. Son état finit par devenir inquiétant, le foie prit des dimensions énormes ; l'ictère très intense, les démangeaisons incessantes, les poussées fébriles précédées de frissons, l'état d'abattement extrême et d'amaigrissement donnaient de vives inquiétudes, lorsqu'enfin l'évidence du danger, jointe aux instances des médecins, décida la malade à garder le lit pendant six semaines. Ce repos prolongé réussit enfin à faire cesser les accidents, et la malade se trouva guérie, sans autre traitement que cette longue période d'alitement.

L'indication du repos de l'esprit n'est pas moins urgente,

dans les affections des voies biliaires et du foie, que celle du repos du corps.

Tout le monde admet, non seulement parmi les médecins, mais dans le vulgaire, que les chagrins et les soucis persistants « fatiguent le foie ». Les peines morales sont énumérées, par les auteurs, au nombre des causes qui peuvent provoquer des poussées congestives rebelles et même des affections organiques du foie. L'expérience clinique confirme chaque jour cette vérité et nous montre le rôle indéniable du *surmenage moral* comme cause aggravante des affections hépatiques légères ou graves.

On a moins étudié le rôle du *surmenage intellectuel* proprement dit, c'est-à-dire de la fatigue qui résulte d'un excès d'activité de l'esprit et non d'une impression psychique triste ou douloureuse. Il est cependant hors de doute qu'un effort d'attention trop intense et trop soutenu fait sentir son influence nuisible, en aggravant sensiblement les symptômes morbides chez les hépatiques.

Peut-on donner une explication physiologique satisfaisante de ce retentissement des fatigues intellectuelles et morales sur les fonctions du foie? Non, sans doute, dans l'état actuel de la science. Mais on peut rapprocher cet effet des autres phénomènes psycho-physiologiques que les expériences de laboratoire, aussi bien que l'observation clinique, nous permettent d'enregistrer chaque jour.

On sait, d'une part, que les organes splanchniques, l'estomac, l'intestin, le foie, sont ceux sur lesquels se traduisent le plus communément les effets réflexes des impressions morales ; surtout quand ces impressions ont un caractère dépressif et semblent intercepter, momentanément, la communication avec les centres nerveux qui leur distribuent l'énergie vitale. Cette sorte d'*inhibition* a des résultats divers, suivant le département du système nerveux sur lequel elle se fait sentir. On peut voir des phénomènes diamétralement opposés succéder, chez deux sujets différents, à une même cause psychique. C'est ainsi qu'une commotion morale violente peut produire, chez l'un, une diarrhée subite, chez l'autre, une constipation prolongée. De même on voit, sous l'influence d'une même émotion, certains hommes rougir, tandis que certains autres pâlissent. Est-ce une différence dans l'intensité du choc réflexe qui peut expliquer ces résultats contradictoires : est-ce plutôt une différence dans la localisation de ce choc sur telle ou telle région des centres nerveux? On n'en sait rien. Mais ce qu'on sait, pour l'avoir constaté dans des expériences de laboratoire, c'est qu'en excitant certains points des centres nerveux, par une action mécanique telle qu'un pincement, une brûlure, on peut provoquer sur certaines régions de la peau ou dans certains organes internes, suivant le point où l'excitation a porté, tantôt une dilatation des vaisseaux et l'afflux du sang, — ce qui correspond au phénomène de la rougeur, — et tantôt un resserrement des vaisseaux et l'arrêt de la circulation locale, — ce qui correspond à la pâleur.

Tel est l'effet réflexe des impressions physiques sur les centres nerveux. Celui des impressions morales est identique.

Ces notions physiologiques, tout incomplètes qu'elle soient, nous permettent de concevoir les effets des impressions morales comme analogues à ceux que pourrait provoquer un traumatisme des centres nerveux. Et n'y eut-il, dans ces effets, que l'action réflexe si remarquable qu'on a observée sur les vaisseaux sanguins, ce serait assez pour nous faire comprendre qu'une impression morale violente puisse aboutir à la congestion du foie. — Nous avons vu, au laboratoire du collège de France, François Franck provoquer, chez un chien en expérience, une violente congestion du foie, en appliquant l'électrode d'un appareil électrique sur une certaine région des filets du grand sympathique. Chez certains sujets, l'action d'une vive douleur morale peut se traduire par le même réflexe vaso-moteur, et provoquer une vaso-dilatation active des capillaires hépatiques.

Quand l'impression morale, sans être d'une extrême violence, se prolonge et persiste pendant un temps suffisamment long, l'effet est le même, mais plus lent, et la congestion hépatique se produit à la longue. Chez certains sujets, qui n'ont pas d'autres causes de maladie que des peines morales, des soucis, un chagrin persistant, il n'est pas rare d'observer des congestions chroniques du foie, avec gonflement très appréciable. A plus forte raison, les impressions morales dépressives pourront aggraver une maladie déjà déclarée, en provoquant une congestion de l'organe que la maladie rend plus vulnérable.

Outre ce phénomène de congestion réflexe du foie, par choc moral, on peut invoquer un autre mécanisme, pour expliquer les effets du surmenage émotionnel comme cause aggravante des maladies du foie : c'est l'aggravation des phénomènes d'auto-intoxication. Là, comme dans le surmenage physique, la fatigue des centres nerveux, surmenés par la douleur morale, aboutit à deux causes d'empoisonnement du corps par ses propres produits. La première est l'augmentation des déchets organiques, sous l'influence du travail excessif causé aux centres nerveux par l'émotion ou le chagrin. La seconde est l'inhibition des moyens de défense de l'organisme, à qui la fatigue morale fait perdre, avec plus de certitude encore que la fatigue physique, ses facultés de résistance aux agents toxiques quels qu'ils soient. Ces deux conditions, si favorables à l'auto-intoxication, viennent s'ajouter à celle qui résulte des troubles de la circulation du foie, pour augmenter les risques du passage dans le sang de produits impropres à la vie. — Et ainsi tend à s'exagérer le danger le plus grave des affections hépatiques, l'invasion du sang par les poisons organiques.

Les effets des travaux intellectuels excessifs ne sont pas moins nuisibles, pour le foie malade, que ceux des chagrins et des émotions. Les efforts trop soutenus d'attention ne produisent pas, sans doute, sur les nerfs vaso-moteurs du foie, des chocs réflexes aussi violents que les impressions morales dépressives ; mais ils arrivent promptement, quand ils sont répétés, à déprimer le cerveau, en provoquant la fatigue. Les sujets atteints de troubles quelconques du foie, surtout quand leur maladie s'accompagne d'intoxication du sang par les produits excrémentitiels de la bile, sont aussi « fatigables » par le cerveau que par les muscles ; et leur aptitude au travail intellectuel est diminuée au même point que leur force musculaire. Il suffit donc d'une dose relativement faible de travail intellectuel, pour dépasser la limite de la fatigue et les jeter dans l'état de surmenage, dont la caractéristique est l'augmentation des produits de désassimilation, en même temps que la diminution de l'aptitude de l'organisme à se défendre contre ces éléments d'intoxication.

Le Repos de l'Esprit, aussi bien dans le domaine de l'intelligence que dans celui de la sensibilité morale, est donc une condition hygiénique de premier ordre, pour toutes les affections du foie. Bien souvent l'échec du traitement est dû à la méconnaissance de cette règle capitale d'hygiène, qui doit s'imposer plus impérieusement que celle d'aucun traitement pharmaceutique : *ménager le système nerveux des hépatiques*.

Les hépatiques doivent, dans une certaine mesure, être

soumis à la même hygiène de repos que les neurasthéniques. Et cela pour une raison qui résume tous les arguments exposés dans ce chapitre : c'est que toute affection légère ou grave du foie s'accompagne d'un « état neurasthénique » plus ou moins accentué. L'état neurasthénique est même, bien souvent, le symptôme le plus accentué de l'affection hépatique. Il est, en tous cas, le symptôme sur lequel doivent le plus strictement s'orienter les indications du traitement hygiénique dans les maladie du foie.

CHAPITRE IX

LE REPOS DE L'ESPRIT DANS LES MALADIES DE LA NUTRITION

Sommaire. — L'isolement et l'alimentation dans les maladies nerveuses. — Le repos cérébral convient aussi aux maladies de la nutrition. — Les émotions et le fonctionnement régulier des organes sains. — Action des mouvements de l'esprit sur l'appareil circulatoire. — Appareil digestif et surmenage psychique. — Le repos et les différents appareils. — La psychothérapie.
L'obésité. — Le diabète.
Comment doit être pratiquée la cure de repos dans les maladies de nutrition.

Le *Repos de l'Esprit* est une condition hygiénique à laquelle on attache, depuis quelques années, une très grande importance dans les maladies du Système nerveux. C'est pour réaliser cette condition qu'on a adopté pour certains neurasthéniques et certains hystériques le régime de l'*isolement*, autrefois réservé aux aliénés et aux sujets atteints de troubles cérébraux incompatibles avec la vie sociale habituelle.

Inutile de rappeler que c'est à Weir-Mittchel qu'on doit l'introduction, dans la cure de l'hystéro-neurasthénie, de cette pratique qui est le complément d'un autre procédé thérapeutique, l'*alitement*. En mettant les malades au lit, on assure leur repos physique par la suppression de tout mouvement; en les isolant de leur milieu habituel et en les éloignant des personnes et des choses qui peuvent provoquer chez elles des sentiments, des émotions ou simplement des efforts d'attention, on a pensé assurer leur repos cérébral. Et, en fait, on a réussi à obtenir, par ce moyen, l'apaisement assez rapide de l'excitation cérébrale, aussi bien que le relèvement de l'énergie nerveuse, chez des sujets agités ou déprimés, qu'aucun traitement ne pouvait améliorer.

On admet donc, aujourd'hui, l'utilité du repos de l'esprit et des procédés thérapeutiques à l'aide desquels on l'obtient; non seulement dans les affections mentales proprement dites, mais encore dans toutes les affections nerveuses, où les symptômes dominants consistent dans l'exagération de l'émotivité et dans la surexcitation ou l'affaissement des facultés intellectuelles.

Mais nous voudrions montrer que l'indication de ce moyen thérapeutique ne se limite pas aux *maladies nerveuses* proprement dites. Elle se présente aussi très fréquemment, bien qu'elle soit la plupart du temps méconnue, dans une foule d'affections dont le point de départ et le siège ne sont pas les centres nerveux, bien que les influences nerveuses y jouent un rôle important.

Pour faire cette démonstration, il ne sera point nécessaire de présenter des faits nouveaux; il suffira d'appeler l'attention sur des faits de notoriété banale, en les groupant dans un certain ensemble qui puisse leur donner plus de force et d'autorité dans l'argumentation.

Mais d'abord personne ne songerait à nier, *a priori*, que les centres nerveux affectés aux facultés intellectuelles et morales ne puissent bien exercer une influence plus ou moins directe sur le fonctionnement de tous les organes du corps et sur les actes de la nutrition. Toutes les fonctions organiques sont, aussi bien que les fonctions psychiques, sous la domination des cellules centrales du système nerveux; et l'on sait qu'il n'y a pas une indépendance absolue entre les cellules affectées à des fonctions différentes. Tous les « centres » nerveux sont anatomiquement solidaires les uns des autres et ce n'est que par une vue de l'esprit qu'on peut isoler certains départements de la substance cérébrale affectés aux fonctions intellectuelles ou aux émotions, de certains autres qui président aux mouvements musculaires ou gouvernent le fonctionnement du poumon, du cœur, de l'appareil digestif, etc.

Les faits d'observation courante viennent, à chaque instant, confirmer les données de la physiologie et de l'anatomie, en nous montrant que la fatigue du cerveau peut faire sentir ses effets à tous les organes du corps, à toutes les fonctions de l'économie. A chaque instant, la clinique nous montre des troubles fonctionnels et même des affections organiques, dont la cause principale est le surmenage intellectuel ou émotionnel. Elle nous fait voir surtout combien des symptômes morbides, observés dans des appareils très distincts de l'appareil d'innervation, tels que l'appareil circulatoire, l'appareil digestif, etc., peuvent être aggravés par des impressions psychiques pénibles ou dépressives, ou bien atténués, voire guéris par des émotions agréables et des impressions réconfortantes.

Il ne peut donc pas sembler irrationnel de songer à utiliser certaines formes de la psychothérapie, et notamment le repos cérébral, comme moyen de traitement dans des affections qui n'ont rien de commun avec les « maladies de l'esprit ». Dans l'état actuel de nos conceptions médicales, il serait aussi absurde de négliger l'action des influences morales sur les affections organiques que de proscrire les moyens thérapeutiques de nature chimique ou physique dans les maladies caractérisées par un trouble des facultés intellectuelles ou morales.

Si on observe les faits de la pratique courante, si seulement on repasse dans son esprit les faits maintes fois observés et signalés par tous les auteurs, on saisit bien vite l'importance des fatigues de l'esprit et des souffrances morales, comme facteurs d'une foule d'états morbides qui ne sont pas du domaine de la médecine mentale ni même de la pathologie nerveuse proprement dite; mais qui se caractérisent par des troubles fonctionnels très variés, quelquefois par des lésions organiques, et, le plus souvent, par des maladies de la nutrition.

Pour bien comprendre le rôle du surmenage intellectuel et moral, comme cause prédisposante, cause occasionnelle ou cause aggravante des maladies de la nutrition, il faut observer d'abord les effets de la fatigue intellectuelle, des émotions et des chagrins sur le fonctionnement des organes sains. Ces effets sont connus et il nous suffira de les rappeler sommairement, pour que le lecteur en admette la réalité et en comprenne l'importance au point de vue des conclusions de notre travail.

Il n'est pas un organe qui ne puisse être troublé dans son fonctionnement par une très grande fatigue intellectuelle ou par une violente émotion. Non seulement le cerveau, mais le cœur et les vaisseaux, le poumon, le foie, l'appareil digestif dans son ensemble, les glandes cutanées, le rein, la vessie, l'utérus; en un mot, tous les organes, tous les appareils peuvent subir des modifications dans leur jeu normal et présenter même des altérations dans leur structure, sous des influences d'ordre purement psychique; à condition que ces influences soient suffisamment violentes ou suffisamment prolongées.

L'*appareil circulatoire* peut être profondément troublé dans son jeu par les émotions vives et, aussi, par les chagrins lents, les soucis prolongés. Tout le monde le sait : le langage vulgaire attribue même au cœur le siège des sentiments les plus vifs et les plus profonds.

Mais les physiologistes nous ont montré que les vaisseaux périphériques, surtout les plus petites ramifications artérielles, subissent, plus aisément encore que l'organe central de la circulation, d'importantes modifications mécaniques par l'effet des impressions morales de tout ordre, et aussi sous l'influence de tout effort intellectuel, de toute idée sur laquelle l'attention se fixe avec une certaine intensité. Si bien qu'on a pu, en quelque sorte, mesurer le degré d'énergie d'un effort d'attention ou l'intensité d'un trouble émotif, en observant les changements provoqués dans la circulation capillaire par les influences psychiques auxquelles est soumis le sujet.

On connaît ces faits de *psycho-physiologie*. Pour en faire la démonstration, le professeur Mosso, de Turin, a imaginé une expérience élégante, dont voici le dispositif.

La main et l'avant-bras du sujet qu'on observe sont plongés dans un vase rempli d'eau, hermétiquement clos par une membrane de caoutchouc à travers laquelle le membre est introduit. Le vase est muni d'une tubulure verticale ouverte, où le niveau du liquide s'élève ou s'abaisse, suivant les variations de volume du contenu de l'appareil. Or, des variations de volume se produisent dans l'avant-bras et la main, et par conséquent font monter ou descendre le niveau de l'eau dans la tubulure dès qu'une impression morale est subie ou un effort d'attention effectué par le sujet. Ces variations de volume sont dues à l'augmentation ou à la diminution de l'afflux sanguin; car une impression émotive ou un effort d'attention provoquent toujours, par voie réflexe, soit un état de *vaso-constriction*, soit un état de *vaso-dilatation*. Et il ne faut pas croire que l'émotion a besoin d'être violente ou l'effort d'attention intense pour provoquer une modification appréciable dans le calibre des vaisseaux sanguins. Au cours de l'expérience, un incident banal, tel que l'entrée d'une personne qu'on n'attendait pas, ou bien un calcul mental, un effort de mémoire pour retrouver une date, suffisent pour élever d'une manière très sensible le niveau de l'eau dans la tubulure de l'appareil. Si l'impression morale est extrêmement vive, c'est le resserrement des capillaires qui se produira, plutôt que leur dilatation ; et le niveau du liquide s'abaissera par suite de la diminution de volume de la partie immergée.

Cette expérience est une des plus curieuses et des plus démonstratives de la psycho-physiologie. Elle peut servir à montrer la similitude d'effet des impressions morales et des sensations physiques sur l'appareil circulatoire, qui a un rôle si important dans les fonctions de nutrition.

En effet, d'autres expériences, faites avec un dispositif analogue à celui de Mosso, montrent avec la dernière évidence qu'un traumatisme physique peut agir sur les vaisseaux sanguins, exactement comme une impression morale ou un effort intellectuel.

M. le professeur François Franck, dans son cours du collège de France, a imaginé de faire servir à l'étude des modifications de la circulation locale, dans diverses régions du corps, des appareils volumétriques, différents comme construction de l'appareil de Mosso, mais identiques au point de vue de leur objectif, qui est d'enregistrer les variations du calibre des petits vaisseaux. Le professeur Frank provoque, chez un animal en expérience, des réflexes vaso-moteurs qui aboutissent, soit à une vaso-dilatation, soit à une vaso-constriction d'une région déterminée : et cela, aussi bien dans un membre que dans un organe interne comme le foie, la rate, l'estomac, etc. Le résultat du réflexe vaso-moteur est, comme dans l'expérience de Mosso, une augmentation ou une diminution du volume de la partie soumise à l'expérience; mais ici, le réflexe est provoqué par le pincement d'un filet nerveux, par une cautérisation de la peau, etc., enfin par une impression physique et non plus par une émotion ou une tension d'esprit, ce qu'il importe de retenir, c'est que le résultat est le même chez le chien dont on pince un filet nerveux sensitif que chez l'homme auquel on cause une surprise ou à qui l'on demande un effort intellectuel.

Telle est donc la similitude d'action des impressions corporelles et des mouvements de l'esprit sur l'appareil circulatoire.

Il n'est pas surprenant, dès lors, de voir les auteurs invoquer certains facteurs psychiques comme origine première de certaines maladies de l'appareil circulatoire; ou attribuer au surmenage intellectuel et moral une influence manifestement aggravante sur toutes les lésions du cœur et des vaisseaux, quelles qu'en soient la cause première et la forme.

On sait que les émotions vives et répétées, les soucis persistants, le surmenage intellectuel ont été incriminés par Huchard comme causes de cet état permanent d'hypertension artérielle, auquel succède si souvent le trouble de nutrition des artères et la lésion anatomique de leurs parois, qui constituent l'*artério-sclérose*. — Ici, le rôle du surmenage des centres nerveux est trop généralement reconnu par tous les médecins, pour qu'on puisse nier l'urgence d'une hygiène de repos, non seulement pour le corps, mais aussi pour l'esprit.

Le démonstration un peu longue à laquelle nous nous sommes laissé entraîner pour exposer le mode d'action des impressions morales et des travaux intellectuels sur les fonctions circulatoires, nous permettra d'être plus bref en rappelant l'influence des mêmes causes sur les autres fonctions de l'économie. Il nous suffira de faire une revue rapide de tous les appareils vitaux et de rappeler quelques faits d'observation, connus de tous les praticiens, pour montrer qu'il n'est pas un organe, dans le corps humain, qui ne subisse l'influence du surmenage émotionnel ou intellectuel d'une manière aussi certaine, sinon aussi apparente, que les organes de la circulation.

Le retentissement d'une forte secousse morale sur l'*appareil digestif* est un fait de notoriété banale; une émotion soudaine peut donner la colique et produire l'effet d'un purgatif énergique. Trousseau, dans ses cours à la Faculté, comparait l'effet du bruit du canon sur l'intestin et le foie du soldat novice à celui du chagrin sur les glandes lacrymales. « L'estomac et le foie du conscrit saisi de peur *pleurent* dans son intestin grêle; l'intestin grêle pleure dans le gros intestin, et celui-ci, ajoutant ses sécrétions à celles qu'il reçoit, le besoin d'évacuer se produit instantanément. »

Il n'est pas besoin d'impressions morales aussi violentes que la peur, pour impressionner l'appareil digestif et troubler les fonctions gastro-intestinales. On dit, dans le langage courant, qu'une mauvaise nouvelle reçue au moment du repas « ferme l'estomac » et ôte l'appétit; ou bien qu'une vive contrariété au sortir de table « arrête la digestion ». Et rien de plus juste que ces images. Souvent les impressions morales pénibles agissant par leur continuité et leur durée, plutôt que par leur soudaineté et leur violence. Les soucis permanents, les dissentiments domestiques que l'heure du repas en commun renouvelle, etc., toutes ces impressions morales et mille autres pareilles sont fréquemment le point de départ des troubles digestifs ou, tout au moins, la cause de leur persistance. Qu'on rende alors au dyspeptique toute tranquillité d'esprit et l'on verra les remèdes ou le régime, jusqu'alors impuissants, agir comme par enchantement pour rétablir la régularité des digestions.

Le surmenage intellectuel est, aussi bien que le chagrin et les soucis, une cause très efficace de troubles digestifs de tout ordre. Et ici nous allons constater un parallélisme parfait entre les effets du travail de l'esprit et ceux des exercices du corps. En effet, le fonctionnement du cerveau, comme celui des muscles, augmente l'appétit et favorise la digestion quand il est modéré et fait sans hâte ; il provoque l'anorexie et la dyspepsie, lorsqu'il est excessif ou précipité.

Tout le monde l'a remarqué, le besoin de réparation se manifeste plus vivement et la digestion est plus régulière, quand l'esprit travaille avec une certaine activité, si l'effort d'attention n'est ni trop intense ni trop prolongé. On se sent même disposé à rechercher alors les mets substantiels : tel sujet qui, d'habitude, supporte mal la viande, sentira le besoin d'en augmenter la ration. Mais, si l'effort intellectuel est excessif, soit par son intensité, soit par sa durée, soit par la hâte excessive avec laquelle le travail est conduit, on voit se produire les mêmes troubles digestifs qui caractérisent le surmenage musculaire : dégoût des aliments, atonie des voies digestives, pesanteur après les repas, constipation, etc.

Cet effet si différent du travail intellectuel, chez ceux qui en usent avec modération et chez ceux qui en font abus, marque bien le contraste entre le travailleur indépendant et le professionnel : l'un qui poursuit une idée suffisamment attachante pour donner de l'attrait à son travail, mais qui peut s'arrêter dès que le fonctionnement du cerveau cause un effort pénible; l'autre, que des obligations urgentes, l'approche d'un examen ou d'un concours, des engagements pris, etc., tiennent fixé à la tâche comme un cheval aux brancards. On l'a remarqué depuis longtemps, les savants de laboratoire qui ont toute liberté de mesurer leur travail à leurs forces et de l'interrompre, s'il les fatigue, ont, d'ordinaire, des fonctions digestives plus régulières que les praticiens soumis aux à-coups du travail forcé de la clientèle médicale.

Il n'est guère d'organe, dans l'appareil digestif, dont les fonctions ne puissent être troublées par le surmenage intellectuel ou les souffrances morales.

Les affections du *foie* ont pour point de départ les émotions et les soucis aussi souvent peut-être que l'alcoolisme; notre ami Glénard a plus d'une fois insisté sur le rôle du chagrin comme cause de la congestion hépatique chronique. Le cancer du foie peut même, suivant beaucoup d'auteurs, avoir pour cause, au moins prédisposante, des peines morales prolongées.

Il en est de même des maladies de l'*estomac.* Mais ici, un doute se présente souvent au sujet de la cause première des dyspepsies dites « nerveuses », qui peuvent se caractériser, soit par un trouble des actes mécaniques de la digestion, soit par un vice de sécrétion et un trouble du chimisme stomacal. On sait que des troubles de sécrétions aussi bien que l'atonie gastrique peuvent être causés directement par des préoccupations, des soucis, des fatigues excessives de l'esprit; mais on sait que ces mêmes causes peuvent aussi faire sentir primitivement leur effet aux centres nerveux, pour y provoquer un état d'épuisement qui constitue l'état neurasthénique. Et l'état neurasthénique provoque toujours des troubles digestifs.

Pour cette raison on tend, trop généralement, à interpréter comme secondaires et comme dépendant d'un état neurasthénique antérieur, tous les troubles fonctionnels de l'estomac auxquels on reconnaît un caractère nerveux et une origine de surmenage intellectuel ou moral. Cette interprétation est loin d'être toujours conforme à l'observation des faits. Et d'abord, il arrive souvent que les symptômes gastriques précèdent l'état neurasthénique et en sont la cause : mais aussi, le surmenage et les soucis localisent leur effet sur l'appareil digestif sans atteindre les centres nerveux. On peut observer des troubles gastriques purement fonctionnels et d'origine psychique chez des sujets qui ne sont nullement prédisposés à la neurasthénie et qui ne deviendront pas neurasthéniques, mais qui resteront dyspeptiques parce que leurs organes digestifs ont une vulnérabilité particulière, plus grande que celle de leurs centres nerveux. Il est vrai qu'ici le surmenage moral pourra n'avoir qu'une influence simplement aggravante sur des organes prédisposés, comme les émotions sur un système circulatoire peu résistant.

Quoi qu'il en soit, l'important, dans la pratique, est de ne pas méconnaître le rôle capital des fatigues de l'esprit; soit pour provoquer, soit pour aggraver des symptômes gastro-intestinaux, soit pour faire échec aux traitements les plus rationnels des affections des voies digestives.

« J'ai eu souvent affaire, — dit le professeur Déjerine [1], — à des malades qui entraient dans mon service avec des gastralgies, des vomissements incoercibles, à des malades ayant perdu le tiers et même la moitié de leur poids, sous l'influence

1. Dejerine, *Société de Neurologie*, 4 décembre 1903.

de *gastropathies* fonctionnelles, traitées depuis des mois et des années par des gastro-thérapeutes dont l'action avait été des plus nuisibles. Le traitement de ces spécialistes n'avait fait qu'imprimer davantage dans le cerveau du malade, par le régime et les menus, par l'examen du suc gastrique, par le lavage de l'estomac, l'idée d'une affection stomacale réelle.... Dans tous ces cas, aussi bien dans les plus graves que dans ceux de moyenne intensité, j'ai toujours obtenu, non seulement des améliorations plus ou moins marquées, mais de véritables guérisons, par l'*isolement* et la *psychothérapie.* »

Ces lignes de Déjerine, assez dures pour les spécialistes des voies digestives, pourraient sans doute bien souvent être retournées contre les spécialistes du système nerveux. Si les uns méconnaissent souvent l'origine neurasthénique ou hystérique de certains troubles digestifs; les autres interprètent souvent aussi comme purement nerveuses des affections de l'estomac, de l'intestin ou du foie, qui sont la cause première de certains troubles nerveux. Mais c'est là que se confirme la vérité du vieil adage : « *Naturam morborum ostendunt curationes* ». Le démenti que la cure psychique a donné aux « gastrothérapeutes », sous la direction du professeur Déjerine, nos eaux de Vichy l'ont bien donné quelquefois aux maîtres de la pathologie mentale. Et j'ai, pour ma part, rapporté, il y a quelques années, dans la revue des maladies de nutrition, deux observations de mélancolie considérées comme de pures psychoses, et que la Grande Grille a fait disparaître parce qu'elles dépendaient d'une affection du foie.

Mais tout cela ne tend qu'à démontrer la difficulté d'un diagnostic précis et surtout la difficulté de remonter aux causes premières du mal. Et la conclusion la plus sage est de ne pas négliger le traitement psychique dans les manifestations nerveuses, qu'on croit d'origine dyspeptique.

Ce qu'il nous importe surtout d'affirmer, c'est qu'un dyspeptique n'a pas besoin d'être hystérique ou neurasthénique pour que la psychothérapie lui soit applicable, — si on entend par « psychothérapie » toutes les prescriptions qui tendent à donner au malade le repos de l'esprit, — sans faire abstraction pour cela du traitement exigé par les troubles digestifs. On peut dire plus, c'est qu'il faut toujours veiller de très près à l'hygiène cérébrale des malades atteints de troubles digestifs, même quand ils ne présentent pas de troubles nerveux très accentués. Il faut, autant qu'il est possible, mettre ces malades dans des conditions favorables au repos de l'esprit, et leur éviter les occasions de se dépenser avec excès, soit par le travail intellectuel, soit par les préoccupations et les tracas d'une vie agitée.

On pourrait passer en revue toutes les affections chroniques de l'appareil digestif et montrer que, dans toutes, les indications du repos de l'esprit se présentent avec une certaine urgence. Qu'il s'agisse d'une maladie du foie, de l'estomac, de l'intestin grêle ou du gros intestin, on peut être sûr que le surmenage intellectuel ou moral aurait toujours des conséquences fâcheuses. — On sait que l'entéro-colite a si souvent une origine nerveuse qu'on a voulu y voir une *entéro-névrose.* Dans cette maladie, plus encore peut-être que dans les maladies de l'estomac et du foie, la cure de repos d'esprit est indiquée, tout au moins comme adjuvant du traitement.

Les effets du repos de l'esprit peuvent être utiles, ainsi que nous venons de le montrer dans un grand nombre d'affections de l'*appareil circulatoire* et de l'*appareil digestif.* Il nous serait facile de prouver qu'il en est de même dans beaucoup d'affections chroniques du *poumon*, de la *vessie*, de l'*utérus*, de la *peau*, etc. Contentons-nous de rappeler combien est grande l'influence des impressions morales et de la fatigue de l'esprit sur la respiration, sur l'émission des urines, sur l'écoulement menstruel, sur la transpiration cutanée; et le lecteur admettra sans peine le rôle thérapeutique du repos de l'esprit toutes les fois que ces fonctions sont troublées. — Nous ne parlerons pas du repos de l'esprit dans les affections du *système nerveux* parce que, là, tout le monde s'accorde à en proclamer l'efficacité; tandis qu'on n'a pas songé à en préciser les indications dans les affections des autres organes.

Mais si l'on admet l'utilité du facteur thérapeutique que nous appelons le repos de l'esprit, dans les maladies ou dans les troubles fonctionnels des appareils *nerveux*, *digestif*, *circulatoire* et *respiratoire*, des appareils *sécréteurs* et *excréteurs*, etc., il va de soi que l'emploi doit en paraître très rationnel dans les maladies de la nutrition; puisque la nutrition n'est, au fond, qu'une synthèse de toutes les fonctions organiques, celles-ci ne pouvant être analysées et étudiées isolément que par une vue de l'esprit, car elles sont toutes solidaires les unes des autres.

Si on observe les faits, les déductions théoriques se trouvent promptement confirmées dans la pratique : l'influence des perturbations morales ou des dépenses intellectuelles excessives est plus évidente encore dans la pathogénie des maladies qui atteignent l'ensemble des tissus et des humeurs et la totalité des appareils organiques, que dans celles qui se localisent à un organe déterminé.

La goutte, le diabète, les anomalies de la nutrition caractérisées par l'accroissement ou la diminution anormale des tissus, les troubles de la composition chimique du sang que décèle l'analyse des urines, etc., enfin toutes les modifications morbides des échanges organiques peuvent avoir pour cause, tout au moins prédisposante ou aggravante, un excès de travail des centres nerveux psychiques. Il est donc logique de se demander si, à un moment donné de leur évolution, ces affections ne comportent pas l'indication d'un traitement logiquement déduit de la connaissance de ces causes et qu'on a trop exclusivement réservé aux maladies psychiques : le traitement par le repos d'esprit ou, d'une manière plus générale, la *psychothérapie.*

Il est des sujets — et c'est le plus grand nombre — que des chagrins violents et prolongés peuvent faire maigrir dans d'énormes proportions. Et on ne peut pas toujours invoquer comme cause intermédiaire, entre l'impression morale et le mouvement de dénutrition qu'on observe, une diminution de l'alimentation. Beaucoup de sujets maigrissent sans perdre l'appétit et par une exagération du mouvement de désassimilation. Quelquefois l'amaigrissement peut être d'une rapidité telle, chez certains nerveux, qu'il se produit une diminution appréciable du poids, du soir au matin, pendant la durée d'une nuit où il ne peut être question d'insuffisance du repos.

D'autres sujets engraissent subitement sous l'influence d'une obsession pénible. Souvent — et j'en vois en ce moment un exemple — cet engraissement paradoxal marque le début d'une longue crise de neurasthénie. Il s'observe surtout, il est vrai, chez des sujets de tempérament hystérique. Pourtant des arthritiques qui ne présentent pas un état nerveux excessif, mais seulement une prédisposition particulière à l'obésité, peuvent voir leur embonpoint augmenter sous l'influence du chagrin et diminuer à la suite d'un événement heureux.

L'hygiène intellectuelle — j'entends le dosage rationnel du travail de l'esprit — doit jouer toujours un grand rôle dans le traitement de l'obésité.

Tout le monde a pu remarquer combien le travail intellectuel et l'exercice physique semblent se suppléer en quelque sorte : un homme dont le cerveau travaille avec une grande énergie et soutient son effort pendant de longues heures par jour, aura, malgré sa vie sédentaire, autant de chances de lutter contre l'envahissement de la graisse que celui qui fait journellement un exercice physique régulier. Il est vrai qu'on peut voir des obèses parmi les membres des Académies et des Sociétés savantes, mais beaucoup moins que parmi les gens du monde et les oisifs de l'esprit. Du reste on voit aussi des obèses parmi les lutteurs, les gymnastes, les escrimeurs et même parmi les coureurs. Ce sont là des exceptions, qui portent sur des sujets atteints d'un vice originel de tempérament, contre lequel les meilleures pratique d'hygiène viennent échouer. Et il faut dire qu'aussi bien parmi les travailleurs de l'esprit que parmi les professionnels de sport, l'obésité, quand elle existe, est toujours notablement atténuée, et va rarement jusqu'à l'impotence.

Parfois, pourtant, on voit la cessation d'un travail professionnel qui occupait l'esprit coïncider avec la diminution de l'embonpoint, voire avec un amaigrissement inquiétant. Cela arrive, par exemple, à des hommes d'esprit très actif et qui, en pleine vigueur, sont mis à la retraite, ou bien qui se retirent des affaires à un âge où ils auraient encore la force et le besoin de faire agir leur cerveau. Mais alors ce n'est pas à proprement parler le repos de l'esprit qui vient troubler leur nutrition, c'est l'ennui. Et l'ennui est souvent l'opposé de la tranquillité d'esprit.

« L'ennui — dit le Figaro de Beaumarchais — n'engraisse que les sots. » — Ce mot exprime bien l'effet si différent du désœuvrement, suivant l'état de vivacité ou de torpeur de l'esprit. L'homme à imagination vive trouve dans l'inaction forcée l'occasion de se créer mille tourments, qui réalisent pour son cerveau les conditions d'un véritable surmenage moral. La cessation de son activité régulière lui laisse le temps de se forger des soucis imaginaires, d'où résulte une fatigue cérébrale plus grande malgré l'apparence de l'inaction. Tel un cheval ardent maintenu au petit pas par la main d'un cavalier « ronge son frein » et trouve moyen de se mettre en sueur en piétinant sur place. Il se fatiguerait moins si on le laissait trotter. Il est des sujets dont on ne parvient pas à immobiliser le cerveau en supprimant toute occasion de travail intellectuel. C'est pourquoi le désœuvrement peut agir sur leur nutrition dans le sens même où aurait agi le surmenage.

Quant aux effets de l'excès de travail intellectuel, personne ne peut nier qu'ils aboutissent presque toujours — en dehors de leurs effets sur le système nerveux lui-même — à des troubles de la nutrition caractérisés par une diminution du poids. Nous avons pu en faire l'observation sur nous-mêmes, nous tous qui, exerçant la médecine dans une station thermale, devons fournir en quatre mois le travail qu'on donne en un an dans la clientèle habituelle.

Le *diabète* est une affection sur la nature de laquelle on discutera, sans doute, longtemps encore. Mais quelle qu'en soit la pathogénie, on s'accorde généralement à reconnaître les effets désastreux du surmenage intellectuel et moral sur les doses de sucre éliminé et aussi sur d'autres symptômes dont la signification est plus grave encore que le taux du sucre : sur les symptômes de prostration et d'adynamie, et même sur le *coma*, cette épée de Damoclès du diabétique.

Le surmenage intellectuel et moral peut aggraver le diabète, et on a vu la mort par le coma survenir à la suite d'excès de fatigue du cerveau, surtout à la suite de chagrins profonds et de commotions morales violentes. Bien plus, il est prouvé que le surmenage intellectuel ou moral peut être l'unique cause de certains diabètes et non des moins graves.

Trousseau déjà, dans ses cliniques, insistait sur l'importance du repos de l'esprit dans l'hygiène des diabétiques. Il a cité le cas d'un homme politique, qui devint diabétique à la suite de son entrée dans le gouvernement et des luttes très vives qu'il eut à y soutenir. Sur les conseils de son médecin, il se retira des affaires publiques et aussitôt le sucre disparut. Mais, après être resté un an sans glycosurie, ayant voulu se lancer de nouveau dans la bataille parlementaire, il redevint aussitôt diabétique et guérit encore après s'être décidé à renoncer tout à fait à la politique.

Tous les médecins qui exercent à Vichy ont pu voir des cas analogues à celui que citait Trousseau. Pour ma part, et par une de ces coïncidences de faits rares signalées par tous les médecins, j'en ai relevé deux des plus curieux, au cours d'une même saison d'eaux, dans un intervalle de trois mois. L'un a été observé sur un homme de lettres, l'autre sur un ingénieur.

L'ingénieur avait eu à construire une ligne de chemin de fer des plus difficiles, et son travail, qui lui avait coûté des efforts intellectuels intenses et prolongés, s'était compliqué de grands soucis provenant de difficultés administratives, de contestations et de procès. Un jour il sentit brusquement ses forces physiques décliner, en même temps qu'il était pris d'une soif vive et qu'il remarquait, sur son pantalon, des traces blanchâtres laissées par les éclaboussures d'urine. Ayant déjà, comme bien des gens du monde, quelques notions sur le diabète et des connaissances suffisantes en chimie, il fit lui-même l'analyse de ses urines et y constata la présence du sucre. Un spécialiste, appelé à faire le dosage, découvrit *300 grammes* de glycose dans l'émission urinaire de vingt-quatre heures.

Une saison à Vichy fut prescrite et ce fut deux mois après la constatation de l'énorme dose du sucre que le malade vint me demander mes soins. Mais, à ce moment, tous les travaux qui avaient causé le surmenage cérébral étaient terminés, et une heureuse solution des difficultés qu'on avait suscitées au constructeur l'avait débarrassé de tout souci. C'est dans cette période de repos d'esprit et d'apaisement moral complet qu'il commença sa saison thermale. Je voulus, avant tout, savoir si la dose de sucre signalée par les analyses précédentes s'était maintenue, et un dosage fut fait par Gautrelet dès l'arrivée. A notre grande surprise à tous, l'urine ne présentait aucune trace de sucre. Vichy, bien entendu, n'y était pour rien, puisque le traitement n'était pas encore commencé. D'autre part, nous avions toute garantie de l'exactitude du dosage, puisqu'il avait été fait par Gautrelet, qui, prévenu par le malade, s'attendait à constater une très forte glycosurie. Enfin, on ne pouvait pas davantage douter que le sujet n'eût bien été glycosurique deux mois auparavant, puisque plusieurs dosages avaient été faits par des chimistes différents et que, du reste, les taches de sucre observées à plusieurs reprises sur le pantalon confirmaient les résultats de l'analyse.

Inutile de dire que ce cas, si surprenant, fut l'objet de mon étude très attentive pendant les trois semaines de la cure. Deux dosages de contrôle furent faits par Gautrelet, l'un au milieu de la saison, l'autre à la fin : tous deux furent négatifs. Le sucre avait décidément disparu. Il n'en revint pas au cours de l'année qui suivit. Le malade voulut pourtant faire une deuxième saison, par mesure de prudence, et là j'eus encore l'occasion de l'observer de près. Mais, ne trouvant plus aucune trace de sucre ni aucun symptôme de maladie quelconque, je le dispensai définitivement de revenir. Depuis cinq ans déjà que cette observation a été prise, l'état de la santé s'est maintenu excellent et il n'est plus question de diabète.

Le second cas est, pour ainsi dire, une reproduction photographique du premier. Il s'agit encore d'un surmenage intellectuel compliqué de grandes préoccupations et de soucis financiers. Cette fois, c'était un homme de lettres au lieu d'un polytechnicien; mais il avait voulu mettre en pratique une grande idée pédagogique et, pour passer de la théorie à l'action, il avait dû rechercher des capitaux et s'exposer à des risques. Bref, il avait subi, comme l'autre malade, de grandes fatigues d'esprit et de grands soucis. Comme l'autre, il m'arriva avec une énorme dose de sucre : l'analyse faite à son arrivée à Vichy donnait 320 grammes pour l'urine de vingt-quatre heures.

Le traitement thermal fut institué et là, on ne peut pas dire qu'il fut inutile, en présence du résultat de l'analyse. Au bout de dix jours le sucre avait baissé de moitié et après trois semaines de traitement il n'y en avait plus que des traces. Le malade quitte Vichy à peu près débarrassé. Toutefois, sachant que, d'ordinaire, ce n'est pas la guérison définitive du diabète qu'on obtient, surtout en une seule saison, j'annonçai que le sucre reviendrait probablement au bout de quelques mois. Heureusement, j'avais été mauvais prophète : le sucre n'est jamais revenu. Mais il faut ajouter que le malade n'a plus eu l'occasion de subir les fatigues intellectuelles qui l'avaient surmené au moment où il devint glycosurique et que les grands soucis du début de son entreprise ont été remplacés par la grande satisfaction d'une réussite complète.

Il faut bien avouer que le diabète est, de toutes les maladies de la nutrition, celle qui se prête le mieux à la démonstration des effets du surmenage de l'esprit. Mais il suffit d'y regarder d'un peu près pour être convaincu que toutes les autres peuvent en subir l'influence.

La goutte, dans laquelle l'influence des troubles nerveux est moins généralement admise que le diabète, peut pourtant aussi reconnaître comme cause, tout au moins adjuvante et occasionnelle, le surmenage intellectuel et moral. Le chagrin, une émotion brusque, une violente colère peuvent faire éclater une crise de goutte. On dira sans doute qu'il faut pour cela une prédisposition générale du tempérament et des conditions de santé qui rendent la crise imminente; mais on en peut dire autant quand un refroidissement, un repas trop copieux, une marche trop longue, ou seulement la pression d'une chaussure trop étroite provoquent un accès. En tous cas nous pouvons invoquer, à l'appui de notre opinion sur le rôle de la fatigue d'esprit dans la pathogénie de la crise goutteuse, l'autorité d'un maître : Bouchard rappelle que Sydenham eut son premier accès à la suite du surmenage auquel il avait soumis son cerveau pour écrire dans un court délai son livre célèbre sur la goutte[1].

Personne, au reste, ne contestera l'importance du repos d'esprit dans l'hygiène des goutteux; soit au moment où l'on prévoit l'imminence d'une crise et où on cherche à la prévenir; soit, même, quand la crise est déclarée et qu'on veut éviter les conditions capables d'en exaspérer la violence.

Tels sont les faits cliniques que tout le monde connaît. Nous n'avions pas la prétention de les révéler ni d'en apporter de nouveaux; mais seulement le désir d'en rendre peut-être la signification plus claire en les groupant dans une vue d'ensemble et surtout d'en déduire des considérations pra-

1. Bouchard, *Maladies par ralentissement de la nutrition.*

tiques, auxquelles les cliniciens ne se sont pas, jusqu'à présent, suffisamment arrêtés.

Sans doute le traitement par le repos de l'esprit est entré depuis longtemps dans la thérapeutique usuelle. On en fait un des procédés essentiels du traitement moral, de la *psychothérapie*. Mais c'est trop exclusivement aux affections du système nerveux, à celles surtout dans lesquelles on relève des symptômes qui touchent au domaine psychique, que le traitement moral et la réglementation de l'hygiène cérébrale sont réservés.

C'est surtout à la neurasthénie, à l'hystérie et à certaines affections mentales que le repos complet des facultés intellectuelles et morales a semblé applicable. On a même donné, au traitement dont nous parlons, une étiquette qui, au premier abord, peut bien effaroucher un peu le malade auquel on proposerait de s'y soumettre et qui ne se sent atteint d'aucun trouble des facultés cérébrales : on l'appelle l'*isolement*. Le mot est malheureux, car il s'applique non au but poursuivi par le médecin, mais au moyen employé pour atteindre ce but. On veut « isoler » un malade de son entourage habituel, pour supprimer les impressions excitantes du milieu où il s'est fatigué et parfois l'influence nuisible de certaines personnes dont le contact, la conversation, la sollicitude excessive et maladroite, etc., sont l'occasion de suggestions pessimistes. On veut, en un mot, le soustraire aux conditions multiples qui troublent sa tranquillité d'esprit, quand il reste chez lui, au milieu de son entourage habituel.

Telle est la signification du mot « isolement ». Ce mot est presque toujours le complément de celui de « repos d'esprit », depuis les travaux si féconds de Weir-Mittchel et de ses élèves. Il est justifié par la difficulté d'obtenir le repos complet de l'esprit chez certains malades dont la vivacité des impressions sensitives est d'une intensité tout à fait morbide; dont l'émotivité et la suggestionnabilité ne peuvent être mises à l'abri des causes d'excitation de la vie sociale qu'en élevant une véritable barrière entre le monde extérieur et eux.

Mais telles ne seraient pas les exigences de l'hygiène intellectuelle et morale, dans les maladies pour lesquelles nous réclamons la cure de repos cérébral. Ces maladies peuvent, sans aucun doute, se rencontrer chez des sujets atteints en même temps de divers troubles nerveux, de neurasthénie, d'hystérie, voire de psychoses plus caractérisées encore. Dans ces cas, où le trouble des centres nerveux prime tous les autres symptômes, la cure d'isolement pourra être appliquée dans toute sa rigueur.

Il n'en sera plus de même pour les maladies de la nutrition qui n'atteignent pas les centres nerveux et dont les manifestations ne peuvent pas être désignées par l'étiquette de neurasthénie. L'application du repos de l'esprit ne comportera pas, alors, les mêmes précautions ni la même sévérité, et ce serait une exagération absurde que d'exiger, par exemple, dans le traitement des dyspepsies gastro-intestinales, des affections du foie, dans le diabète, etc., l'isolement méthodique du sujet.

Le traitement par le repos de l'esprit peut se faire, là, à beaucoup moins de frais que chez les « grands nerveux ». Pour obtenir un degré suffisant de tranquillité cérébrale, il suffira d'éloigner le sujet du milieu où il travaille, et surtout de l'entourage dans lequel il se tourmente, se tracasse et s'énerve. Et ces conditions se trouvent, la plupart du temps, réalisées par un voyage un peu long, un séjour un peu prolongé à l'étranger, etc. Si, à ces conditions, qui constituent une sorte d'hygiène morale dont on bénéficie sans y attacher le prix qu'elle mérite, et, le plus souvent, sans même y songer, il vient s'ajouter un traitement ou un régime alimentaire approprié, la cure aura alors toutes chances pour réussir.

C'est pour cette raison, sans aucun doute, que nous voyons quelquefois des malades, traités sans succès dans leurs familles, revenir très améliorés après un long séjour à l'étranger où il étaient allés se soumettre au « système » d'un médecin en vogue. Le confrère étranger n'a cependant appliqué que la thérapeutique et les moyens hygiéniques déjà essayés à Paris. Mais le malade a bénéficié inconsciemment d'un élément de guérison impossible à obtenir chez soi, au milieu des soucis de la famille et du tracas des affaires. Il a fait, en changeant de milieu, une cure d'isolement relatif, qui lui a assuré le repos de l'esprit.

Et voilà comment des malades peuvent nous raconter, en toute sincérité, qu'ils se sont guéris en Suisse en vivant de nouilles et de macaroni, alors qu'on les avait rigoureusement tenus en France au régime des farineux et des pâtes, sans parvenir à les améliorer.

Là, sans doute, le repos d'esprit a été un puissant adjuvant du régime. Et c'est le même élément thérapeutique qui intervient le plus souvent, quand on prescrit un « changement d'air » à un malade auquel on ne sait plus que faire.

Cette prescription faite, dans bien des cas, en désespoir de cause, et dont on retire très fréquemment des résultats inattendus, est plutôt, au fond, la formule d'une cure de repos moral que celle d'une cure d'air. Bien souvent la localité que quitte le malade est aussi saine que celle où on l'envoie. Mais, ici, parents, amis, clients l'entourent et l'obsèdent; là-bas, il ne connaît personne : son cerveau y sera au calme et son esprit au repos.

CHAPITRE X

EXERCICE ET REPOS DANS LA TUBERCULOSE

Sommaire. — L'aération et les sports dans les sanatoriums. — La cure de repos dans d'autres établissements. — Mise au point de la question. — Le repos et la nutrition. — L'exercice et la nutrition. — Travaux de Gautrelet, A. Robin et Binet, Charrin. — L'exercice chez les tuberculeux, dans ses rapports avec les poussées fébriles, les tendances congestives des poumons, les hémoptysies. — Les formules générales sont mauvaises. — Chaque cas particulier comporte des indications spéciales au point de vue du repos et de l'exercice.

Aucun médecin ne conteste aujourd'hui l'importance du repos corporel dans la thérapeutique des affections tuberculeuses; mais il n'en a pas toujours été ainsi; le temps n'est pas bien éloigné où l'on prescrivait assez volontiers aux tuberculeux des exercices physiques assez violents.

Avant que la cure d'aération continue, combinée avec l'immobilisation, n'eût été acceptée comme la base du régime des sanatoriums, on avait reconnu l'utilité, pour certains tuberculeux, de vivre en montagne, à une altitude assez grande, et on n'empêchait pas les malades de joindre aux effets de l'air raréfié ceux de certains exercices de sport, que comportait l'installation même. Un peu d'alpinisme et de patinage étaient, sinon formellement prescrits, du moins généralement tolérés par le médecin, — et bien souvent le malade poussait le sport aussi loin que les mieux portants.

Il y a une douzaine d'années, on pouvait voir, à Davos, des tuberculeux en traitement dans les hôtels se livrer à des excursions assez longues sur les pentes escarpées des montagnes couvertes de neige et patiner sur les lacs gelés. C'était même un spectacle assez orignal que ces patineurs à la face amaigrie, à l'œil creux et quelquefois brillant de fièvre, qui faisaient leurs évolutions sur la glace, un parasol à la main, — car on craignait pour eux l'intensité du rayonnement solaire dans l'air raréfié.

De redoutables poussées fébriles et une aggravation rapide du mal étaient bien souvent les conséquences de ces erreurs d'hygiène; souvent aussi pourtant le malade les supportait et semblait s'en trouver mieux.

A côté de cette liberté excessive laissée au malade, qui pouvait régler son exercice physique au gré de son intérêt, il y avait, dans les stations d'altitude, une autre méthode, qui pouvait sembler au premier abord pécher par excès contraire. C'était le système du sanatorium fermé, où le malade passait la plus grande partie de son temps étendu sur une chaise longue et soumis à une immobilisation absolue. Quand je visitai Davos, cette rigoureuse discipline hygiénique y était appliquée par le docteur Turban, avec une sévérité quasi-militaire. Cependant Turban permettait encore et même prescrivait certains exercices corporels méthodiques, tels que la gymnastique de chambre avec les machines à contre-poids et poulies, et une de ces machines exigeait même des efforts musculaires assez énergiques : c'était l'appareil utilisé, dans les sports nautiques, pour l'entraînement en chambre des rameurs.

Aujourd'hui, les exercices physiques ont été soumis par la

plupart des médecins à un ostracisme bien plus rigoureux. Non seulement quelques spécialistes défendent la marche en côtes, les jeux et exercices sportifs de toute sorte; mais encore il en est qui redoutent tout mouvement méthodique, aussi scientifique et aussi modéré qu'il puisse être, et qui vont jusqu'à proscrire tout ce qui peut provoquer des mouvements respiratoires d'une grande amplitude.

Il nous semble que la réaction qui s'est faite contre l'exercice musculaire a quelquefois dépassé la mesure utile, et il n'est peut-être pas sans intérêt de tenter la mise au point de la question. Si, en effet, un exercice musculaire trop énergique ou intempestif peut provoquer de redoutables accidents, l'immobilisation systématique et absolue de tous les tuberculeux peut devenir une entrave aux fonctions de nutrition et de respiration et diminuer les moyens de défense de l'organisme.

Cherchons donc à préciser, en nous basant sur des arguments physiologiques et sur des faits cliniques, les indications du repos et celles de l'exercice suivant les cas, les périodes et les incidents morbides de la tuberculose du poumon.

Et d'abord, quel est l'objectif et quel doit être l'esprit de la cure de repos chez le tuberculeux? L'effet du repos est recherché, d'abord, à un point de vue général, et pour agir sur l'ensemble des fonctions de nutrition, sur les échanges moléculaires. On y a recours, d'autre part, en vue d'un résultat local et précis, qui est la sédation de la circulation pulmonaire pour écarter les dangers de l'hémoptisie. Certains redoutent l'effet du mouvement sur les poumons tuberculeux, dans la crainte de l'excitation, qui pourrait en résulter pour la vitalité des bacilles.

Au point de vue de la nutrition générale, les effets du

repos corporel répondent à une indication très nette : le repos diminue l'activité des échanges nutritifs. C'est un fait admis par tous les observateurs, que les phénomènes intimes de la nutrition moléculaire sont moins actifs dans l'immobilité que dans le travail des muscles; de même qu'ils sont moins actifs dans le sommeil qu'à l'état de veille.

Tous les physiologistes admettent que la consommation d'oxygène d'un être vivant augmente proportionnellement à l'activité des muscles. L'homme assis consomme plus d'oxygène que l'homme couché; l'homme qui marche en consomme plus que l'homme debout, et l'homme qui court beaucoup plus que l'homme qui marche. La production d'acide carbonique, résultat de la combinaison de l'oxygène respiré avec le carbone des tissus vivants, croît dans la même proportion que la consommation d'oxygène, à mesure qu'augmente l'activité des muscles; nous avons ainsi la preuve qu'à une augmentation de l'activité respiratoire correspond un mouvement plus actif d'oxydation des tissus vivants, ou, en d'autres termes, une augmentation des échanges nutritifs.

La nutrition est donc activée par le travail des muscles. Or, d'après le plus grand nombre des physiologistes et des cliniciens, l'activité exagérée de la nutrition serait la caractéristique du tempérament disposé à la tuberculose.

Ici, on ne peut passer outre sans discuter une objection faite par des observateurs autorisés. La suractivité des échanges chez le terberculeux, — et même chez le *prétuberculeux*, chez celui qui n'est encore que prédisposé à contracter la tuberculose, — est un fait soutenu d'abord par Gautrelet, qui base son opinion sur le chimisme urinaire du tuberculeux. La même opinion a été émise par le professeur Albert Robin et le docteur Binet, qui se basent, eux, sur le chimisme respiratoire. De même que Gautrelet donne pour caractéristique de l'analyse urinaire chez le tuberculeux une élimination excessive des produits de combustion organique, tant en matière azotée qu'en principes minéraux de même Robin et Binet ont signalé dans l'air expiré par le sujet un excès de produits de combustion qui témoigne d'une suractivité des échanges.

Toutefois, une contradiction autorisée a surgi au dernier Congrès de la tuberculose, à Paris, en octobre 1905. Charrin, répondant à la communication que venait de faire le professeur Robin sur le chimisme respiratoire des tuberculeux, a opposé à ses conclusions le résultat d'expériences sur les animaux, qui lui auraient permis d'enregistrer des faits absolument contraires : chez les animaux tuberculeux, le chimisme respiratoire démontrerait qu'il y a, non pas suractivité, mais ralentissement des échanges organiques.

Mais, est-il besoin d'analyse chimique pour constater la réalité de ce fait clinique : le tuberculeux, même au début de sa maladie, est plus sujet que tout autre individu à des poussées brusques de température, à des accès de fièvre, à la suite desquels l'évolution de la maladie est active. Ce qui importe à notre sujet, c'est que, dans certains cas, on voit des poussées fébriles s'exaspérer sous l'influence du mouvement musculaire; si bien qu'un tuberculeux, dont l'excès de température, observé à l'état de repos, ne dépasse pas d'un demi-degré la normale, verra sa température s'élever brusquement d'un degré et demi ou de deux degrés sous l'influence d'un exercice violent ou même d'un simple exercice de marche trop prolongé. Et cette hyperthermie, provoquée par le travail musculaire, pourra persister pendant plusieurs jours et entraîner l'aggravation habituelle des poussées fébriles chez les tuberculeux.

L'hyperthermie, chez le tuberculeux, est toujours le témoin

d'un travail excessif de désassimilation des tissus organiques, en même temps que d'une recrudescence des processus inflammatoires provoqués dans le poumon par les bacilles. Quand le travail des muscles provoque une poussée d'hyperthermie, il a donc toujours pour conséquence, en même temps qu'une aggravation locale des lésions tuberculeuses, une diminution de la résistance de l'organisme, par déperdition des tissus vivants. On a pu constater un amaigrissement de plusieurs kilogr. en quelques jours, chez des tuberculeux, à la suite de ces fièvres de fatigue qui, chez l'homme bien portant, n'auraient été que de simples courbatures fébriles sans déperdition appréciable de poids.

A ces deux dangers que présente l'exercice musculaire chez les tuberculeux, aggravation des symptômes locaux et affaiblissement de l'état général, il faut en ajouter un autre qui a surtout fixé l'attention de certains auteurs, c'est le danger d'*hémoptysie*.

On sait que les efforts musculaires intenses peuvent, chez les sujets prédisposés, provoquer des crachements de sang. Ce résultat, quand il se produit, implique deux conditions, dont l'une, inhérente au sujet, c'est l'état de moindre résistance des vaisseaux pulmonaires; l'autre, qui dépend des circonstances dans lesquelles se fait le travail des muscles. La première de ces conditions est celle qui constitue la prédisposition à l'hémoptysie; elle s'observe chez le tuberculeux, comme chez tout sujet dont l'appareil pulmonaire est atteint d'une lésion susceptible de diminuer la solidité des parois vasculaires.

Mais la tendance à l'hémoptysie ne dépend pas seulement d'une lésion anatomique des vaisseaux : elle peut se manifester par le fait d'un excès de distension des parois vasculaires, quand il y a congestion active ou passive du poumon.

Et ces deux conditions peuvent exister chez le tuberculeux.

Les conditions dans lesquelles se font les mouvements musculaires peuvent favoriser la tendance à l'hémoptysie. Il est même des formes de mouvement qui pourraient provoquer l'hémoptysie chez des gens absolument sains : tel est l'acte musculaire qu'on appelle *l'effort* et dont nous connaissons le mécanisme et les dangers. Il est cependant d'autres conditions dans lesquelles le mouvement, non seulement ne tend pas à provoquer l'hémoptysie, mais peut, au contraire, la prévenir.

On ne peut donc pas s'en tenir aux formules générales et prohiber absolument tout mouvement, ainsi que certains auteurs voudraient le faire, chez des sujets menacés d'hémoptysie, tels que les tuberculeux. Il est possible, avec de la méthode et de la prudence, de faire bénéficier les malades, des effets toujours salutaires de l'exercice, sans les exposer à aucun danger.

L'indication du repos, dans la tuberculose pulmonaire, vise l'état général et l'état local.

Au point de vue de l'état général, le repos est indiqué pour tonifier les centres nerveux, quand le malade présente des symptômes de neurasthénie, et pour économiser les matériaux vivants, quand il y a déperdition excessive et amaigrissement. Il y a une troisième indication beaucoup plus urgente que les deux autres : le repos corporel est indiqué pour obtenir l'abaissement de la température. Les deux premières indications peuvent être discutées : la troisième, nous allons le voir, s'impose sans discussion.

Il y a des tuberculeux qui présentent un certain état de neurasthénie musculaire; la plupart en sont exempts et ont plutôt le sentiment du besoin d'agir, mais c'est un sentiment qui ne répond pas exactement à l'état de leurs forces, et il faudrait bien se garder de le prendre pour règle de conduite dans le dosage de l'exercice permis. Tous les auteurs ont signalé cette excitation générale qui donne au tuberculeux l'illusion d'une provision de forces qu'il n'a pas. Livré à lui-même, il se prodigue et aurait bien vite épuisé son faible capital d'énergie, si on ne lui imposait le repos qu'au moment où il a conscience d'être fatigué.

La prescription doit donc être faite systématiquement par le médecin, sans tenir compte de l'impression du malade et de son aptitude à braver la fatigue. On économiser a ainsi l'énergie des centres nerveux, si utile au bon fonctionnement de tous les organes et indispensable à la nutrition des cellules vivantes.

L'excès de travail musculaire, chez tous les sujets, tend à provoquer une suractivité du mouvement de désassimilation et par suite une diminution du poids du corps. Chez l'homme bien portant, c'est un effet négligeable, quand il ne se reproduit pas trop fréquemment : la réparation se fait vite, grâce à une suractivité du mouvement d'assimilation. Il n'est pas rare de voir à la suite d'une épreuve sportive de deux heures de durée des déperditions d'un à deux kilogr. et de constater que le sujet a regagné son poids initial après deux à six jours de repos.

Il est vrai que les déperditions importantes de poids ne s'observent chez le sujet sain qu'à la suite d'efforts musculaires violents et prolongés ; mais, pour le tuberculeux, la désassimilation des tissus vivants se fait avec une extrême facilité, et des pertes importantes se produisent pour la même somme d'exercice, qui ne produirait aucune usure dans les tissus d'un homme bien portant.

La déperdition est d'autant plus à redouter, en pareil cas, qu'elle se produit quand l'exercice a provoqué une hausse thermique sensible. Elle ne se fait plus d'un seul coup, pour être suivie d'une réparation plus ou moins rapide, comme chez l'homme de sport vigoureux et résistant. A la déperdition du premier jour, due au travail lui-même, succède une série de déperditions quotidiennes, provoquées par le mouvement fébrile. On ne peut jamais prévoir l'importance et la durée de ce processus de dénutrition, qui peut amener de véritables effondrements de l'organisme, si l'exercice a été poussé jusqu'au surmenage.

Il faut toujours se rappeler que la limite entre l'exercice salutaire et le surmenage ne peut être tracée d'avance ; elle varie suivant le degré de résistance de l'organisme, si bien que, chez certains tuberculeux, l'état de surmenage peut se produire à la suite d'un exercice, qui serait très modéré chez un homme sain.

TABLE DES MATIÈRES

PREMIÈRE PARTIE

LA FATIGUE

DEUXIÈME PARTIE

LA CONSERVATION DES FORCES

TROISIÈME PARTIE

LA MÉDICATION PAR LE REPOS

813-11. — Coulommiers. Imp. PAUL BRODARD — P10-11.

www.ingramcontent.com/pod-product-compliance
Ingram Content Group UK Ltd.
Pitfield, Milton Keynes, MK11 3LW, UK
UKHW020425200726
13857UKWH00002B/289